LES 4S POUR RÉÉQUILIBRER SA VIE

DR CHRISTIAN RECCHIA

LES 4S POUR RÉÉQUILIBRER SA VIE

humenSciences

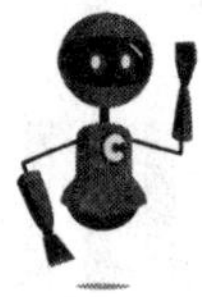

Prolongez l'expérience avec la newsletter de Cogito
sur www.humensciences.com

ISBN : 978-2-3793-1225-0

Dépôt légal : septembre 2021

170 bis, boulevard du Montparnasse, 75014 Paris
Tél. : 01 55 42 84 00
www.humensciences.com

SOMMAIRE

« Qui suis-je, que dois-je faire, que m'est-il permis d'espérer ? »

EMMANUEL KANT,
Critique de la raison pure, 1781

« L'intelligence n'est pas une affaire de diplômes. Elle peut aller avec mais ce n'est pas son élément premier. L'intelligence est la force, solitaire, d'extraire du chaos de sa propre vie la poignée de lumière suffisante pour éclairer un peu plus loin que soi – vers l'autre là-bas, comme nous égaré dans le noir. »

CHRISTIAN BOBIN,
« L'art et la manière », *L'Inespérée*

À mes maîtres :

Professeur Alain Larcan,
Président de l'Académie de médecine

Amiral Pierre Lacoste,
Membre de l'Académie de marine,

Professeur Christian Cabrol,
Membre de l'Académie de médecine

Professeur Henri Bour,
Membre de l'Académie de médecine

PRÉFACE

Luc Frémiot
Procureur général honoraire

Nous partageons avec Christian Recchia beaucoup de valeurs essentielles.

La prévention est un sujet dans lequel je me suis longuement investi à travers mon combat contre les violences faites aux femmes. Je pense comme Christian qu'en s'engageant avec passion, en travaillant en réseau et en évaluant les politiques publiques que l'on s'efforce de mettre en place, on peut changer les choses…

Voilà une passerelle toute trouvée qui nous relie.

En tout état de cause, la publication de son ouvrage est un événement parce que l'auteur allie deux rares talents, celui d'être à la fois un visionnaire et le contemporain avisé d'une crise sanitaire, économique et sociale que personne à ce jour n'avait imaginée, tant l'arrogance naturelle de la pensée magique que nous cultivons tous nous a conduits à l'aveuglement.

Cette période désespérante pendant laquelle le coronavirus a fait son nid et ces journées de confinement, où chacun s'efforçait d'arracher une heure de liberté pour aller prendre l'air et se rappeler que notre santé est notre bien le plus précieux, nous ont fait prendre conscience que le temps de réfléchir était venu. Il ne s'agit pas de s'interroger sur ce qu'on a perdu et que le temps et les progrès de la science nous restitueront, avec ce vaccin qui nous fera bien vite oublier que nous sommes fragiles et que l'obsolescence est inscrite dans nos gènes.

Il convient de se remettre en question et le docteur Recchia l'a bien compris puisqu'il nous propose d'installer dans notre vie quotidienne « des gestes barrières » qui peuvent tout changer et sur lesquels il travaille maintenant depuis plus de vingt ans.

La moralisation de la vie économique et le contrôle de la chaîne alimentaire nous impactent directement et ce qui est dans notre assiette n'en est que la déclinaison.

Les grandes épidémies que nous avons rencontrées, qu'elles soient animales ou transmissibles à l'Homme tels la maladie de Creutzfeldt-Jakob et le virus Ebola n'ont fait qu'annoncer la pandémie d'aujourd'hui liée, semble-t-il, à la consommation par l'Homme d'espèces animales hors de contrôle.

L'ouvrage de Christian Recchia met en valeur un thème fondamental : le concept de prévention. S'efforcer tout d'abord d'expliquer et d'analyser les enjeux, ce qui passe par la dénonciation rigoureuse des dysfonctionnements sanitaires régulièrement stigmatisés par les médias et aussitôt oubliés par une opinion publique inconstante, pétrie d'un individualisme qui fait croire que c'est toujours l'autre qui est concerné.

L'information est un des outils privilégiés par ce médecin qui passe sa vie à expliquer et à accompagner des grands groupes de l'industrie alimentaire tout en n'oubliant pas le consommateur qui bénéficie chaque semaine de ses conseils avisés à l'occasion de son passage dans les médias.

La recherche de l'excellence, le retour aux fondamentaux en revenant aux circuits courts d'approvisionnement, lesquels concernent également la grande distribution dans le contexte de partenariats avec des petits producteurs locaux, aucune piste n'est négligée.

Cette expérience et ce diagnostic qui nous sont proposés doivent nous conduire à la prise de conscience collective, qui dépasse nécessairement un phénomène de mode dans lequel l'écologie a pris racine, pour nous permettre d'adopter une véritable règle de vie.

C'est cela l'enseignement du docteur Recchia.

S'alimenter en privilégiant une diversité de denrées complémentaires, en évitant certaines d'entre elles dont la seule ambition consiste à nous « flatter le goût »… Prendre en compte le rythme des saisons et les produits qu'elles nous offrent pour profiter d'une alimentation adaptée à nos besoins qui varient en fonction du climat et de nos activités.

Tenir compte de nos âges, de la nécessité d'adapter l'alimentation et le choix des produits aux carences programmées d'organismes surmenés, fatigués, stressés. Adopter un rythme de vie qui favorise l'exercice physique, la détente, la concentration sur soi qui permet de se redécouvrir dans les besoins et exigences fondamentaux que nous avons oubliés. Redécouvrir ainsi notre corps…

Quand la médecine devient préventive, elle passe de la science à l'art.

Elle permet de se projeter, d'envisager et pourquoi pas de planifier un futur sanitaire prometteur. Chacun peut y trouver sa place, la réflexion et le travail en réseau permettent d'optimiser la démarche : cantines scolaires approvisionnées par des producteurs locaux engagés dans des cultures saines, sensibilisation des enfants dès leur plus jeune âge au goût, à la diversité des produits et aux risques liés à la consommation excessive de sucre, sel et autres adjuvants.

La médecine de Christian Recchia nous montre la voie, elle n'est ni punitive, ni menaçante. Elle nous apprend à nous retrouver les uns les autres autour de fondamentaux et de conseils simples qui proposent de vivre mieux.

J'ai partagé récemment un déjeuner avec lui. Il m'a proposé une promenade automnale à travers des mets choisis pour leur temporalité, leurs vertus et leur saveur.

Communiquer sa passion de la vie, d'une bonne vie équilibrée, soucieuse aussi de préserver ceux qu'on aime, c'est le sujet de cet ouvrage. Un joli courant d'air frais en cette période morose…

N'oublions pas de respirer…

PROLOGUE : NOUS DEVENONS CE QUE NOUS VIVONS

J'apprécie chez nos amis anglais trois personnalités immenses : Shakespeare, Turner et Churchill. Ce dernier répétait souvent : « Si tu ne prends pas le changement par la main, le changement te prendra à la gorge. » Pour nos amis anglo-saxons, l'art de gouverner réside dans la capacité à anticiper le temps long. Pour faire vivre les paradigmes de la prospective et de la prévention, ce mode de pensée est essentiel. Prospective et prévention seront étroitement liées à la réussite culturelle et économique des démocraties au cours du prochain siècle.

La prospective, c'est envisager les chemins, les soubresauts, les coups d'arrêt, les surprises, concevoir une trajectoire claire, cohérente et favorisant le plus grand bien possible pour le plus grand nombre possible dans les meilleures conditions possible. C'est dans cette discipline que se forgent les grands destins, que s'écrivent les glorieuses pages de l'Histoire, et que s'inscrivent les hommes et femmes tournés vers les autres. Au contact de la politique dans son sens le plus noble, là où l'étroitesse des guerres intestines laisse sa place à la vision supérieure, à l'ambition désintéressée et au service de l'État dans sa dimension sacrificielle, se trouve un principe confinant au sacré où l'action publique voisine avec la prêtrise dans la vocation sincère, l'engagement profond et la conviction inébranlable : le devoir du citoyen pour le bien de tous.

À une époque où l'on réclame sans cesse des avantages, des dérogations et des droits, la notion de devoir semble presque étrangère et dissolue dans le marasme généralisé. Le droit, autrefois liant de la communauté nationale, est devenu une donnée individuelle tandis que le devoir, autrefois porté avec honneur – autre mot tombé en désuétude – s'est « éthéré » dans la foule.

L'indifférence, ennemie de la responsabilisation et de la liberté, s'est généralisée, à tel point qu'il est désormais plus surprenant de témoigner d'un citoyen faisant son devoir que d'un passant feignant l'aveuglement. Dans les rues, les transports, comme au travail et jusque dans les foyers, le devoir de chacun s'est mué en droit de laisser faire pour tous. Un laxisme qui serait pitoyable s'il n'était pas néfaste pour la société et dangereux pour ceux qui s'y laisseraient tenter. Un fléau contre lequel il n'existe que peu de moyens de résister car, si l'honneur n'a plus de raison d'être, si la parole n'a plus de valeur, si l'action est méprisée au profit d'une soumission à l'impotence générale, c'est la démocratie tout entière qui est menacée. Et malgré les efforts de quelques figures de proue pour lesquelles humilité, devoir, exigence et abnégation sont encore des valeurs cardinales, sans un sursaut collectif, c'est l'âme de la démocratie qui est mise en péril. Ces notions, je les dois à ma longue collaboration avec l'amiral Pierre Lacoste au Centre d'études scientifiques de défense, qui m'a appris l'importance de l'innovation, de la valeur du patrimoine immatériel, de la souveraineté nationale, et m'a ainsi permis de poser ma stratégie professionnelle sur la prévention, l'innovation et la responsabilisation.

L'expérience de nos aïeux est fondatrice d'une époque. Il faut un sens à l'humanité, sans quoi celle-ci se perd dans le néant. Les sacrifices consentis pendant des générations pour permettre à la nôtre de jouir de la vie et de ses avantages seront vains si nous ne sommes pas capables de faire pour nos enfants les efforts comparables à ceux fournis par nos ancêtres. Or non seulement nous nous devons de laisser un monde meilleur que celui que nous avons trouvé, mais nous devons aussi – et c'est là la grande difficulté de notre époque – imaginer les trajectoires que nous allons proposer à nos descendants. Cette trajectoire, cette anticipation qui est le sel de l'engagement dans lequel nous devons tous être partie prenante, commence par des mots et des idées véhiculées et des actions réalisées.

Une Renaissance – et non pas une Révolution au sens de *revolvere*, retournement – peut nous sauver de l'absence de vision politique.

Une renaissance fondée sur une culture dont le cadre serait redéfini sur des valeurs et, surtout, sur un recentrage de l'humain dans son environnement. D'où l'intérêt de comprendre les besoins de l'Homme et de les instiller le plus tôt possible dans les prérequis de l'éducation. L'éducation, *primum movens* pour notre culture, notre économie et notre démocratie.

À l'instantanéité, je préfère le temps long.
À la superficialité, je préfère la profondeur de l'analyse.

À l'ego, je préfère l'humilité.
À la radicalité, je préfère la tempérance et la force de l'âme.

Se battre pour la prévention, c'est se battre contre l'ignorance, pour la liberté et pour une forme de responsabilisation de l'humain. Ce combat nécessite d'être généralisé à tous les échelons de la société, dans tous les domaines, à tous les âges et en tous lieux. Apprendre à se gouverner soi-même, c'est comprendre son environnement et maîtriser l'avenir de sa santé. Nul besoin de révolution pour prendre le pouvoir. Le premier des pouvoirs réside en soi-même, dans l'appropriation de son propre corps. C'est être vecteur d'une évolution positive et constructrice. C'est ce que j'appelle être « évolutionnaire », terminologie peu usitée, que j'ai découverte dans le fabuleux *Dictionnaire historique de la langue française* d'Alain Rey et qui permet de faire oublier les termes de « révolution » et de « rupture », inadaptés à la philosophie humaniste.

« Le meilleur savoir-faire n'est pas de gagner cent victoires dans cent batailles mais plutôt de vaincre l'ennemi sans combattre, ainsi il faut avoir une force de conviction vis-à-vis des peuples », écrivait Sun Tzu dans *L'Art de la guerre*. L'esprit de prévention est contenu dans cette maxime.

L'esprit de prévention doit irriguer la formation de l'humain et la vie du citoyen. C'est ainsi qu'il peut échapper à ses limitations personnelles et à ses comportements les plus destructeurs. La prévention, prélude de l'émancipation humaine, est le moyen le plus sûr et le plus rapide pour se respecter soi-même, pour respecter les autres et pour œuvrer à un bonheur commun. C'est la traduction bienveillante de la stratégie ; l'application d'une vision du temps long au service d'un intérêt supérieur : celui de l'humanité tout entière. La prévention est le postulat de départ de toute modification et amélioration profonde de nos comportements et de nos vies. Sans elle, sans cette idée cardinale au cœur de toutes les énergies, il est impossible de bâtir l'avenir et, plus encore, de s'y transcender.

UNE APPROCHE FORCÉMENT GLOBALE

L'enjeu crucial de notre temps se trouve dans notre capacité à recentrer nos valeurs, à les enraciner dans une trajectoire claire, crédible et simple et à appliquer les préceptes ainsi édictés dans tous les moments de la vie. C'est pourquoi il serait erroné de considérer ce livre comme un simple recueil de recommandations et de conseils médicaux. Au-delà de la considération purement médicale se structure tout un système de pensée, toute une appréciation philosophique, politique et symbolique.

L'originalité de l'époque est que nous devons nous réapproprier notre destin. Responsabilisation, santé, démocratie sont autant de notions qui appellent à une prise de conscience tant personnelle que collective. Des notions qui s'entrecroisent et s'entrechoquent si elles ne sont pas vectrices d'équilibre de soi, pour soi, pour les autres et pour l'environnement. Des notions qui, en tant que telles, doivent être considérées comme des éléments inaliénables de notre patrimoine national et culturel.

La prévention réalisée librement n'est pas un vain mot. Ce ne saurait être une série de mesures purement pratiques. C'est un cheminement, un pas supplémentaire vers une amélioration de l'individu dans son parcours de vie et de l'humanité dans son histoire partagée. Le prélude d'une nouvelle renaissance dont nous sentons tous les premiers frémissements à travers les ridules du quotidien.

En quoi cette renaissance de la prévention consistera-t-elle ? Quelles en seront les modalités ? Dans quelle temporalité peut-elle être espérée ? Partons du principe qu'elle est envisageable, que nulle problématique n'est inextricable et que de la médiocrité dans laquelle nous nous complaisons peut surgir du génie humain, du bon sens commun, de la fraternité, de l'amour, bref, de l'empathie. Autant de joyaux nous permettant de nous élever plus haut que nos pères et qui permettront ensuite à nos enfants de s'élever plus haut que nous ne l'aurions fait nous-mêmes. Si nous sommes collectivement capables d'une telle entreprise, si nous sommes capables de collaborer pour *notre* plus grand bien en dépit de nos inclinations primaires, nous serons en mesure non seulement d'envisager un avenir meilleur, mais aussi une *renaissance* qui, grâce aux acquis de notre époque et à un retour aux sources de nos fondements, nous permettra d'entrer pleinement dans le nouveau millénaire et d'écrire une nouvelle page de l'histoire de l'humanité.

Mes maîtres, grâce à leur expérience, ont été en mesure, avec les moyens du passé, d'acquérir une vision globale, sociale, économique et géostratégique. Les événements récents nous le prouvent : penser la médecine sans penser la stratégie est une erreur. Sans objectif clair, nous sommes dans l'incapacité d'asseoir durablement la santé et le bonheur des peuples dans une démocratie.

La médecine et la prévention, petite unité de valeur dans notre démocratie, n'est pas une question d'hommes de sciences, c'est une question de citoyens responsables.

Je ne me résous pas à concevoir mon métier, ma passion, comme une pratique stérile dont le seul bénéfice doit être immédiat et résider dans l'efficacité de l'instant. La médecine préventive *doit* transcender les frontières, celles des corps comme celle des cœurs. Elle doit apparaître partout pour ne plus être ignorée nulle part. Elle doit appartenir aux citoyens jusqu'à ce que nul ne puisse se réclamer de l'être sans la connaître.

J'ai perdu des patients. J'ai témoigné du drame de familles. J'ai vu l'infinie tendresse dans le regard de parents et d'enfants dans les derniers instants de leurs proches. J'ai perçu, dans les larmes, une douleur que seul un homme en deuil saurait reconnaître. Aujourd'hui encore, je sais lire la reconnaissance, la gratitude et les remerciements de mes patients et de ceux qui les accompagnent lors de mes consultations. C'est, il me semble, un des grands privilèges et une des lourdes responsabilités dont jouissent les médecins. Ils sont les premiers témoins de l'intimité la plus profonde de leurs patients. Les témoins de leurs émotions.

Pour beaucoup, la médecine se résume à l'art de guérir un mal. On écoute, on honore le praticien, mais on le regarde principalement sous le prisme de la technique, plus rarement sous celui de la prévention et jamais sous celui de l'anticipation. L'histoire de la médecine, ses choix, ses doutes aussi, doivent nous interpeller et nous en convaincre : la quête pour la prévention est un enjeu fondamental pour nos nations. La pandémie actuelle le prouve : penser la médecine sans stratégie est une erreur. Pire, c'est un crime. Sans stratégie, pas de santé du patient, pas de santé de la ville, pas de santé de la nation, pas de survie pour la civilisation. Croire que l'on peut faire l'économie de la vision haute pour soigner seulement quand on en a besoin est au mieux un vœu pieux, au pire, un suicide déguisé. Il est temps de regarder avec conscience et courage les défis de notre époque.

Un Homme est résolument plus que la somme de ses parties. Il est aussi l'ensemble de ses expériences, de ses émotions, de ses convictions. Plus encore, je crois qu'il est ce qu'il a décidé d'être et de vivre. On ne décide pas d'être malheureux ; on peut, en revanche, œuvrer pour son bonheur et pour celui de ses semblables.

On peut construire en soi comme à l'extérieur les outils nécessaires au bonheur. La vie nous pousse vers un perpétuel déséquilibre.

Dans cet ouvrage, je vous propose des solutions très simples à appliquer afin de maintenir l'équilibre de sa santé. Je crois qu'il existe une très forte relation entre l'état physique et l'état mental, une relation indéfectible entre l'état d'âme et l'état du corps. Il ne s'agit pas de constituer ici un déterminisme. Juste d'indiquer que le désarroi, la colère et l'indifférence ont tous en commun de provoquer une extinction de l'énergie et de la volonté. Il me semble évident qu'il existe des liens et qu'en influant sur ces liens, on influe sur l'état mental comme sur l'état physique de l'individu. Devenir sage, c'est apprendre à appliquer au quotidien des solutions pratiques pour soi et ceux que l'on aime.

Pour comprendre la médecine prédictive, je suis persuadé qu'il faut, avant toute étude supérieure, faire une étude introspective. « Connais-toi toi-même », disait Socrate. Se connaître, se responsabiliser et s'orienter vaut cent fois la connaissance la plus pointue en sciences humaines. Ce n'est qu'après un tel voyage, qu'après une telle initiation que l'on devrait pouvoir espérer pratiquer l'art médical avec raison et humilité. C'est ainsi que j'ai composé cet ouvrage.

Un homme sans passé, sans culture et sans expérience n'a pas d'avenir. Nous sommes les héritiers heureux d'une histoire qui nous guide, de valeurs qui nous fondent et de caractères qui nous transcendent. Il est de notre devoir de nous le rappeler : les fondamentaux de notre époque doivent être la prévention et la responsabilisation. Ils doivent s'inscrire dans notre démocratie, dans une démarche renouvelée, consciente de ses bases et tournée vers le futur. Ils supposent tout à la fois l'expression et l'inaliénabilité de valeurs universelles, l'édification de règles adaptées et leur application dans des lieux définis. C'est l'objet de ce texte que de les définir. Tel fut pendant toutes ces années l'esprit de mon engagement.

Le grand philosophe André Comte-Sponville me rappelle souvent ces quelques mots de Sénèque : « Quand tu auras désappris à espérer, je t'apprendrai à vouloir. »

1

SUSCITER L'ESPRIT DE PRÉVENTION

> *« Que toute notre connaissance commence avec l'expérience, cela ne fait aucun doute. Car par quoi notre pouvoir de connaître pourrait-il être éveillé et mis en action, si ce n'est par des objets qui frappent nos sens ? »*
>
> Emmanuel Kant, *Critique de la raison pure*

LA MÉDECINE ACTUELLE SE CONTENTE DE GÉRER LA MALADIE

En 1974, l'été de mes 17 ans, je suis devenu responsable d'une colonie de vacances à Bertrange-Imeldange, en Moselle. À l'époque, les enfants en surcharge pondérale constituaient l'exception, à peine un pour cent des groupes que je côtoyais. Les jeunes se dépensaient et mangeaient correctement : des légumes, de la viande et des céréales, des fruits et du chocolat pour le goûter. Autour de 1980, on a vu apparaître des cas de diabètes et de maladies vasculaires chez un public de plus en plus jeune. Des femmes de moins de 65 ans souffraient d'infarctus, ce qui n'avait jamais été vu auparavant. Il m'arrive aujourd'hui de me trouver face à des adolescents qui, dès l'âge de 15 ans, souffrent d'obésité et qui auraient pu éviter cela ; ces mêmes enfants auront de l'hypertension et des maladies cardiovasculaires à 25 ans. Cela paraît évident : l'esprit de prévention n'a pas fonctionné. Cette mauvaise qualité de la politique de prévention est liée à une démission claire et franche de nos politiques publiques. Pourtant, de nombreuses actions sont tentées chaque année. Qui n'a jamais entendu ces messages scandés à la radio, ou à la fin d'une publicité ? Oui, mais voilà : les promotions de prévention dans les médias ne suffisent pas. C'est au contact des enfants, dans les familles, à l'Éducation nationale, pendant les loisirs et activités sportives et sur les lieux de travail qu'il faut agir.

Établissons d'abord une évidence : la stratégie médicale actuelle est d'une efficacité remarquable dans la lutte contre les maladies. La démocratisation des soins favorise l'amélioration notable et constante du niveau de santé et, par extension, du niveau de vie de la population depuis plus de cinquante ans. Il est beaucoup plus facile que l'on croit d'être malade et beaucoup plus difficile qu'on ne l'admet d'être en bonne santé. Entre ces deux états, il en existe une infinité d'autres que l'on peut qualifier de « glissade » vers la maladie. À ce stade, il est préférable de prévenir la future maladie que de tenter de la guérir en utilisant des thérapeutiques, parfois agressives, dont les maladies apprendront de toute façon à se prémunir. Gardez à l'esprit que l'individu *est ce qu'il absorbe*, et ceci à la molécule près. Ainsi, une thérapeutique excessive pourra entraîner, parfois des années plus tard, des conséquences excessives, souvent dans des modalités originales et inconnues des experts. Par la responsabilisation de chacun, il est possible d'éviter la maladie, de rectifier la trajectoire en cas de glissade, ce moment où l'on n'est plus en bonne santé sans pour autant être malade.

Nous sommes en déséquilibre permanent ! Maintenir une vie saine suppose de trouver un point d'équilibre propre à chacun de nous : alimentation, sport, sommeil, stress sont autant de facteurs qui y participent. Redécouvrons donc la définition d'une vie harmonieuse et durable ! Ne nous contentons plus de l'existant, sans quoi nous serons incapables d'imaginer les menaces futures qui pèseront sur nous et nos descendants. Nous sommes à un moment de transition historique. Sachons saisir cette opportunité pour forger la médecine de demain et donner une nouvelle direction à la société.

Les considérations économiques et financières ne sauraient être une fatalité. Les restrictions budgétaires et les fermetures de places d'hôpitaux ne devraient pas signer l'arrêt de mort d'une région et de sa population. Il est possible de réduire les coûts de l'hôpital sans pour autant abandonner ce service public.

Seul un nouveau paradigme de l'action préventive pourrait résoudre nombre de problématiques budgétaires et humaines. Les chiffres sont imparables : pour chaque euro dépensé en prévention, ce sont 7 euros économisés sur des soins futurs. En agissant à la base, sur les causes des pathologies, il est possible de sauver des vies, de faire des économies et de participer à un glissement de la politique médicale et sanitaire de la France depuis le paradigme curatif vers le paradigme préventif. Car la liste des affections dont on pourrait réduire la portée sur la population et le poids sur les comptes publics par des actions de prévention est longue. En voici quelques-unes.

État des lieux des pathologies existantes en France

10,7 millions de Français souffrent d'une affection de longue durée, ALD dans le jargon de l'Assurance maladie. Ce qui représentait en 2017 près de 17 % des assurés affiliés au régime général. Certaines personnes peuvent être atteintes de plusieurs ALD, d'où le chiffre total de 13,3 millions de personnes qui figure dans le tableau ci-dessous. Imaginez 100 personnes qui déjeunent dans un restaurant : environ 17 sont suivies et soignées avec un traitement au long cours.

Les différentes affections longue durée reconnues en France	Personnes touchées	Prévalence pour 100 000	% femmes	Âge moyen (ans)	Taux de décès en 2017 (%)
Diabète de type 1 et diabète de type 2	2 695 650	4 356	47	67	2,8
Tumeur maligne	2 141 330	3 460	55	68	6,2
Affections psychiatriques de longue durée	1 399 040	2 261	56	51	1,9
Maladie coronaire	1 210 620	1 956	29	72	4,1
Insuffisance cardiaque, troubles du rythme, cardiopathies valvulaires, congénitales graves	1 129 760	1 826	49	74	6,0
Cause médicale d'ALD non précisée	605 930	979	59	56	2,5
Artériopathies chroniques avec manifestations ischémiques	557 650	901	34	72	5,5

Hypertension artérielle sévère	468910	758	57	76	5,3
Accident vasculaire cérébral invalidant	456060	737	48	70	4,9
Insuffisance respiratoire chronique grave	393940	637	51	63	5,2
Maladie d'Alzheimer et autres démences	360840	583	72	84	13,8
Forme grave des affections neurologiques et musculaires, épilepsie grave	328210	530	50	48	2,5
Polyarthrite rhumatoïde	217600	352	75	64	2,2
Néphropathie chronique grave et syndrome néphrotique	192650	311	46	66	6,2
Maladies chroniques actives du foie et cirrhoses	181830	294	42	59	4,5
Rectocolite hémorragique et maladie de Crohn évolutives	162940	263	56	49	0,8
Spondylarthrite ankylosante grave	155120	251	53	53	0,7
Maladie de Parkinson	129900	210	49	76	7,8
Déficit immunitaire primitif, infection par le VIH	119060	192	35	48	1,0
PAN, LEAD, sclérodermie généralisée	116490	188	79	62	2,3
Sclérose en plaques	88270	143	73	51	1,2
Maladies métaboliques héréditaires	77200	125	47	50	1,3

Les différentes affections longue durée reconnues en France	Personnes touchées	Prévalence pour 100 000	% femmes	Âge moyen (ans)	Taux de décès en 2017 (%)
Scoliose structurale évolutive	40 120	65	82	33	0,7
Hémophilies et affections constitutionnelles de l'hémostase graves	39 050	63	52	52	1,5
Paraplégie	34 200	55	39	52	2,9
Insuffisances médullaires et autres cytopénies chroniques	26 820	43	57	68	9,0
Hémoglobinopathies, hémolyses chroniques constitutionnelles et acquises sévères	19 510	32	56	31	0,9
Suites de transplantation d'organe	14 080	23	40	55	2,8
Tuberculose active, lèpre	11 530	19	45	51	2,2
Mucoviscidose	6 960	11	48	24	1,0
Bilharziose compliquée	160	0	27	54	1,3
Total des personnes touchées (plusieurs ALD peuvent être possibles par personne)	**13 381 430**				
Moyennes		698	52	58	4

Prévalence des affections de longue durée en France en 2017 (source CNAM-DSES 2017)

Des maladies évitables grâce à la prévention

Les maladies présentées dans ce chapitre, telles que l'obésité, le diabète, le NASH, les maladies cardiovasculaires, le cancer du poumon, le cancer du côlon, sont des maladies qui peuvent être réduites à néant si des méthodes de prévention sont mises en place de façon efficace. Battons-nous ! Je tiens à préciser que nous n'aborderons pas dans cet ouvrage les très graves problèmes de l'alcoolisme, du tabagisme et des toxicomanies, car il est évident que la prévention pour ces trois fléaux doit commencer dès le plus jeune âge et agir dans tous les secteurs de chaque bassin de vie afin que chaque citoyen se sente concerné par les drames qu'ils provoquent. Une autre addiction que nous n'aborderons pas exhaustivement et qui s'exprime depuis quelques années : celle des écrans qui constituent un drame familial qui aura des effets désastreux pour l'individu et pour nos démocraties.

L'obésité : une maladie aux conséquences multiples, promotrice de pathologies

- Définition précise : l'obésité correspond à un excès de masse grasse et à une modification du tissu adipeux entraînant des effets délétères sur la santé et pouvant réduire l'espérance de vie. Elle résulte de l'intrication de plusieurs causes : alimentaire, génétique, épigénétique et environnementale.

- Définition de l'OMS : on peut définir l'obésité d'une personne en fonction de son IMC (indice de masse corporelle) en divisant son poids (exprimé en kg) par sa taille au carré (exprimée en m^2).
  - L'IMC mérite tout de même d'être apprécié en fonction de l'âge, du sexe et de la morphologie des personnes.
    - Surpoids : IMC entre 25 et 30
    - Obésité : IMC supérieur à 30
- La quasi-totalité de la planète est touchée dont de nombreux pays émergents :
  - Les taux d'obésité chez les enfants et les adolescents du monde entier sont passés de moins de 1 % (équivalant à 5 millions de filles et 6 millions de garçons) en 1975 à près de 6 % chez les filles (50 millions) et près de 8 % chez les garçons (74 millions) en 2016. Depuis 1975, le nombre de jeunes obèses est ainsi passé de 11 millions à 124 millions en 2016.
  - En France, les chiffres sont à peu près stables depuis une dizaine d'années : l'obésité concerne 17 % des adultes ; chez les enfants, 16 % des garçons et 18 % des filles.
  - Dans le monde : 39 % des adultes sont désormais en surpoids et 13 % sont obèses.

Les origines de l'obésité sont multiples et ses facteurs de développement ne sont pas tous identifiés.

- Les changements alimentaires et une sédentarité accrue jouent un rôle incontestable dans l'émergence récente de l'obésité.
- Une prédisposition génétique à la prise de poids peut rendre compte des différences de susceptibilité individuelle à l'obésité.
- Le rôle de l'environnement semble largement aussi important mais difficile à appréhender. La modification de l'horloge biologique notamment liée au manque de sommeil, le travail nocturne, l'irrégularité des repas, le stress, l'exposition à des virus, les médicaments, l'exposition à des polluants sont autant d'autres facteurs pouvant être incriminés.

L'obésité augmente le risque de développer :

- maladies cardiovasculaires : essentiellement cardiopathies et accidents vasculaires
- toutes les pathologies promotrices de risques cardiovasculaires :
    - hypertension artérielle
    - diabète de type 2
    - athérosclérose
- maladie du foie : stéatose hépatique non alcoolique
- maladie rénale chronique
- troubles musculo-articulaires tels que l'ostéoarthrite, l'arthrose

- cancers : de l'endomètre, du sein et du côlon
- maladies respiratoires : apnée du sommeil, hypoventilation
- perturbation hormonale : perturbation des cycles menstruels
- reflux gastro-œsophagien (RGO)
- impact psychologique et social : dépression, stress

Ce qu'on ne sait pas assez, c'est que le risque de connaître ces problèmes de santé commence dès l'apparition d'une surcharge pondérale, même très légère, et qu'il augmente avec le poids.

Le diabète

Le diabète est une maladie chronique souvent invisible et très mal suivie sur le plan médical malgré sa gravité. En 2015, on a estimé les décès directement dus au diabète à 1,6 million.

Il faut distinguer deux types de diabète, tous deux caractérisés par une hyperglycémie chronique, c'est-à-dire un excès de sucre dans le sang.

Le diabète de type 1, le moins fréquent (environ 5 % des diabétiques), est une maladie auto-immune habituellement découverte chez les enfants, adolescents ou jeunes adultes. Pour une raison que l'on ignore encore, l'organisme ne reconnaît plus les cellules situées dans le pancréas qui produisent l'insuline et le système immunitaire se met à les détruire. L'unique traitement est l'injection d'insuline, puisque l'organisme n'en produit plus.

Le diabète de type 2, lui, est principalement lié à l'hygiène de vie, associé à une prédisposition génétique. Pour le dire autrement, le surpoids, la sédentarité, l'excès de consommation de sucres et de gras en sont les causes. Il apparaît généralement chez les personnes âgées de plus de 40 ans, même si des cas de jeunes adultes, voire d'adolescents, émergent en France. Cette pathologie peut passer inaperçue pendant de nombreuses années; il s'écoule en moyenne 5 à 10 ans entre l'apparition des premières hyperglycémies et un diagnostic clair et on estime en France que 500 000 diabétiques de type 2 ignorent encore leur maladie[1]. C'est pourtant une maladie très grave: quand on sait qu'il s'agit de la première cause de cécité au monde, avec un risque accru d'accidents cardiovasculaires, des insuffisances rénales et des amputations dues à une diminution du débit sanguin et des ulcères des pieds, il est dramatique que tant de diabétiques s'ignorent encore!

Deux anomalies sont responsables des hyperglycémies: soit le pancréas fabrique de l'insuline en quantité insuffisante, soit l'organisme, déréglé, a développé une résistance l'empêchant d'agir. La seule solution pour les diabétiques de type 2 est de changer leur mode de vie: perdre du poids, manger équilibré, pratiquer régulièrement une activité sportive... autant de bonnes habitudes qui peuvent s'avérer suffisantes pour reprendre le contrôle de sa glycémie.

Le nombre de diabétiques a quadruplé depuis quarante ans pour atteindre 425 millions en 2017 dans le monde. L'OMS en prévoit 622 millions d'ici 2040.

En France, plus de 3 millions de personnes sont diabétiques, avec pour chacune une consommation moyenne annuelle de soins estimée à 15 000 euros en 2013, soit en moyenne 2 840 euros de surcoût. En extrapolant ce résultat à l'ensemble de la France, le coût total du diabète de type 2 est de

8 milliards d'euros soit près de 5 % des dépenses de santé pour cette seule année 2013.

Pourtant, le diabète de type 2 répond parfaitement à des actions de prévention efficaces. Mais si la maladie s'exprime vers l'âge de 60 ans, les actions de prévention et d'hygiène de vie doivent commencer dès la naissance ! Par ce principe, il est possible de soulager le patient potentiel du diabète et de toutes ses complications dégénératives, et d'économiser par la même occasion plusieurs milliards d'euros par an. Car sachant que l'obésité est à l'origine de la plupart des diabètes de type 2, cette « épidémie » va provoquer une flambée de diabète qui va participer à l'effondrement économique de notre système de santé. L'enjeu de notre époque est à cet égard de concevoir les moyens pour enrayer cette progression, notamment par des moyens coercitifs.

La NASH ou « maladie du foie gras »

Cette maladie, nouvelle en Occident, est aujourd'hui en pleine explosion. Elle touche désormais 1 % de la population française, chiffre qui ne cesse d'augmenter en raison de notre sédentarité et de nos mauvaises habitudes alimentaires. Ainsi, elle pourrait toucher 20 % de la population d'ici 2025. La NASH est le nom donné à la phase aggravée de la stéatose hépatique non alcoolique, que l'on surnomme plus vulgairement la « maladie du foie gras ». Elle est caractérisée par l'accumulation excessive de graisses dans le foie sous forme de triglycérides : les personnes atteintes par cette maladie souffrent d'une destruction de leurs cellules hépatiques pouvant entraîner une cirrhose. La maladie évolue de façon silencieuse et n'est souvent diagnostiquée que tardivement, sur un organisme fragilisé et abîmé par d'autres affections de longue durée, car ses victimes souffrent souvent déjà d'obésité, d'hypertension artérielle, de diabète de type 2 ou d'hypercholestérolémie.

Cette affection est aussi qualifiée de « maladie du soda », même si ce terme est réducteur : toutes les boissons sucrées contiennent peu ou prou la même quantité de sucres. La consommation croissante de ce type de boissons, et ce dès l'enfance, est particulièrement inquiétante. Chez certains, elles représentent une part importante des apports énergétiques journaliers, alors qu'elles n'apportent strictement rien d'un point de vue nutritionnel, si ce n'est l'équivalent de sucres en morceaux sous forme liquide. Il n'existe qu'une façon de désamorcer cette future épidémie : la prévention ! Vous l'avez compris, la grande bataille des prochaines pages se jouera contre l'excès de sucres simples, de graisses saturées, d'alcool, ou encore de produits ultra-transformés.

Les maladies cardiovasculaires

Autres chiffres désastreux : ceux de la Fédération française de cardiologie, qui attribue aux maladies cardiovasculaires environ 140 000 décès par an, soit une moyenne de 400 par jour. Selon l'OMS, ces maladies constituent à elles seules une épidémie mondiale, responsable de 17,7 millions de décès. Terrible, surtout lorsque l'on sait qu'une meilleure prise en charge pourrait prévenir près de 80 % des infarctus…

Les maladies cardiovasculaires et les accidents vasculaires cérébraux (AVC) recouvrent un ensemble diversifié de maladies fréquentes et graves avec en premier lieu les infarctus du myocarde, les accidents vasculaires cérébraux, l'insuffisance cardiaque, les maladies vasculaires périphériques, les maladies hypertensives…

Hormis l'hérédité, le sexe et l'âge, ces maladies ont toutes en commun un certain nombre de facteurs de risque individuels dont la plupart sont modifiables : le tabagisme, l'hypertension artérielle, le diabète, l'hypercholestérolémie, une mauvaise alimentation, l'obésité, la sédentarité.

Des facteurs environnementaux, comme la pollution atmosphérique, ont également été identifiés comme facteurs de risque de maladies cardiovasculaires.

Si l'on prend en compte le fait que 6,5 % de la population française est touchée par des maladies cardiovasculaires pour un coût estimé pour la Sécurité sociale à 15,1 milliards d'euros en 2013, une action de prévention massive constitue un impératif stratégique majeur pour notre pays.

Pour éviter les facteurs de risque : un bon équilibre alimentaire, bouger, arrêter de fumer.

Les chiffres clefs :

- Plus d'un million de patients hospitalisés par an ;
- 1re cause de mortalité dans le monde avec 31 % des décès prématurés ;
- 1re cause de mortalité chez la femme en France ;
- 2e cause de mortalité chez l'homme en France (derrière les cancers) ;
- 400 morts par jour en France soit 140 000 décès par an (à titre de comparaison, les accidents de la route emportent chaque année environ 3 000 personnes et la Covid a provoqué plus de 110 000 décès[2] à ce jour).

Le cancer du poumon

Le cancer du poumon est le troisième cancer le plus fréquent en France, placé au deuxième rang chez l'homme et au troisième rang pour la femme, chez qui il est en forte progression. Les taux d'incidence comme de mortalité féminine sont en forte progression depuis 1990, un phénomène essentiellement lié à l'augmentation de la consommation tabagique des femmes.

En chiffres :

- 46 000 nouveaux cas par an (31 000 hommes et 15 000 femmes) ;
- Âge médian au diagnostic : 67 ans chez l'homme, 65 ans chez la femme ;
- Évolution du taux d'incidence entre 1990 et 2018 : -0,3 % par an en moyenne chez l'homme (2010-2018), +5,3 % par an en moyenne chez la femme ;
- 33 000 décès par an ;
- Âge médian au moment du décès : 69 ans chez l'homme, 68 ans chez la femme ;
- Taux de mortalité entre 1990 et 2018 : -1,2 % par an en moyenne chez l'homme et +3,5 % par an en moyenne chez la femme ;
- Survie nette à 5 ans en hausse : de 13 % en 1989 à 17 % en 2010.

La France est un pays peuplé de gros fumeurs : environ 16 millions de personnes fument, que ce soit de façon occasionnelle ou régulière. Cela représente environ une personne sur trois, entre 15 et 85 ans. Toutefois, les chiffres baissent ! Le nombre de fumeurs a diminué de 12 % en deux ans seulement, soit 1,6 million de fumeurs en moins[3]. D'ailleurs, même ceux qui n'arrêtent pas consomment moins de tabac : en France, la moyenne est de 13 cigarettes par jour, soit une cigarette quotidienne de moins qu'il y a dix ans. En contrepartie, la cigarette électronique est en forte augmentation, puisque ses adeptes représentaient 3,8 % de la population en 2019. Une partie des anciens fumeurs se sont donc convertis à la cigarette électronique. Parmi les autres raisons qui expliquent la perte de vitesse du tabagisme, citons la hausse régulière du prix du paquet, les diverses actions de santé publique comme le remboursement des substituts nicotiniques ou l'opération « Mois sans tabac ». Mais cela pourrait aller encore plus loin, surtout lorsque l'on sait que plus de la moitié (56,5 %) des fumeurs quotidiens sondés ne rêvent que d'arrêter, et que plus de 30 % ont pour projet de stopper leur consommation de tabac dans l'année suivant le sondage… Aidons-les !

Pour que le tabac ne coûte rien à l'État, le prix d'un paquet de cigarettes devrait être de… 45 euros ! Sachant que l'ordre de grandeur du coût d'un cancer du poumon est de 20 000 euros et qu'une greffe – sans compter les complications éventuelles – vaut environ 50 000 euros, les taxes ne compensent pas le vrai coût du tabac, estimé par l'association ACT à 120 milliards d'euros par an… Là encore, une économie majeure de dépenses maladie peut être réalisée grâce à la prévention, notamment dans le cadre de la lutte antitabac et, plus récemment, dans la lutte contre la pollution.

Le cancer du côlon

Le cancer du côlon est le premier cancer tous sexes confondus, recensé chez 44872 nouveaux patients en 2017 en France[4]. Selon l'Institut national du cancer (Inca), une personne sur 30 en France sera confrontée à ce cancer durant son existence, soit 2,234 millions d'individus (sur une population de 67 millions de Français). Les facteurs de risques sont liés à l'âge, l'hérédité, l'alimentation… et, dans la plupart des cas, on peut identifier une lésion commune à l'origine de la maladie : les polypes. Dépisté tôt, le cancer se guérit dans 9 cas sur 10. Aujourd'hui, il est pourtant à l'origine de près de 18000 décès annuels… Depuis 2015, le dépistage du cancer colorectal repose sur un test immunologique à réaliser à la maison. Si 60 % des 50-74 ans passaient un test tous les 2 ans, on estime que le nombre de décès causés par le cancer colorectal pourrait être réduit de 15 % à 18 % !

À noter : la dépense moyenne d'un patient admis en affection de longue durée pour un cancer du côlon s'élève à 28900 euros[5].

Mesures de prévention :

- Ne pas fumer.
- Rester actif physiquement. L'activité physique (modérée et intense) réduirait le risque jusqu'à 50 %.
- Atteindre ou maintenir un poids santé avec un IMC compris entre 20 et 30.
- Limiter la consommation d'alcool.
- Manger suffisamment de fruits et de légumes, de légumes secs et de céréales à grains entiers. Ces aliments

renferment des vitamines, des minéraux, des fibres et des antioxydants qui contribuent à prévenir le cancer colorectal. Un bon apport en fruits et en légumes réduit aussi le risque de plusieurs autres types de cancers.
- Les viandes rouges, charcuterie et grillades ne sont pas du tout interdites, mais à consommer de manière raisonnée.
- Manger du poisson.

LA MÉDECINE CURATIVE, UN COÛT NON MAÎTRISÉ

Je le rappellerai sans cesse, la médecine actuelle en France réalise des prouesses exceptionnelles. Elles sont rendues possibles grâce à la dévotion des soignants. Hôpitaux, cliniques, médecine libérale, centres de soins, pharmacies… voilà autant de lieux où l'on pratique la médecine. À quelle occasion s'y rend-on ? Presque exclusivement quand une pathologie aiguë se déclare. La consultation a lieu et, quel que soit le mal dont il souffre, le patient sera soigné par des praticiens. La plupart du temps, une fois guéri, le médecin ne le reverra plus jusqu'à la prochaine maladie. Alors, comment briser ce cercle vicieux et onéreux ? Comment renforcer la santé de l'individu et son éducation à la prévention ?

Il me faut aussi signaler la rupture sociale entre ceux qui peuvent se soigner et ceux qui ne le peuvent plus. Ceux qui ont un haut niveau social ont statistiquement des pathologies plus maîtrisables et une espérance de vie plus longue que ceux qui ont un niveau social faible et de moindres capacités financières et culturelles. C'est dans cette tranche de la population que l'obésité, le diabète et les maladies vasculaires font des ravages.

Les innovations médicales nous offrent un sentiment de sécurité relative ; en fait, relâcher notre sens de responsabilisation peut devenir la source de risques létaux. Voilà la limite de la médecine curative : elle réside dans l'ignorance et le mépris populaire pour les causes des pathologies. Par ailleurs, les médicaments coûtent de plus en plus cher et nous vivons de plus en plus longtemps. Impossible de continuer de fonctionner sur ce modèle dans ces conditions ! Comme l'écrivait Marie-Cécile Renault dans *Le Figaro*, en juin 2019 : « La dépense liée aux cancers a pourtant connu une envolée de plus de 3 milliards d'euros supplémentaires entre 2012 et 2017. D'une part parce que le nombre de personnes atteintes est en augmentation constante depuis 2012, avec même une accélération depuis 2015. D'autre part parce que les traitements deviennent de plus en plus coûteux. »

Impossible d'envisager une société démocratique si le peuple doit en permanence se concentrer sur les pathologies diverses qui le touchent. Cette quête effrénée qui naît de l'urgence maintient la population dans l'effroi de l'instantanéité. À rester dans les marasmes de l'instant, la population se voile le regard des promesses et des défis de l'avenir. La lutte contre les maladies ne devrait en aucun cas être une fatalité, seulement un enjeu parmi d'autres que l'humanité est appelée à dépasser. Pour en arriver à une telle situation, l'Homme, conscient de lui-même, de ses limites et de ses vulnérabilités, doit être en mesure de concevoir les stratégies les meilleures, non pas pour lutter contre les maladies, mais bien pour les éviter entièrement.

Il faut apprendre à vouloir et non espérer dans l'attente

La prévention suppose ainsi des outils pédagogiques et humains pour s'imposer. Des années 1960 aux années 1980, on comptait un grand nombre de médecins scolaires, d'infirmières scolaires, d'assistantes sociales qui prenaient en consultation chaque élève de notre pays. Dès l'apparition d'un problème – ophtalmologique, auditif, scoliotique – chez un élève, les parents étaient immédiatement prévenus. Depuis les années 1990, nous constatons une disparition du nombre de médecins et d'infirmières scolaires, en dépit des alertes des épidémiologistes auprès des politiques. Aujourd'hui, la découverte de scoliose chez les enfants est le fait du hasard, car les parents n'ont pas forcément le réflexe d'organiser une consultation médicale annuelle de prévention chez le pédiatre, même si cela est inscrit dans le carnet de santé. Il faut dire que la démission des parents joue également un rôle considérable dans l'abandon de la santé des futures générations.

Replacer l'humain au cœur de toutes les préoccupations

La prévention doit s'initier dans les familles et dans la société dès le plus jeune âge. C'est une méthode globale qui ne s'occupe pas uniquement de soigner la maladie mais bien de l'éviter. Ainsi, elle doit envisager le pire pour favoriser le meilleur en tous domaines.

La mission de la prévention est de nous « réarmer » moralement. Ne l'oubliez jamais : le but premier de la prévention, indépendamment de tout le reste, est la préservation et l'amélioration de la vie des peuples. L'humain est changeant. Ses besoins évoluent tout au long de la vie. La meilleure des solutions pour répondre à ses problèmes – et particulièrement ses problèmes médicaux – est de s'adapter à sa situation et à ses besoins. La médecine n'est pas qu'une question de molécules et de dosages : c'est le rapport entre l'appréciation d'une situation médicale par un médecin et pour un patient particulier. Il est relativement facile de concevoir un système de santé homogène pour répondre aux attentes de tous ; il est techniquement impossible de l'appliquer.

Dans un contexte de paupérisation vécue ou ressentie par la population, la santé prend une place secondaire dans nombre de familles. La consommation de soins et de biens médicaux est en augmentation constante depuis plusieurs années et s'élève, d'après le ministère des Solidarités et de la Santé, à 203,5 milliards d'euros soit 3 037 euros par habitant et par an en moyenne. La France fait partie des pays de l'Union européenne où la dépense courante de santé au sens international est la plus élevée. En somme, notre système de santé est effectivement capable de pallier les besoins de la population. Mais cela n'empêche pas l'accroissement de la pauvreté qui va influencer ses choix et ses priorités : les dépenses de santé vont passer au second plan, derrière les dépenses courantes (factures, nourriture, logement, charges, etc.) La prévention suppose une forte dimension sociale ; dans le domaine médical, l'enjeu majeur est de lutter contre les pathologies dans un contexte de précarité parfois avancé.

Cela requiert de l'efficacité, de l'économie de moyens et de l'humilité d'action. Avant de dépenser des milliards, il faut instaurer de la confiance. Avant d'instaurer de la confiance, il faut concevoir un raisonnement simple et efficace. Tel est, à mon sens, l'enjeu de la prévention : expliquer, accompagner, développer. La prévention : une question de responsabilisation et d'expérience.

2
SE DONNER LES MOYENS DE COMPRENDRE LA PRÉVENTION

LA DIMENSION CULTURELLE

Quand on proposa à Winston Churchill de couper dans le budget culturel pour aider l'effort de guerre, il répondit tout simplement : « Mais alors, pourquoi nous battons-nous ? »

Entre 2014 et 2016, l'Afrique de l'Ouest fut touchée par une maladie terrible, Ebola, se répandant à une vitesse considérable. Devant les morts qui s'accumulaient au cours de cette épidémie hors de contrôle, la logique occidentale voulait une action médicale forte, clinique, encadrée. Les opérations menées sur le terrain, à Freetown et à Monrovia, suivirent ces directives à la lettre. Pourtant, elles ne reçurent pas l'assentiment populaire escompté, la population rejetant les programmes de vaccination. Pendant ce temps, l'Europe s'étonnait, peinant à expliquer les raisons de ce rejet. En fait, ces méthodes ne prenaient pas en compte la dimension culturelle : elles négligeaient l'importance de la médecine traditionnelle, méprisaient les croyances ancestrales ou la valeur des guérisseurs. Il a fallu toute l'autorité des États locaux pour forcer les vaccinations.

Cet exemple pris en Afrique est valable partout, y compris en France. Pourquoi un tel tollé lors de la fermeture des librairies pendant le deuxième confinement ? La plus pertinente politique publique ne sera jamais d'aucun secours si elle n'est pas capable de prendre en compte cet aspect, si elle ne se met pas au niveau de la population. La culture est la langue transcendante d'un peuple : le facteur culturel n'est ni un épiphénomène, ni une variable d'ajustement. C'est grâce à lui que la thérapeutique peut être le mieux expliquée puis appliquée et que les comportements sociaux seront justifiés ou adaptés. Les réactions des différents pays face à l'épidémie de coronavirus sont d'ailleurs particulièrement parlantes : certains se sont confinés, d'autres ont remis au goût du jour des distinctions spécifiques sociales, éthiques, religieuses… plus ou moins contraignantes, d'autres encore sont restés impassibles. Autant de particularités – donc de politiques publiques – qui ne peuvent pas se comprendre sans une analyse fine du facteur culturel. Faire de la prévention suppose une mise en avant de la dimension culturelle. Sans cela, toute tentative est vouée à l'échec.

Le rapport aux autres, à l'État ou à la religion dépend majoritairement de considérations culturelles. Les marqueurs culturels spécifiques à des civilisations sont autant d'indices qui montrent l'importance de la culture dans le développement et les aspirations des populations. Dans ce cadre, la valeur donnée à la santé est toute relative, de même que celle donnée aux fonctions curatives ou préventives. Bien sûr, les facteurs économiques vont avoir une large incidence. Ils peuvent aller jusqu'à déconstruire ou modifier des comportements culturels, cela se voit aujourd'hui dans nombre de pays. Reste une patine, un liant particulier qui fonde les rapports entre individus, entre les générations, entre les fonctions sociales. Une patine qui se dessine vis-à-vis de la langue, de l'histoire, des traditions, du rapport au changement, à la mort, à la spiritualité, à l'existence ou à la valeur de la vie. En fonction des pays, en fonction des époques, en fonction des civilisations, cet équilibre évolue.

De fait, il ne saurait exister une correspondance possible entre deux pays, voire entre deux civilisations. La seule solution pour construire un paradigme de prévention consiste à comprendre les impératifs et les spécificités de notre civilisation actuelle. Mépriser cette dimension sous le prétexte que des solutions fonctionnent ailleurs est le meilleur moyen pour voir ses efforts résulter en échecs. Chacun doit s'exprimer culturellement – nous sommes tous égaux dans ce monde et la culture est le promontoire de notre existence.

La dimension culturelle permet de créer des initiatives faisant des émules et permet à la population de s'approprier un cadre d'actions préventives. Le premier devoir d'un médecin est d'écouter ses patients ; or, pour comprendre les besoins d'une population et pour appliquer des méthodes de prévention, encore faut-il comprendre les paramètres culturels. Le manque d'écoute peut avoir des conséquences catastrophiques. Trop souvent, par abus d'autorité, on a voulu imposer des méthodes, des protocoles ou des contraintes sans écouter entre les lignes les demandes ou les avis des individus. De fait, certains territoires se sont sentis déclassés, abandonnés, voire méprisés et oubliés. Agir en prévention ne peut se faire qu'à l'aune d'une sensibilité des enjeux – y compris des enjeux tacites – d'un territoire. Cela implique de la concertation et du partage. Prêter l'oreille aux susceptibilités des uns et des autres peut être éprouvant. C'est pourtant nécessaire pour qui veut construire une culture de prévention cohérente et correspondant à la culture et aux usages dans un territoire.

UN LIANT UNIVERSEL ET CONSTRUCTEUR D'HARMONIE : DES VALEURS

> *« Tout ce qui dégrade la culture raccourcit les chemins qui mènent à la servitude. »*
>
> ALBERT CAMUS

Lorsque l'intérêt particulier se mêle à l'intérêt collectif et que l'un n'empiète pas sur l'autre, des merveilles peuvent éclore. La capacité à œuvrer par-delà les barrières culturelles, mentales, émotionnelles, générationnelles ou sociales est la marque d'une société vive pouvant relever les défis du présent et affronter ceux du futur.

Force d'âme, prudence, tempérance, justice

Ces valeurs sont, pour moi, conductrices et promotrices de prévention. Il m'apparaît évident que la prévention requiert du courage pour s'exprimer, y compris lorsque la doxa dominante suggère le contraire. Il m'apparaît évident que la prudence est mère de sureté et qu'à ce titre elle est symbiotiquement liée à la prévention. Évident encore que la tempérance, élément-clef de la pédagogie, participe à la prévention. Évident, toujours, que la justice, c'est-à-dire en un sens l'équilibre, est, comme je l'ai exposé plus haut, consubstantielle de la prévention.

Il m'apparaît que ces valeurs, pour éthérées qu'elles soient, recoupent une réalité tangible que je perçois à chaque instant, en toute circonstance et en tout lieu dans mes actions de prévention. Plus encore, et c'est là sans doute ce dont je veux témoigner et qui m'éloigne du simple exposé théorique, je considère que ces valeurs cardinales sont représentatives de ce que j'appellerais une force d'âme nécessaire pour le déploiement de la prévention et dont je suis persuadé qu'elle réside en chacun de nous.

On ne saurait prévenir sans être soi-même acteur de la prévention, la sienne comme celle des autres. La passivité est antinomique de l'action de préserver et de l'anticipation. Pour agir en prévention, il faut s'investir et s'engager. Je peux témoigner du fait que le travail de prévention est toujours utile et toujours efficace. J'adosse ce travail quotidien aux valeurs cardinales, non pour lui donner une gloire usurpée, mais parce que je crois que ceux qui voudront œuvrer pour la prévention seront toujours et en toutes circonstances les gagnants dans leurs démarches.

« Le hasard ne favorise que les esprits préparés », dit Louis Pasteur. Je crois que nous avons tous les moyens de devenir des esprits préparés et, dans cette préparation, dans cette marche pour la prévention, je crois qu'un bon guide réside au moins dans l'appréhension des valeurs cardinales et leur utilisation par chacun. C'est le sens de mon travail. Le sens de mon engagement. Ce peut aussi être le vôtre.

Foi, espérance, charité et compassion

Foi, espérance et charité forment ce que l'on appelle les vertus théologales. Dans la théologie scolastique chrétienne, ces vertus sont dévolues par Dieu dans la mesure où l'Homme ne peut de lui-même pas pleinement les exercer. Personnellement, j'ajouterai à ces termes une autre vertu, une, qui comprend en son sein les trois premières : la compassion.

Que l'on me pardonne cette petite digression. Après tout, pourquoi évoquer de tels sujets dans un livre sur la prévention et la médecine ? Quel est l'objet concret de ma réflexion ? Voilà autant de questions que le lecteur est en droit de se poser. Je ne veux ici ni porter un jugement, ni faire des généralités. Je ne parle pas au nom de tous les médecins. Je ne suis que le fruit d'une expérience et d'une vie au service des autres, humble et qui, dans ce texte, à travers les lignes, veut faire passer des conseils et une vision issue d'une longue expérience. Je veux m'adresser à vous, chers lecteurs, comme à des amis. À des compagnons de route vers qui je lance mes propres questionnements et mes propres doutes.

Il n'est pas possible de rester insensible face au chagrin et à la douleur. Voir un autre souffrir est insoutenable. Qui peut affirmer être indifférent lorsqu'on entend ou que l'on voit un être cher se tordre de douleur ? L'instinct premier, celui des créatures sociables que nous sommes, est d'offrir notre assistance et d'apporter notre soutien. C'est pour cela que je nous crois être des créatures d'amour. Parce qu'à moins d'être un monstre d'égoïsme, il est impossible de rester impassible. La chose est d'autant plus vraie pour les soignants, dont le métier est précisément d'aider.

Pour soigner, il faut aimer. Aimer passionnément. Aimer profondément. Au-delà de la technique nécessaire, il est impossible de soigner sans amour. Sans cette volonté d'aller vers l'autre et de lui prodiguer du confort et du réconfort. On peut aimer un humain. On peut aimer tous les humains. On peut aimer la vie. On peut aimer Dieu, ou Allah, ou Yahvé. Cela n'a pas d'importance. Tant qu'il y a de l'amour, tant qu'il y a de la bienveillance et la volonté de se mettre au service de l'autre, il est possible de faire de grandes choses. Possible de soigner. Possible même de faire des miracles. Tout est, à mon sens, une question de compassion. De cette danse entre l'observation amicale et aimante, l'introspection constructive et l'action bénéfique et bienveillante.

La médecine est pour moi plus qu'une profession. C'est un sacerdoce. Mes patients me confient leur santé et, pour certains d'entre eux, leur vie. Ils me font une confiance souvent aveugle et me donnent ce qu'ils ont de plus précieux sans souvent s'en rendre compte. Quand un patient vient à mon cabinet, je deviens le garant de sa santé et de sa vie. Le gardien de nombre de ses secrets et souvent son premier confident. Celui vers lequel il a décidé de se tourner dans son moment de vulnérabilité. C'est une responsabilité lourde et symboliquement considérable. Comment maintenir le professionnalisme et, dans le même temps, s'engager de son mieux pour soigner ? Il n'y a sans doute pas de bonne réponse. Pas de bonne réponse humaine en tous les cas mais à chaque fois, à travers le cadre de mes prescriptions et de mes conseils, il me semble toucher quelque chose de plus fugace. Quelque chose d'indistinct et pourtant de magnifique. Un morceau d'infini.

Ceux qui me connaissent savent que j'aime aller vers les autres. Faites-le, c'est un bonheur absolu, une nourriture spirituelle remarquable. Comme je ne vois aucune limite dans des yeux amoureux, aucune frontière dans un regard malheureux, aucune restriction sur un visage bienheureux, lire dans le regard de mes patients est un privilège et une responsabilité énorme. Cela m'honore et m'oblige à la compassion. Un lien particulier se crée et parfois, dans les pires moments, peut s'exprimer quelque chose d'indicible et de transcendant. Le même regard que l'on peut observer lors d'une agonie ou d'un accouchement. Une parcelle d'éternité et la certitude qu'au-delà de notre perception se déploie un univers symbolique et immuable, mystérieux et extraordinaire.

On dit qu'un bon avocat se désintéresse de ses clients. Un bon médecin doit-il rester de marbre face à ses patients ? Je crois qu'au contraire, un médecin ne traite pas un cas mais agit pour un humain. Il ne peut pas le considérer comme une simple mécanique dont il faudrait seulement réparer telle valve, ou tel déséquilibre biologique. La médecine s'appuie sur la science, c'est vrai. Mais elle s'appuie aussi sur autre chose que nous ne comprenons pas nécessairement. Un Homme qui ne veut plus se battre pour survivre mourra plus sûrement qu'un condamné déterminé à survivre. Pourquoi ? Comment ? Il y a des théories qui tentent de percer ces mystères. Pour ma part, à défaut d'une réponse définitive, j'ai tendance à croire qu'il existe des choses immatérielles et d'une force incomparable. C'est dans ce cadre que j'envisage la foi. Que j'invoque l'espérance et que je crois en la charité. C'est ainsi que je justifie la compassion et ce qu'elle représente pour moi. Il ne s'agit pas d'une définition académique. Simplement d'un ressenti et d'un vécu. Je veux l'évoquer ici, en ami, à des amis.

Un Homme est la somme de ses expériences, de ses émotions, de ses convictions. Plus encore, je crois qu'il est ce qu'il a décidé d'être et de vivre. On ne décide pas d'être malheureux. On peut, en revanche, œuvrer pour son bonheur et celui de ses semblables. On peut construire en soi comme à l'extérieur de soi les outils nécessaires au bonheur. Je crois qu'il existe une très forte relation entre l'état physique et l'état mental, une accointance indéfectible entre l'état d'âme et l'état du corps. Il ne s'agit pas de constituer ici un déterminisme. Juste d'indiquer que le malheur, le vide, la colère, la haine ont tous en commun une extinction de l'énergie et de la volonté. Il me semble évident qu'il existe des liens et qu'en influant sur ces liens, on influe sur l'état mental comme sur l'état physique de l'individu. C'est pourquoi je suis persuadé que nous ne disposons pas d'un corps mais de plusieurs corps qu'il faut nourrir biochimiquement et spirituellement.

La médecine est l'art de guérir. La prévention est l'art de prévenir afin d'éviter le plus grand nombre de maladies possible. C'est une recherche de liberté : être libre de tomber malade le plus tard possible. Le médecin doit soigner et soulager les souffrances. Le médecin doit accompagner le patient qui souffre. Le médecin chargé de la prévention doit avoir la sensibilité et la pédagogie nécessaires pour assurer une prévention efficace et acceptable. Tout ceci doit se faire dans la compassion, dans l'empathie et le respect de chacun. Le médecin doit dépasser l'acte technique et la médecine répondre au défi de la solitude. La médecine préventive doit organiser des liens, des relations et des interactivités qui nourrissent les corps : physique, mental, mnésique, social et spirituel. La prévention ne peut réussir que dans la compréhension de cette vision globale.

Plus encore, nous sommes tous appelés à partager cette vision globale, à la faire nôtre, à la faire vivre et à la faire participer de la construction de notre bonheur.

S'IMPLIQUER ET SE RESPONSABILISER

Pour assurer la liberté dans notre démocratie, il faut apprendre ce qu'est la responsabilisation, ou l'action de rendre responsable. Ce dernier mot, du latin *respondere*, signifie répondre, se porter garant. Est donc responsable celui qui répond de ses actes ou, plus largement, qui se trouve en situation de pouvoir en répondre. Cela m'amène au constat d'une certaine forme d'irresponsabilité dans nos sociétés, à la fois des individus, des organisations, de l'État, des États. Pointer ce constat, c'est établir un diagnostic qui porte sur les raisons d'une crise multiforme dans les démocraties occidentales, notamment en France : crise de « l'État-Providence », des institutions politiques et des institutions traditionnelles comme l'école, crise écologique, crises sanitaires… Le concept de responsabilisation paraît offrir une autre voie possible de gestion de la société au cœur de la recherche de nouveaux modèles de gouvernance et de vivre ensemble.

Lors de travaux de réflexion sur la responsabilisation avec Cécile Falcon, professeure au Conservatoire national supérieur d'art dramatique et normalienne, dans le cadre du *think tank*

« Spinoza » que je préside, nous avons identifié la nécessité d'injecter cette notion partout où cela est possible. C'est donc l'un des ressorts majeurs de la prévention ! Il s'agit de responsabiliser les hommes et les femmes – et les organisations – pour qu'ils adoptent des comportements vertueux aux conséquences positives, et non des actions qui sont susceptibles de porter préjudice à eux-mêmes ou à la communauté.

Responsabiliser suppose de pouvoir agir sur le système de prise de décision. Il s'agit donc de délivrer une information capable de modifier les comportements de celui qui l'entend et d'intervenir dans la prise de décision de cette personne en lui fournissant un paramètre supplémentaire : « Si je me comporte ainsi, cela entraînera telle conséquence. » C'est précisément ce passage de la connaissance à l'action qui est difficile : l'un des exemples les plus caractéristiques est celui du tabac pour lequel chacun sait qu'il a des effets néfastes pour la santé. Pourtant, cette information ne suffit pas pour que quelqu'un arrête de fumer. La connaissance d'un danger, même hautement probable, ne fait pas toujours le poids dans la balance : il y a le plaisir, le phénomène de l'addiction et bien d'autres éléments à prendre en compte. D'une façon générale, de nombreux facteurs peuvent empêcher que les individus ou les organisations aient des comportements « vertueux » : psychologiques, sociaux, économiques, culturels… Il arrive aussi que l'on souhaite changer de comportement sans y parvenir, pour toutes sortes de raisons. Nos décisions ne sont pas toujours rationnelles.

Se pose aussi la question de l'information que l'on reçoit et de sa fiabilité. D'une part, les avis des experts peuvent être contradictoires ; d'autre part, il n'existe pas toujours de certitude scientifique. Pour trouver un emploi, il n'y a pas de lois scientifiques : on peut seulement conseiller une méthode, des actions à accomplir, poser des conditions nécessaires (qui ne seront certainement pas suffisantes par ailleurs). La personne, l'organisation qui cherche à responsabiliser est celle qui est censée disposer de l'information, de la connaissance. Mais qui a la légitimité pour déterminer quelle est la bonne information ? Et comment une instance de responsabilisation est-elle contrôlée ? Car si celle-ci est financée par des acteurs ayant des intérêts économiques dans l'opération, il y a un risque que la communication soit manipulée. Or, comment envisager la responsabilisation en situation d'incertitude ? C'est en tentant de répondre à cette question que le principe de précaution a été adopté, un principe jugé parfois insatisfaisant en raison des effets pervers qu'il semble induire : prudence excessive, frein à la recherche, au développement économique. Par ailleurs, il protège souvent aussi plus celui qui l'applique que celui auquel il s'adresse.

La question de la liberté est au cœur de la définition de la responsabilité. Comme le précisait déjà Aristote dans l'*Éthique à Nicomaque*, ne peut être jugé responsable que celui qui est libre de ses actions et capable d'exercer son libre-arbitre.

Prenez une personne qui abîme sa santé en buvant trop d'alcool. Je pourrais conclure que c'est son choix et me contenter de l'avertir que ce n'est pas bon pour sa santé. Après tout, il est libre d'avoir des conduites à risques, tant que cela ne met pas autrui en danger. De quel droit devrais-je intervenir dans sa vie privée ? N'est-il pas de mon devoir de donner assistance à une personne en danger ? La liberté ne s'arrête-t-elle pas là où commence celle d'autrui ? Si cette personne boit et prend le volant, elle dépasse les limites de sa propre liberté. Celui qui fait le choix de conduire en état d'ivresse serait en mesure de faire valoir son droit d'intempérance. Cela étant, une tierce personne impactée par un accident peut faire valoir son droit à la sécurité. La liberté du premier entrave la liberté du second. Nous n'avons pas que des droits, nous avons aussi des devoirs.

Prenons un exemple extrême : le suicide. Les stoïciens le considéraient comme un acte de liberté, mais on peut aussi penser que celui qui commet cet acte doit au contraire être aidé, voire soigné. Son sentiment de liberté ne pourrait être qu'une apparence. Nos comportements sont-ils toujours l'expression de notre liberté ? Ne sont-ils pas induits par différents effets de groupe ou de mode, sans compter les contraintes économiques, sociales, culturelles, psychologiques… ?

Responsabiliser, c'est agir sur la prise de décision des organisations, donc sur le mode d'organisation de la société, de l'économie, de la politique… Il faut responsabiliser à tous les niveaux, les individus, les organisations, les entreprises, les institutions, les États, les acteurs économiques, sociaux, politiques… Tâche titanesque, impossible ? Nous avons pourtant quelques outils… L'école, par exemple, est censée former des citoyens responsables en leur donnant les moyens d'être indépendants. En plus des connaissances et savoir-faire de base pour être, plus tard, intégré dans la société, elle participe à la diffusion de valeurs morales et éthiques, contribue au développement de l'esprit critique, à l'intégration des principes du vivre ensemble et constitue une expérience de socialisation entre les élèves.

S'il était facile d'être responsable, tout le monde le serait. Pourquoi l'être alors qu'il paraît plus simple de fuir ses responsabilités ? Être responsable demande une certaine forme de courage, donc d'effort : lorsqu'on a mal agi et que l'on redoute la sanction ; lorsqu'on s'est trompé et qu'il faut reconnaître et assumer son erreur... Mais voilà : vouloir être responsable fait partie de notre humanité, de notre dignité.

Dans le domaine de la santé, responsabiliser, c'est œuvrer pour le bien-être des hommes et des femmes. Cela consiste en outre à vouloir faire prendre en compte une certaine idée du bien commun, de l'intérêt général. Se responsabiliser soi-même, c'est aussi responsabiliser les autres. L'exemple le plus représentatif est celui de l'avenir de la planète. Il devient urgent de changer nos comportements pour que nos actions n'en viennent pas à détériorer, voire à détruire le monde, ou en tout cas l'espèce humaine. Cette idée du bien commun se retrouve au niveau politique, économique, social, culturel.

Au niveau individuel, la motivation peut venir de la prise de conscience que l'on agisse dans son propre intérêt, par exemple pour sa santé, ou parce qu'il y a une satisfaction éthique à intégrer l'intérêt général dans ses décisions. Cela peut débuter par une prise en compte de l'avenir de ses propres enfants. Mais malgré ces possibles motivations, il peut y avoir des freins comme l'incapacité à savoir comment s'y prendre. Par ailleurs, certaines personnes sont considérées comme irresponsables juridiquement parce qu'elles n'ont pas les moyens physiques, psychiques, de prendre des décisions, d'agir dans leur propre intérêt ou de prendre en compte celui des autres. D'une manière générale, il faut absolument réussir à sortir de la seule prise en compte du court terme. Le plaisir immédiat d'une cigarette, d'un verre d'alcool ou d'une sucrerie est souvent plus puissant que l'anticipation d'un bien-être physique plus désirable. C'est le paradoxe résumé par la boutade de Woody Allen : « Pour vivre centenaire, il faudrait se priver de tout ce qui donne envie de vivre centenaire. » Difficile d'être raisonnable dans ces conditions !

On retrouve cette logique du court terme à toutes les échelles : pour les entreprises, la logique de rentabilité prime souvent sur toute autre valeur. Les pays émergents valorisent beaucoup plus leur croissance économique que les enjeux environnementaux à cause d'une volonté de rattrapage par rapport aux pays industrialisés et surtout d'amélioration du niveau de vie. Ces objectifs sont considérés comme plus urgents, donc placés au premier plan. Comment intégrer la responsabilité de long terme dans les paramètres de la décision ? Il semble indispensable de créer des incitations, si ce n'est des obligations.

Ainsi, qu'est-ce que responsabiliser ? C'est tout d'abord donner la puissance d'agir de façon responsable. La responsabilisation place l'individu face à son destin. Ses choix, ses comportements vont entraîner des conséquences plus ou moins positives ou négatives sur sa vie et celle des autres. La responsabilisation témoigne d'une grande confiance en l'individu vu comme capable d'agir aussi bien dans sa vie professionnelle que privée. La responsabilisation doit aller de pair avec un « *empowerment* ». On connaît ce phénomène en management : si l'on rend une personne *redevable* sans lui donner les moyens de gérer son activité et d'avoir un pouvoir de décision, elle va se retrouver très démotivée et contre-productive. Responsabiliser, ce n'est pas renvoyer les individus à leur propre responsabilité pour mieux se défaire collectivement de notre propre responsabilité à leur égard.

Au contraire, c'est œuvrer pour une certaine idée du bien commun. C'est faire intégrer le futur dans les paramètres de la décision. Enfin, responsabiliser, c'est (faire) prendre en compte l'autre. Responsabiliser, c'est aussi, peut-être, imaginer un autre modèle de société dans lequel l'État deviendrait une sorte d'arbitre des responsabilités. Si tout le monde était effectivement responsable, que deviendrait l'État ? La responsabilisation est un effort très difficile à faire assumer à un citoyen. Il est effectivement plus aisé de contrôler des individus déresponsabilisés par nombre de divertissements trompeurs qui entravent la faculté de juger. Les instincts primaires se fondent sur des pulsions, là où la responsabilisation impose de la réflexion. Il est aisé pour un individu, et *a fortiori* pour une société, de se détourner de ce principe pourtant impératif pour l'élévation de l'individu, de son environnement et de sa société. Un principe qui trouve ses moyens d'action dès la naissance dans l'éducation parentale et tout le long de la vie.

3
APPRENDRE À MAÎTRISER LES GLISSADES VERS LA MALADIE

« On ne peut guérir la partie sans soigner le tout. On ne doit pas soigner le corps séparément de l'âme et, pour que l'esprit et le corps retrouvent la santé, il faut commencer par soigner l'esprit… Car c'est une erreur fondamentale des médecins d'aujourd'hui : séparer dès l'abord l'âme du corps. »

PLATON

NOUS SOMMES BIEN PLUS QUE NOTRE CORPS PHYSIQUE

Les hommes doivent retrouver de l'harmonie, ce qui nécessite un travail d'introspection. Par exemple, en suivant des principes de vie simples qui pourront, de fait, être enseignés aisément à tous. Ils sont universels puisqu'ils dépassent les frontières culturelles et linguistiques. Ils sont inaltérables et peuvent être transmis entre les générations.

Seul l'équilibre correspond à la bonne santé, et seule l'équivalence entre équilibre et bonne santé peut servir de point de départ dans la quête de bonheur. L'enjeu est alors de favoriser chez les individus tous les processus permettant de revenir à cet équilibre.

Nous sommes bien plus que des corps « physiques ». Celui qui apparaît de la manière la plus évidente est le corps « mental », lui-même composé de trois sous-ensembles : les corps émotionnel, mnésique et social. Il faut aussi compter avec le corps spirituel et projet, et finalement, le corps végétatif, résultat de la synthèse de tous les autres. Tous ces corps cohabitent et tous méritent notre attention. C'est la première condition pour être un bon chef d'entreprise, pour être un sportif de haut niveau, mais aussi plus simplement pour être en forme toute sa vie ou encore pour être heureux…

À chaque époque, l'un ou l'autre de nos « corps » a été valorisé par rapport aux autres. Au XVIIe siècle, l'écrivain et scientifique Bernard Le Bouyer de Fontenelle décrivait l'Homme comme une machine. Ses thèses sont ensuite balayées par la philosophie des Lumières qui met en valeur le « corps mental » et le « corps social » par rapport au « corps physique » ou au « corps végétatif ». Montesquieu, Diderot, Voltaire, Beaumarchais ou Rousseau sont autant de promoteurs d'une raison triomphante de la tyrannie exercée en abusant des lois primitives de la nature. Par la suite, le XIXe siècle rehausse la valeur du « corps émotionnel » et du « corps spirituel » : le romantisme continue de mettre l'accent sur la loi en y ajoutant toutefois la notion d'exception héroïque – c'est-à-dire symbolique – pouvant, elle, les outrepasser. C'est en partie en vertu de cet héroïsme sublimé que Victor Hugo dépeint Jean Valjean dans *Les Misérables* et le condamné à mort dans *Dernier jour d'un condamné*.

À propos de nos corps

Des espaces du corps se dégagent une multitude de définitions. Le rapport de chacun d'entre eux diffère d'un individu à un autre. Je n'établis nul jugement de valeur et je n'insinue aucune supériorité d'un corps ou d'un individu par rapport à un autre. J'affirme simplement l'égale importance de ces corps et la nécessité de les intégrer dans tous les échelons de la société et de la vie, que ce soit dans le cadre d'une consultation médicale ou à une plus grande échelle. Cet effort, en apparence simple, requiert une profonde exigence et la volonté constante de rechercher en soi les outils et les éléments constitutifs de chacun à chaque instant de l'existence.

Nous vivons dans le monde de l'apparence. Dans le monde du verbe « avoir », du paraître, de l'insolence et de la surconsommation. Pour beaucoup, n'existe que le corps « physique » car il est le seul *visible*. Si nos yeux voyaient l'âme des autres plutôt que leur corps, l'idéal de beauté serait tellement différent ! Si l'idée de ces différents corps vous étonne, pensez à Maupassant, qui écrivait en 1885 dans *Lettre d'un fou* : « Si nous avions quelques organes de moins, nous ignorerions d'admirables et singulières choses, mais si nous avions quelques organes de plus, nous découvririons autour de nous une infinité d'autres choses que nous ne soupçonnerons jamais faute de moyens de les constater. »

Ce que nous percevons est limité par nos organes « sensibles » et par ce qui nous constitue dans un environnement donné. Cela amène à considérer deux choses. D'abord, il est évident que certaines choses pourtant bien réelles ne sont pas perçues. Par ailleurs, notre environnement nous permet d'appréhender notre réalité de manière différente. Mais quelle est la différence entre perception et réalité ?

La première est un ensemble de stimuli qui produisent des informations de nature tangible pour un individu. La réalité est l'interprétation de ces informations par l'individu : à situation similaire, un oiseau, un reptile, un arbre et un humain ne vivront pas la même chose. La réalité est donc toujours à la fois multiple et singulière et ne peut constituer une vérité générale ! D'un point de vue scientifique, cela revient à dire – comme Einstein – que tout est relatif. Changer sa façon de voir les choses peut-il suffire à transformer sa réalité ? À mon avis, c'est en tout cas l'étincelle qui démarre le feu du changement, elle constitue une évolution qui ne peut s'arrêter. C'est une première étape, nécessaire, mais pas suffisante. Pour transformer sa réalité, son monde, il faut aller au-delà des perceptions, commencer par nettoyer ses sens, puis les nourrir d'une matière capable de les transformer. Ainsi, on aboutira à une nouvelle représentation, à une autre réalité plus complexe et évoluée. Notre futur à tous, et pour tous.

Quels sont-ils, ces corps qui nous définissent ?

Le corps mental, émotionnel-sensoriel, mnésique et social

Les premiers travaux scientifiques sur les émotions ont émergé avec la théorie de l'évolution de Charles Darwin (*L'Origine des espèces*, 1859, et *La Filiation de l'Homme*, 1871) qui démontre que les êtres vivants évoluent et s'adaptent à leur environnement dans une continuelle lutte pour la survie, d'où une sélection naturelle des espèces les mieux adaptées reposant sur le principe de l'hérédité. Les espèces sont certes en compétition mais elles s'entraident aussi sur la base d'une solidarité mutuelle. Charles Darwin aborde ainsi l'expression des émotions dans le contexte de l'évolution. Celles-ci seraient innées, universelles, adaptatives et permettraient la communication. Quelle que soit l'espèce, les caractéristiques des émotions prévalent. De ce point de vue, elles peuvent être considérées comme l'héritage de nos ancêtres qui ont par le passé été confrontés à de grands défis pour leur survie. Ils nous ont transmis un moyen de « vivre le monde ». En d'autres termes, les émotions nous permettent de faire face aux grands défis de la vie. C'est une poussée d'énergie qui nous permet d'appréhender le monde, de l'intégrer et de nous donner une personnalité.

Le corps émotionnel-sensoriel

De nos jours, le corps émotionnel est malheureusement sous-estimé dans tous les aspects de la vie. Nous manquons cruellement de connaissances en la matière : il préoccupe le corps médical qui n'est pas encore en mesure d'apporter des solutions thérapeutiques valables et pérennes. Je souligne que les organes des sens sont les antennes en mesure de renseigner exhaustivement notre corps émotionnel. Apprendre à entraîner nos organes des sens nous amène à mieux maîtriser nos émotions et à mieux nous défendre.

Jean-Philippe Sanchez, psychologue remarquable, a raison de souligner que « les notions sur le corps émotionnel ne sont absolument pas connues du monde médical et scientifique, seule une poignée de fondamentalistes maîtrisent le sujet[1] ». On sait pourtant aujourd'hui qu'un choix sensé ne peut se passer d'émotions. Notez aussi que la société ne sait pas nourrir le « corps émotionnel ». Nous manquons de visions et d'investissements scientifiques pour y faire face.

Le corps physique est au premier plan et occupe tout l'espace mental disponible. Or, le corps émotionnel, moteur de grands processus d'adaptation, nous permet une meilleure intégration du corps mnésique et du corps social.

Notre représentation du monde serait vide d'expérience si nous n'y intégrions pas notre vécu pragmatique de l'existence. Notre action dépendra donc de nos émotions, mais aussi de nos souvenirs. C'est le corps mnésique. Notre présent est une sorte de synthèse, un pont entre le passé et l'avenir. Souvenons-nous du fameux « *cogito ergo sum* » de Descartes, « je pense donc je suis ». Je suis, car j'ai des souvenirs, pas seulement des émotions, des pensées, ou des processus physiologiques. Notre présent étant déterminé par notre passé et notre futur, nous devons comprendre qui nous sommes ; il est une sorte de synthèse et d'image d'un pont entre le passé et l'avenir.

Les souvenirs constituent le cœur du mental d'un individu, de ce qu'il connaît de lui-même consciemment et inconsciemment. Ils sont chargés d'un sens particulier pour lui, en étroite interaction avec les émotions, perçues et produites dans la région du système limbique du cerveau. D'ailleurs, les émotions interagissent avec la mémoire nous permettant de créer et de produire des souvenirs, mais aussi de les évaluer ou encore d'y accéder.

Le corps mnésique

Nous avons vu que nous vivons d'émotions et de processus physiologiques qui régissent notre mental. En d'autres termes, le vécu nous donne la possibilité de prendre des décisions en fonction de notre expérience singulière et permet le développement du corps social *a posteriori*. Cet aspect du psychisme est, lui aussi, bien peu pris en compte actuellement. Un mot ne suffit pas à décrire le psychisme d'un individu. Il faut qu'il soit appréhendé, notamment par le biais des émotions et des souvenirs.

Le corps social

Difficile d'en faire abstraction, surtout dans nos sociétés contemporaines, mondialisées. Que désigne-t-on sous le nom de corps social ? Deux choses. La première : l'individu, qui est un être social en soi ; la deuxième : la place qu'il occupe dans la société. Cette dissociation courante entre les aspects de la personnalité « sociale » et de la personnalité intrinsèque d'un individu peut aboutir à bien des désordres. De sorte qu'une personne ne se considère plus comme un être à part entière, mais comme un rôle qu'il s'attribue et occupe au sein de la société. Regardez ces gens qui *deviennent* leur travail… Or, un être *n'est pas* la fonction qu'il occupe dans la société. Chacun d'entre nous est un individu à part entière qui s'englobe dans une société et non l'inverse. Loin de faire l'éloge d'une désobéissance civile comme principe du corps social, on peut faire la part des choses, être un individu dans une société et non le contraire !

Le corps social reste lui aussi à développer dans nos cultures et sociétés contemporaines. Il en va également de notre responsabilité, dans une humanité et une société mondialisée, de laisser la part aux cultures et valeurs diverses et variées afin de ne pas aboutir à une censure de la psyché ou du psychisme. Pour cela, il semble important d'éduquer les enfants en ce sens de façon à les guider pour qu'ils deviennent eux-mêmes et se réalisent en tant que tels. Ces questions devraient aussi être prises en compte dans le développement du corps projet, aspect prospectif d'un individu. Encore une fois, nous manquons de ressources humaines et sociales pour faire face à cette épreuve. Nous pourrions largement étoffer et diffuser ces bonnes pratiques de la société comme un guide de survie dans nos sociétés contemporaines.

Le corps projet et spirituel

Le projet d'une vie réalisé par un individu exprime la synthèse d'une vie. Il peut se traduire comme le corps dans son âme et son esprit. Loin de toute considération religieuse, l'âme et l'esprit font l'objet d'études et de réflexions[2] depuis l'Antiquité et sont des tentatives de réponse à la question de la vie par rapport à l'inerte. Définie par Aristote comme un souffle de vie, l'âme est consubstantielle du corps, elle est l'acte premier d'un corps organisé. À la suite de cette définition, nombre de philosophes, d'érudits, de savants et de théologiens se sont penchés sur cette question qui reste aujourd'hui encore en suspens. Le corps spirituel participe à notre identité, à nos contingences – notamment morales. Il oriente son existence en relation avec les questions de mortalité, de reproduction et de transmission. La spiritualité, généralement considérée en opposition à la matérialité, participe de la volonté de transcendance de l'individu, d'évasion de ses propres limites et même de son esprit de conquête, tant sur lui-même que sur son environnement.

Le corps endocrinien et végétatif

Le fonctionnement du corps endocrinien et végétatif est d'une extraordinaire complexité. Sa finesse de fonctionnement sur tous les espaces du corps constitue la synthèse du fonctionnement de tous nos corps (tissus, organes, mental, émotionnel, mnésique, social, spirituel). Le fonctionnement du corps végétatif et/ou endocrinien va organiser l'expression fonctionnelle de tous les organes jusqu'à la pensée et jusqu'à l'immunité. Si vous êtes en mesure de nourrir de façon équilibrée chacun des corps, vous serez en excellente santé, en excellente pensée et en excellente action. Cela sera aussi fragile que le bonheur, mais au moins, vous aurez compris ce qu'est la complexité de l'*âme*. Quand vous vous levez le matin, votre réveil déclenche une cascade de processus : accélération du rythme cardiaque et de la ventilation pulmonaire, accélération du volume d'éjection systolique (le volume de sang que le cœur éjecte à chaque battement), contraction musculaire, augmentation de la sécrétion des sucs digestifs, de la fonction rénale, de la fonction cognitive cérébrale, etc. En bref, le corps végétatif gère toutes les grandes fonctions qui sont inconscientes. C'est l'aspect « machinerie » de notre corps. Le corps végétatif, même s'il fonctionne sans que nous en ayons conscience, est directement lié à tous les corps que j'ai décrits précédemment. Autrement dit, c'est l'expression biochimique de ce que l'on est par ailleurs. Limiter ses sources de stress, ralentir son rythme cardiaque, sa fonction respiratoire… Pour cela, rien de tel que de s'apaiser, lire, faire du yoga, jardiner, écouter de la musique ou encore pratiquer quelques exercices de respiration…

Si chacun des « corps » doit être nourri de manière équilibrée, c'est parce que tous ensemble, en synthèse, ils font réagir le corps végétatif, celui-là même qui fait de vous un être en bonne santé. Vous comprenez bien que le système végétatif n'est pas un corps, mais constitue la synthèse du fonctionnement de tous les corps.

L'amour est un constructeur de bonheur

Tout comme l'eau, l'alimentation équilibrée ou encore l'exercice physique, l'amour, au sens large, est bénéfique pour la santé.

Défini entre autres choses par un comportement d'exaltation fort, l'amour peut ressembler en de nombreux points à la dépendance aux drogues, ces dernières pouvant stimuler les mêmes parties du cerveau. Lors d'un coup de foudre, l'homme ou la femme ressent une poussée de dopamine, une substance chimique qui sert de neurotransmetteur. Tout se passe dans la partie basse du cerveau, une région en forme d'entonnoir qui se nomme l'hypothalamus. Elle rassemble les centres de commandes des grandes fonctions de l'organisme : reproduction, régulation alimentaire, sensation de soif, contrôle du poids et le besoin de sommeil. Elle est traversée par les voies nerveuses du plaisir et de la souffrance, des systèmes qui font et défont le désir.

La neuro-imagerie a pu démontrer que les parties les plus évoluées du cerveau, là où se font les processus cérébraux les plus complexes, s'éveillent de manière dynamique chez les personnes qui sont amoureuses. En parallèle, il a été observé que les régions connues pour être en lien avec la peur ou l'agressivité se désactivent sous l'effet de l'amour. Par ailleurs, ces émotions peuvent même générer des symptômes physiques comme la peur, l'angoisse, des vertiges, voire des palpitations cardiaques.

L'amour va agiter également le système cognitif de l'individu, les aires liées à la motivation et à la récompense, ainsi que celles impliquées dans la cognition sociale, soit la capacité à se socialiser : l'empathie, la bienveillance, la tendresse, la générosité... Ces sentiments sont hautement bénéfiques à la santé mentale et physique. Ils permettent notamment de diminuer le stress, renforcer le système immunitaire mais aussi de prendre confiance en soi, car l'amour valorise et rassure. Il permet de développer un sentiment de sécurité qui incite à la découverte et augmente le désir d'apprendre.

À l'inverse, l'absence d'amour peut parfois amener à s'enfermer dans une mauvaise hygiène de vie, néfaste pour la santé. Cette privation peut ainsi pousser au repli sur soi, à une mauvaise alimentation, un manque d'activité physique et, plus globalement, à un manque d'entrain et de curiosité, générant stress et ennui.

De l'importance de l'empathie

Depuis 1993, le Danemark a fait de l'enseignement de l'empathie aux enfants une de ses priorités : en effet, à l'école, les élèves disposent d'un temps d'échange, d'écoute et de partage avec leurs camarades afin de leur apprendre cette capacité à ressentir les émotions de l'autre, à se mettre à sa place.

Cet enseignement, novateur et rare, est pourtant essentiel : un tiers des élèves dépriment, et c'est directement dû à l'augmentation du narcissisme et au manque d'empathie de plus en plus croissant dans nos sociétés individualistes.

Il serait bon d'en tirer nous-même des enseignements puisque cette méthode semble efficace, le Danemark étant l'un des pays avec la population la plus heureuse au monde (selon le World Happiness Report).

L'ÉQUILIBRE DE TOUS LES CORPS, AUSSI FRAGILE QUE LE BONHEUR

> *« Cette peur de ne pas tout avoir dans la vie, c'est elle justement qui vous fait tout manquer. Elle vous empêche d'atteindre l'essentiel. »*
>
> Etty Hillesum

Des traités de médecine moderne aux textes orientaux, le leitmotiv commun aux pensées des savants, des médecins et des philosophes est que tout dans le corps est une question d'équilibre. En écho à la sagesse ancestrale « *In medio stat virtus* » que l'on peut traduire par « la vertu est éloignée des extrêmes », la réflexion la plus courante dans les légendes et les mythes est que l'excès est, par nature, annonciateur de crises. En partant de ce principe, l'harmonie est une question d'équilibre, un équilibre qui se conçoit tant par rapport à soi-même qu'aux autres et à son environnement. Dès lors, s'y accole la notion de bien-être. Autrement dit, un individu bien dans sa peau, dans sa tête et dans son environnement saura préserver son bien-être et, dès lors, trouver l'harmonie.

Concrètement, comment œuvrer au quotidien à la recherche de cette harmonie ? Dans un premier temps, le travail consiste en un apprentissage de soi. Nul ne peut prétendre se connaître entièrement et l'enjeu d'un tel processus est considérable. Une connaissance la plus complète possible de son anatomie est le meilleur moyen d'apprendre à se prémunir des agressions quelles qu'elles soient et d'atteindre une forme de sagesse.

Nous devons réapprendre à nous aimer, à nous respecter et à nous connaître. Notre devoir d'humains est de nous connaître. Notre devoir de citoyens est de nous reconnaître.

Il faut également tenter de comprendre clairement qui nous sommes, dans quel environnement nous évoluons, les aspérités qui fondent notre unicité. Nous devons ensuite dépasser l'apparence du corps physique pour comprendre la nécessité de nourrir de façon équilibrée les autres espaces du corps : mental, émotionnel, mnésique, spirituel et symbolique. En connaissant ces différents espaces, nous serons en mesure de concrétiser et d'appliquer des valeurs universelles. L'objectif est d'apprendre à *nourrir* chacun de ces corps afin de rester en harmonie le plus longtemps possible au cours de sa vie. Mais quelle sont les nourritures de ces espaces immatériels ?

Pour nourrir le corps physique, vous trouverez quelques pistes à suivre dans la partie qui concerne la sphère alimentaire. Nourrir le corps mental, c'est rester en éveil, désirer apprendre en permanence. N'arrêtez jamais de vous remettre en cause, d'approfondir vos connaissances ou de vous ouvrir à de nouveaux savoirs. Nourrir son corps émotionnel, c'est se plonger dans sa sensibilité, utiliser les organes des sens et apprendre à ressentir pleinement. Écoutez de la musique, nourrissez-vous de sa beauté et de son intensité ! Le corps mnésique, c'est la mémoire de tout ce que l'on vit, des liens que l'on tisse, notre rapport au monde que l'on construit jour après jour. La mémoire travaille de manière insoupçonnée : saviez-vous que la danse est le sport le plus complexe en termes de mémoire ? Danser oblige à une mémoire temporelle, une mémoire des gestes dans l'espace qui est un merveilleux régénérateur des circuits neuronaux. C'est aussi un excellent exercice pour appréhender la mémoire différemment ! Quant aux corps projet, spirituel, social, ils s'abreuvent des liens que l'on tisse, de notre rapport aux autres… Dès lors, vivez avec appétit, bougez, chantez, entourez-vous de personnes joyeuses, prenez plaisir à cuisiner un bon dîner. Apprenez à laisser derrière vous votre lassitude et vos plaintes pour vous tourner vers la vie et ses nombreux délices !

C'est à ce prix que l'on obtient l'harmonie, une forme d'équilibre entre tous les espaces du corps et une stabilité dans tous les aspects de notre vie. L'harmonie, c'est essayer d'être le mieux possible en soi-même et avec les autres. C'est vivre dans l'humilité. Cet effort – complexe – permet d'atteindre l'état de bonne santé et c'est aussi à ce prix que peut être envisagée une recherche véritable du bonheur.

ÉVITER LA GLISSADE VERS LA MALADIE

Notre équilibre est difficile à atteindre. D'abord parce que chacun des corps (mental, physique, émotionnel, mnésique, social…) répond à ses propres équilibres : il arrive parfois que l'un se trouve fragilisé. C'est-à-dire moins nourri, ponctuellement ou durablement. Même si l'on prend soin d'une manière générale de son corps mental, il arrive des moments où l'on n'a pas envie d'apprendre, ni d'être positif… À d'autres moments, c'est notre corps physique qui est à la traîne. On a mal au dos, des courbatures, on se réveille le matin en se sentant fatigué… En plus des déséquilibres des corps entre eux, il existe des souffrances du corps lui-même. Chacun des corps est développé et représenté différemment d'une personne à une autre. Il arrive aussi que, selon les périodes de la vie, on accorde davantage d'espace à l'un ou l'autre.

Une glissade est imperceptible, peut commencer à n'importe quel âge, à 10 ans, 20 ans, comme au-delà de 30 ans. Il est très difficile de revenir de ces glissades. De nos jours, même chez ceux ou celles qui font du sport ou ne fument pas, les troubles vasculaires commencent dès l'âge de 30 ans, beaucoup plus tôt qu'il y a quelques années : le stress et la déstructuration alimentaires en sont la cause. Pour quelqu'un qui est à la recherche de l'équilibre et de la bonne santé en permanence, qui réussit à nourrir ses corps avec parcimonie, prendre soin de sa santé est facile : on arrive à se prémunir, à mieux dormir, à bien manger, à faire du sport, se relâcher, se détendre, lâcher prise… l'organisme restera en harmonie et la glissade sera évitée !

Comment un médecin généraliste pourrait-il appréhender le niveau de fonctionnement de chacun des « corps » durant une consultation d'une vingtaine de minutes ?

Autrefois, les médecins connaissaient les familles en profondeur. Ils voyaient naître les bébés, participaient aux enterrements, soignaient les blessures des enfants… À l'ère de la médecine curative, de telles pratiques n'existent presque plus. Désormais, chaque « corps » a son spécialiste et aucune médecine ne prend la peine d'appréhender la globalité d'une personne. D'où l'intérêt de réhabiliter la médecine interne. Reste que si l'équilibre des corps est toujours fragile, il est possible de sentir lorsque l'on glisse vers la maladie. Certaines glissades commencent par une pente douce qui s'accélère au fil du temps, et cela sur plusieurs mois ou plusieurs années. Et un jour, vous n'êtes plus en train de glisser, mais vous êtes « tombé » malade.

Dès lors, apprenez à lire l'apparition du stress, à décoder les signes du manque de sommeil ou ceux d'une alimentation déséquilibrée. Afin d'éviter des glissades insensibles permanentes, afin d'éviter l'apparition de maladies chroniques, de maladies d'une vie, voici des solutions concrètes pour restaurer votre santé au quotidien. Ces quatre solutions – non exhaustives, je vous le garantis – si vous vous en imprégnez, mieux encore, si vous les appliquez, vous permettront de rester en harmonie et en bonne santé très longtemps. Grâce aux remarquables capacités de réparation de l'organisme quel que soit l'âge, l'application de ces règles des 4S permettra d'éviter les principales maladies. Cette méthode n'a pas la prétention de donner des solutions exhaustives, mais si vous intégrez et appliquez cette manière de vivre, vous éviterez la plupart de vos ennuis de santé. Chacun doit apprendre à mieux respecter sa santé en maîtrisant premièrement sa sphère alimentaire, deuxièmement son sommeil, troisièmement son stress, quatrièmement son sport.

Quel que soit l'âge de la vie, les cellules, tissus et organes se réparent, et c'est un fantastique message d'espoir. On se répare encore à 97 ans. Nous avons tous les 18 mois un nouveau foie, nous avons très régulièrement une nouvelle peau, notre tissu osseux est réparé en permanence, et il en va de même pour notre tissu nerveux et notre tissu immunitaire, ainsi que pour toutes les cellules de notre corps. Après l'âge de 20 ans, nous ne sommes plus en croissance. Nous devons appliquer la règle des 4S afin d'assumer la vie au quotidien et des réparations tissulaires de bonne qualité. Tout cela pour vivre le plus longtemps possible, dans les meilleures conditions possibles. La règle des 4S devra être appliquée avec une grande minutie pour les enfants et les femmes enceintes ; quand l'adulte doit assumer deux fonctions (vivre et se réparer), les enfants et femmes enceintes assument quatre fonctions : vivre, se réparer, grandir et apprendre.

4

PRATIQUER L'ESPRIT DE PRÉVENTION AU QUOTIDIEN : LA RÈGLE DES 4S

Nous sommes ce que nous mangeons à la molécule près ; cet axiome sert de base aux connaissances en nutrition humaine. Cela peut vous surprendre mais c'est le même principe pour les animaux et pour les plantes. Si vous respirez de l'air de qualité, si vous buvez de l'eau de qualité, si vous mangez le troisième élément qui est essentiel à la vie, c'est-à-dire du *bon gras*, je puis vous dire, déjà, qu'en vous appliquant sur ces trois points, vous assurerez 50 % de votre santé.

Les anciens, en utilisant des produits du terroir dans la préparation de leurs repas, avaient empiriquement et sur un *continuum* d'observations transmises de génération en génération établi les règles d'une alimentation répondant à leurs besoins sans excès ni carences exagérées.

Ainsi s'établissait progressivement une véritable science des aliments sans que ses responsables aient conscience de la valeur scientifique et physiologique de leurs découvertes culinaires.

Sur le plan alimentaire aussi l'identité culturelle permet une amélioration de la qualité de notre survie. Le phénomène est universel. Qu'il s'agisse des civilisations judéo-chrétienne, islamique, hindouiste et, plus généralement, asiatique, mongole, slave, tous les habitants de notre planète, qu'ils tirent leurs ressources alimentaires de la terre, dc l'eau des rivières ou de la mer, trouvaient dans les mets qu'ils accommodaient les éléments nutritionnels assurant leur survie. Les matières premières végétales et animales constituaient la base d'une alimentation équilibrée.

À titre d'exemple, il y a moins d'un siècle, environ deux cents produits différents composaient « la matière première alimentaire de base » de l'humanité. Nous les retrouvons dans la confection de plats aussi dissemblables que le couscous, le petit salé aux lentilles, les mets asiatiques, la paella, les spaghettis bolognaise, le chili con carne, la soupe au pistou, la poule au pot et le navarin d'agneau.

Depuis des millénaires, tous ces plats traditionnels issus de cultures différentes avaient, et ont toujours, un point commun : l'apport d'une variété de nutriments constructeurs et réparateurs de nos outils cellulaires. En outre, par leur variété et leurs qualités intrinsèques, ces nutriments se complétaient physiologiquement ; cette complémentarité fournissant aux cellules de l'organisme les éléments de renouvellement indispensables à l'économie métabolique.

Depuis 1918, les circonstances et les diverses péripéties géopolitiques ont provoqué un bouleversement complet de ces habitudes ancestrales. La nourriture est de moins en moins variée et les mets ancestraux sont négligés au profit d'une alimentation déstructurante.

Sans aborder l'examen des raisons socio-économiques de ce choix imposé indirectement à nos contemporains par les réseaux hiérarchisés anglo-saxons, nous sommes forcés de constater qu'il marque une rupture culturelle totale avec ce que l'on peut appeler le bon sens alimentaire d'hier, garant du maintien de l'équilibre sanitaire de l'espèce.

Il ne s'agit pas de se nourrir, ni de vivre comme aux siècles passés, mais plus raisonnablement de s'adapter aux conditions de vie actuelles en les rendant optimales sur le plan de l'équilibre nutritionnel.

De nos jours, le consommateur peu au fait des nécessités nutritionnelles se voit offrir dans les grandes surfaces 80 000 références alimentaires, véritable labyrinthe « physio-nutritionnel », dont il ignore tout.

Peut-être est-il temps de proposer un fil d'Ariane à tous ceux qui souhaitent trouver l'issue de ce labyrinthe qui débouchera, enfin, sur une alimentation raisonnable… et raisonnée !

5

PREMIÈRE RÈGLE : MAÎTRISER SA SPHÈRE ALIMENTAIRE

LES PRÉREQUIS À APPLIQUER POUR RÉUSSIR SA VIE ALIMENTAIRE

Savoir respecter l'agriculture

Un pays ne maîtrisant pas parfaitement son alimentation ne peut espérer obtenir et défendre sa souveraineté et donc être en mesure de répondre aux défis de notre temps. Dans un contexte d'accroissement mondial de la population, la question agroalimentaire est non seulement stratégique mais vitale pour la nation et son futur.

On a souvent tendance à sous-estimer l'importance de l'agriculture en France. Notre pays ne peut fonctionner sans une agriculture viable économiquement et responsable. Sans exagérer, notre démocratie, nos institutions, notre État, notre survie tout entière dépendent largement de notre agriculture. La défense de la paysannerie, des territoires et des terroirs n'est à cet égard rien de moins que la défense des fondations les plus solides de notre nation, de son histoire, de sa culture et de son futur.

L'agriculture française est équivalente, en volume, à l'agriculture britannique et espagnole réunies et représente environ 17 % de la production agricole européenne. Pourtant, en dépit de son poids, la part de marché mondial de l'agriculture française est en chute libre depuis les années 1990, passant de 8 % à 4 % tandis que la concurrence internationale s'accroît sur le territoire national. 46 % des fruits et légumes, près de 40 % de la volaille et près de 30 % du porc sont issus de l'importation, ce qui entraîne de graves conséquences tant sur les plans économique, écologique, sanitaire que stratégique et de souveraineté.

La montée en puissance des importations due en grande partie à des coûts de production moindres – y compris chez nos partenaires européens – implique une perte d'indépendance alimentaire, suppose une concurrence avec nos propres agriculteurs. D'où une baisse d'activité qui se traduit soit par des pertes d'emplois, soit par une baisse du prix des productions répercutée sur les agriculteurs qui, dès lors, vivent bien souvent en dessous du niveau de pauvreté. De fait, chose hautement paradoxale et honteuse, la France est un pays où l'agriculture ne permet plus aux agriculteurs de vivre dignement, alors que ces derniers nous donnent la possibilité de nous nourrir avec l'une des meilleures productions mondiales en ce qui concerne sa qualité. Par ailleurs, nous oublions que la production agricole française constitue notre première armée : en effet, notre première sécurité alimentaire, c'est d'être en mesure de produire des aliments pour notre nation afin de garantir nos approvisionnements, de rester libres sans dépendre d'un tiers.

Paradoxe encore, en dépit des coûts de transport et, parfois, des droits de douane, il revient souvent moins cher d'importer des produits venus d'autres continents plutôt que de privilégier les terroirs et l'agriculture locale. Malgré tous les efforts des filières pour renforcer la traçabilité, réduire les impacts environnementaux et maîtriser l'ensemble des chaînes alimentaires (notamment par la suppression des intrants chimiques), ces démarches ne sont pas valorisées.

Face à cette menace et, osons le dire, à cette concurrence déloyale sur l'agriculture française, les distributeurs s'engagent. Par exemple, dans les grandes et moyennes surfaces (GMS), l'essentiel de la viande bovine vendue est française, voire locale ou régionale, comme le fait brillement depuis 1996 Vincent Picq, dont le groupe distribue uniquement de la viande bovine d'origine franc-comtoise et bourguignonne, et qui a constitué, sur ce territoire, une des meilleures productions européennes en ce qui concerne la qualité. Un long travail de sensibilisation et de promotion de l'agriculture française s'est engagé dans les différentes enseignes, notamment par les créations de marques qui viennent en supplément des labels existants comme les appellations d'origine protégée (AOP), les appellations d'origine contrôlée (AOC) et les indications géographiques protégées (IGP). Cependant, pour des raisons budgétaires, ces tentatives de défense de l'agriculture ne sont pas respectées dans les restaurations collectives, notamment les restaurants scolaires.

Si la loi EGalim du 2 octobre 2018 prévoit que 50 % de produits durables ou sous signes d'origine et de qualité (dont produits bio) doivent être distribués dans la restauration collective publique à partir du 1er janvier 2022[1], les normes dont il est question sont européennes et ne prennent pas en compte l'agriculture locale. De fait, la loi ouvre les portes à tous les produits répondant aux critères de qualité européens sans préférence pour l'agriculture locale. Par voie de conséquence, des produits respectant les cahiers des charges et dont les coûts de production sont moindres – comme en Bulgarie ou en Ukraine – sont favorisés par rapport aux produits locaux, particulièrement dans la restauration collective où les capacités budgétaires sont limitées, à cause de l'absence d'une vision globale.

Le manque de compétitivité de l'agriculture française est un sujet complexe où les enjeux sont aussi divers que les intérêts des uns et des autres. Il faut dire qu'un pays dont l'agriculture dépend massivement de ses importations et qui ne fait pas preuve de protectionnisme stratégique est particulièrement vulnérable. La perte de compétitivité de l'agriculture française a pour conséquence une perte de croissance, un risque d'arrêt des sources d'approvisionnement et une perte de souveraineté. En résumé, la souveraineté passe par deux aspects : la disponibilité des matières premières ainsi que le contrôle de l'ensemble des filières depuis la ressource jusqu'à sa consommation.

L'aspect culturel de l'agriculture est tout aussi important et fait partie intégrante de la logique de la prévention dans le bassin de vie. Une agriculture dessine un territoire. La manière de concevoir l'agriculture est la résultante d'une exploitation longue, souvent séculaire, d'une topographie, d'un espace et de ses spécificités. Le non-respect de cette identité, la massification de la production ou la transformation trop rapide d'un territoire au détriment d'un savoir traditionnel et du respect des équilibres existants peuvent détruire un territoire et, dans une certaine mesure, le rendre impropre à l'agriculture. La prévention suppose une connaissance approfondie de l'histoire d'une région pour mieux l'optimiser sans la dénaturer.

Il faut ici avoir un regard à la fois stratégique et humain, et considérer que le développement durable ne devient véritablement durable que par ses trois dimensions : écologique, économique et sociale.

Parallèlement, une fois cette souveraineté alimentaire obtenue, l'enjeu est de développer la logique de prévention tant chez les producteurs et leurs produits que dans les habitudes de consommation.

Première étape : définir le fait que chaque produit a un sens et participe à l'action culturelle d'un terroir. Si chacun a dans l'esprit que le territoire agricole possède une valeur culturelle, alors la production agricole devient un lieu majeur de citoyenneté. Il s'agit dès lors d'un acte politique de défense et de préservation du patrimoine agricole national.

Seconde étape : faire comprendre qu'un aliment doit répondre aux besoins de l'humain. Le contrôle effectif d'une filière agricole suppose alors la défense d'une logique de prévention chez tous les consommateurs de ladite filière. Ainsi, par exemple, il est fondamental que tous les acteurs de la filière œuf aient conscience que le produit œuf, issu d'un territoire, participe à la définition de ce territoire, à son identité et à sa culture. Grâce à leur production d'œufs, ils agissent tous pour les besoins de l'humain et de l'environnement. Leur intérêt économique est donc de produire des aliments de qualité. De surcroît, c'est un acte de civisme que de produire pour les besoins de l'humain.

En 2017, à l'Académie des sciences morales et politiques, j'ai eu l'occasion de présenter la vision de l'agriculture en France pour 2035. Tout est une question de responsabilisation et d'éducation. Il est grand temps qu'émerge chez nos enfants l'envie de se faire plaisir en mangeant des produits sains grâce à une agriculture respectueuse de la faune, de la flore, de l'environnement et de l'Homme. Afin d'atteindre ces objectifs, les familles doivent s'impliquer dans ce processus dès la naissance de leurs enfants. Par ailleurs, l'Éducation nationale peut mettre en place une formation. Les enfants apprennent bien à lire, à écrire et à compter. Pourquoi n'apprendraient-ils pas la grammaire de l'équilibre alimentaire, celle de la science des aliments et de la production agricole ?

Permettez que j'exprime mon désarroi. Voilà plusieurs décennies que je travaille sur les questions agroalimentaires, en ayant expertisé sur le terrain 105 filières de ce secteur. Pour chaque filière, j'ai expertisé une production classique – raisonnée – bio – biodynamique. Cela m'a permis de réaliser une petite agence de notation des valeurs de chaque technique de production. J'ai eu l'honneur de fréquenter les cabinets ministériels, les ors de la République et les alcôves de l'Union européenne. En 1987, j'ai été nommé secrétaire général du Comité santé de l'Institut du cœur sous l'égide du professeur Christian Cabrol. Plus de trente ans d'expérience à ses côtés m'ont permis de constater à chaque instant que c'était un homme extraordinaire. En 1997, alors qu'il était député européen et président du Conseil national de l'alimentation, il m'a confié la mission d'expertiser la restauration scolaire et d'en tirer des conclusions. Depuis lors, tous les ans, je fais bénévolement ce travail et mon analyse est claire. En dépit des évolutions parfois constructives, je me dois de tirer la sonnette d'alarme.

Oui, l'apparition du bio dans les restaurants scolaires est une bonne chose. Oui, l'équilibre entre les aliments est globalement respecté et les menus scolaires sont l'objet d'une surveillance qui, si elle est parfois légèrement laxiste, reste globalement satisfaisante. Oui, la généralisation des menus végétariens constitue une avancée, surtout compte tenu de l'épidémie d'obésité qui touche nos enfants et nos adolescents. Oui, le menu de nos enfants est globalement meilleur que celui de nombreux pays où sodas et aliments sucrés n'ont pas été bannis des cantines.

Oui, tout cela constitue des avancées mais pourquoi alors ne pas continuer la logique jusqu'à son terme ? Pourquoi s'obstiner dans des lubies alors que les solutions sont littéralement sous notre nez ? Je veux parler de cela ici parce qu'il s'agit d'un scandale. Nous avons en France l'une des agricultures les plus performantes et les plus durables du monde et au lieu de nous en servir pour apprendre à nos enfants à la respecter et à l'aimer, au lieu de pratiquer notre agriculture dans nos écoles, au lieu de la valoriser en tout moment comme nous devrions le faire, les labels régionaux saisonniers ne sont pas admis dans les restaurations scolaires. Depuis 2012 où j'ai été nommé responsable agroalimentaire du Collège culinaire de France, j'ai sillonné notre pays et j'ai rencontré beaucoup de producteurs étoilés. Globalement, tous respectent les normes, les régulations, les lois, les quotas qui leur sont fixés par les différentes instances gouvernementales. Que l'on réponde à ma question : si d'un côté, un agriculteur est capable de répondre aux normes les plus drastiques du monde en termes de protection sanitaire, pourquoi ne serait-il pas capable de nourrir ses propres enfants ? Il y a là une absurdité et une hypocrisie que je refuse de taire. Pour des questions budgétaires, on ne priorise pas nos agriculteurs dans le choix des aliments pour nos enfants. Pire, en allant chercher ailleurs, on ne respecte pas la saisonnalité et on ne l'inculque pas dans nos écoles et nos collèges. C'est un scandale, indigne d'un pays agricole comme le nôtre et un clou supplémentaire dans le cercueil de notre culture nationale, sans compter la perte en matière de valeur gustative pour les enfants, ce qui nuit, de fait, à leur apprentissage du goût.

Je veux mettre en corrélation ce point avec le suivant : l'alimentation dans nos hôpitaux. Il est de notoriété publique que la nourriture d'hôpital est généralement infâme ou, avec un peu de chance, insipide. Les problèmes liés à l'alimentation hospitalière, avec pour conséquence le risque de dénutrition lié au séjour, sont documentés et connus de très longue date.

La familiarité de la population vis-à-vis de l'hôpital, malheureusement augmentée par l'actuelle pandémie, la conforte dans son instinct. Le fait de mal manger à l'hôpital semble relever d'une sorte de vérité générale, d'une fatalité intégrée de tous, y compris des personnes n'y ayant jamais séjourné. Les plateaux repas hospitaliers proposent en effet l'immense majorité du temps des matières premières bas de gamme, mal cuisinées, peu ragoûtantes. Durant une hospitalisation, les principales aspirations d'un patient sont la guérison et le retour à sa vie d'avant. Rappelons seulement que le développement d'une dénutrition au cours d'une maladie quelle qu'elle soit en affecte le pronostic de façon majeure. Cet état de faiblesse accru par la dénutrition retardera, au mieux, le rétablissement des patients et donc allongera la durée d'hospitalisation, mais il peut aussi, et il faut en être conscient, augmenter les complications et la mortalité.

La faible qualité de l'offre alimentaire pourrait s'expliquer dans un premier temps par des prix d'achat dramatiquement bas. Cependant, personne ne prend en compte l'immense gaspillage alimentaire que cette médiocrité culinaire génère et qui constitue d'ores et déjà une véritable piste de travail. Selon le rapport du 4 juillet 2017 du Comité national de l'alimentation (CNA), il s'agit du plus gros gaspillage alimentaire enregistré dans la restauration collective.

Par ailleurs, l'extrême complexité de la production de l'alimentation hospitalière la rend coûteuse. En cause, une logistique compliquée tout d'abord mais aussi l'habitude de décliner des menus adaptés, souvent bien trop spécifiques, et sans forcément de réelles justifications scientifiques ou médicales. Une simplification rigoureuse apparaît indispensable afin d'optimiser ces coûts et d'aller vers une offre alimentaire plus qualitative.

Les pouvoirs publics ont un rôle majeur à tenir concernant la place à donner à l'alimentation en milieu hospitalier. La revaloriser est un défi de santé publique qui permettra de réduire les temps d'hospitalisation des patients et d'améliorer significativement leurs chances de guérison tout en permettant de lutter contre un gaspillage alimentaire absolument aberrant.

Pour être clair, la nourriture en hôpital fait honte à la nation dans son ensemble, depuis le personnel politique jusqu'à la recherche médicale. Il y a trente ans, les Inconnus faisaient déjà des sketches sur l'hôpital public et, parfois, je me demande si nous avons réellement avancé depuis lors. Nous n'avons pas compris que le seul endroit où l'on devrait obligatoirement manger culturel, culinaire, saisonnier, avec du goût et de la qualité est l'hôpital. Nous avons cinquante ans de retard sur ce sujet et, malgré les alertes régulières, dont ce texte n'est qu'une énième émanation, les réponses ne sont pas là. Quand comprendrons-nous que bien manger est synonyme de bonne santé ? Quand comprendrons-nous que la nourriture à l'hôpital a aggravé des maladies et a entraîné des morts ? Combien de vieillards dénutris et agonisants faudra-t-il pour que nous le comprenions ? D'enfants carencés à vie pour que nous l'entendions ? Il faut faire quelque chose. L'agriculture est une solution. La plus simple et la plus évidente. Ce ne doit *jamais* plus être une variable d'ajustement.

Savoir jardiner

Deux hommes m'ont appris l'immense valeur de savoir jardiner : mon grand-père et Patrick Mioulane, un des plus grands jardiniers du monde. Homme ou femme, en ville ou à la campagne, près de 63 % d'entre nous disposons d'un espace vert, et près de 7 Français sur 10 déclarent prendre plaisir à entretenir un jardin selon une enquête Unep-Ifop de 2019[2]. Parmi les raisons qui poussent les jardiniers en herbe à s'activer ainsi en extérieur, l'alimentation arrive en bonne place, puisque près des trois quarts des moins de 35 ans annoncent jardiner pour mieux manger. D'une manière générale, jardiner motive les plus jeunes. La prise de conscience des enjeux environnementaux, le Grenelle de l'environnement, la COP21 ou encore l'interdiction de vente de produits phytosanitaires aux particuliers sont autant de marqueurs qui ont influé sur la place du jardin dans la vie des Français. Parmi les premiers gestes qu'ils seraient prêts à faire pour préserver la biodiversité, 95 % des interrogés évoquent l'utilisation de produits respectueux de l'environnement.

Disposer d'un jardin devient donc un acte quasi militant permettant d'œuvrer à son échelle à la protection de la planète et donne les moyens de créer des liens sociaux.

Pour accompagner ces nouvelles tendances, pourquoi ne pas multiplier les programmes à l'école, dans les villes ou les milieux ruraux, au travers d'ateliers éducatifs où des personnes âgées pourraient transmettre leur savoir à des enfants ? Ces ateliers existent déjà, ils mériteraient d'être généralisés. Cette sensibilisation est nécessaire afin de pérenniser auprès des jeunes générations certaines valeurs : protéger sa santé par la pratique d'une activité physique et par une alimentation plus riche en fruits et légumes, préserver l'environnement avec des pratiques écologiques, ou encore transmettre les traditions et le patrimoine entre les générations. Au-delà d'un concept à la mode, le jardinage devrait être relancé avec une connotation beaucoup moins futile que celle qu'elle possédait jusqu'à présent, en s'appuyant notamment sur la préoccupation actuelle majeure des Français : la préservation de leur santé. De nombreux arguments plaident en faveur de cette activité, en voici quelques-uns.

Jardiner, c'est faire de l'exercice

Dans les pays européens et en Amérique du Nord, plus de 40 % du temps libre des adultes se passe devant la télévision. On imagine bien comment cette habitude favorise le grignotage et contribue à amplifier les problèmes d'obésité. À l'inverse, le jardinage est une activité physique dont la dépense énergétique est comparable à celle de la pratique d'un sport « doux ». Stimulé de façon soutenue, répétitive et sans à-coups, le système musculaire conserve son tonus et toutes ses capacités. Une dizaine de minutes de jardinage « léger » à un rythme tranquille (entretien, taille, ratissage) permet de « brûler » 30 kcal, soit 20 % de plus que le travail de bureau et le triple de la relaxation devant la télé… Continuez sur toute une matinée de jardinage pour une perte moyenne de 1 000 kcal, ce qui est comparable à 2 h 45 de marche soutenue (à 7 km/h) ou 1 h 50 de jogging à 9 km/h de moyenne.

Au jardin, on travaille d'abord sa souplesse ! En effet, à tout instant on se penche, on s'étire, on plie les genoux pour se trouver au plus près des végétaux. Pratiqués dans de bonnes conditions (sans tirer sur les ligaments), ces mouvements entraînent une détente musculaire et une meilleure mobilité des articulations. Tout cela agit sur la flexibilité du corps, contribue à une plus grande aisance dans les mouvements et à une sensation de dynamique accrue. Grâce à ces étirements et ces assouplissements, les tâches du jardinage préviennent la rigidité musculaire, les courbatures et les blessures. Jardiner, c'est aussi travailler sa dextérité car, en utilisant des outils variés pour des tâches qui demandent une grande précision, le jardinage entretient la finesse du toucher, l'exactitude du geste, la rigueur du mouvement et la détermination dans l'action.

Les travaux de jardinage exigent une bonne coordination des mouvements. Un beau travail du proprioceptif et encore plus profitable pour les personnes au-delà de 60 ans.

Bêcher, mélanger le compost, creuser, débroussailler, tronçonner, transporter du bois, déplacer des pots… La force physique est elle aussi mise à l'épreuve. Le sécateur constitue un exercice de contraction de la main aussi efficace que les mouvements de pression sur une balle souple conseillés pour muscler la main et l'avant-bras. Dans le domaine de la tonte, des actions comme mettre en place le sac à herbe, le décrocher lorsqu'il est plein, le soulever, le porter jusqu'au lieu de compostage, secouer pour le vider, constituent une activité physique non négligeable. On estime que le jardinier déplacera entre 100 et 600 kg au cours d'une séance de tonte ! Le bêchage s'apparente carrément à une activité sportive : pour retourner 10 m^2, il faut environ 350 coups de bêche qui, à chaque fois, font soulever 3 à 5 kg de terre, soit entre 1 050 et 1 750 kg manipulés !

Jardiner, c'est aussi travailler son endurance. La tonte s'apparente à une marche à cadence soutenue, doublée de diverses actions intéressantes sur le plan dynamique. D'abord parce qu'en tondant, la marche n'est pas aussi linéaire que lors d'une promenade : il faut contourner les obstacles naturels que sont les arbres, les massifs et les haies. De nombreux mouvements de traction sont nécessaires pour reculer, car très rares sont les tondeuses munies d'une vitesse arrière. On peut également prendre en compte toutes les actions nécessaires à l'exécution de la tâche : par exemple, on réalise un effort bref mais tonique à chaque fois que l'on tire sur la corde du lanceur pour démarrer le moteur.

Les techniques de plantation doivent aussi être considérées comme un véritable exercice physique : ces travaux sollicitent le corps de manière intense. Creuser un trou met en œuvre des mouvements complexes qui font travailler les cuisses, la ceinture lombaire, les épaules et les bras. Le déplacement et le dépotage des arbustes en motte s'apparentent à des mouvements réalisés avec de petits haltères. L'action de tailler peut paraître anodine à ceux qui s'imaginent qu'il s'agit de couper, ici et là, quelques jeunes rameaux un peu trop entreprenants… Même ainsi, cela n'en est pas moins une opération qui développe la concentration par l'attention qu'elle demande. Mais il suffit que le geste de pression des doigts sur les branches du sécateur se répète des centaines de fois pour que tailler fasse figure de véritable exercice. C'est ce qui se produit couramment lorsque vous taillez un arbre fruitier.

Jardiner, allier l'utile à l'agréable

Le jardinage présente l'avantage de donner des résultats : on récolte les fruits de son labeur, au sens propre comme au sens figuré. L'objectif premier du jardinier est souvent d'embellir l'environnement en découvrant le monde végétal. Pour d'autres, la réjouissance viendra de la production de fruits et de légumes frais. Quoi qu'il en soit, l'aspect « sportif » des tâches qu'exigent la création et l'entretien d'un jardin est mis entre parenthèses – il s'effectue de façon inconsciente. C'est ainsi que vous pouvez entretenir et développer vos capacités physiques simplement en cultivant votre jardin. En pratiquant ces activités sans pression ni contrainte, vous allez obtenir d'excellents résultats pour vous… et pour le jardin.

Le potager permet de se procurer des fruits et légumes frais et d'en augmenter sa consommation. Il offre le plaisir de découvrir de nouvelles saveurs – il est possible de cultiver tellement de légumes, plantes aromatiques, fleurs comestibles et fruits que l'on ne trouve pas dans le commerce ! Enfin, celui qui cultive lui-même ses fruits et légumes exerce un meilleur contrôle sur la qualité des produits qu'il consomme.

L'espace à la fois esthétique, ludique et accueillant du jardin crée un effet dynamique sur le corps et sur l'esprit. Dans un environnement végétal, on se sent mieux, plus actif. Déstressante, cette activité de plein air agit favorablement sur le moral et permet par ailleurs une valorisation de soi au travers de résultats concrets. En plus de cela, c'est un loisir familial, agréable à partager avec ses proches et qui permet aux aînés de transmettre leur savoir aux plus jeunes. C'est aussi l'occasion de fraterniser avec le voisinage, de partager ses expériences et ses récoltes, et par conséquent de jouer un rôle phare dans la vie locale. Le jardinier qui n'est pas soucieux de productivité ni de rentabilité peut aisément mettre en œuvre les pratiques respectueuses de l'environnement ; il contribue notamment à diminuer la production de déchets domestiques grâce au compostage.

Jardiner, c'est éviter les maladies

Associer jardin et thérapie est un concept séculaire. Si les premiers jardins ont d'abord été vivriers (potager et verger), ils ont, dès l'Égypte ancienne et la Rome antique, puis au Moyen Âge, été consacrés aux plantes médicinales. Après avoir été passablement oublié, le concept du jardin thérapeutique est fortement revalorisé de nos jours.

Un jardin thérapeutique est conçu dans le but de favoriser la marche ainsi que divers exercices physiques et kinésithérapeutiques jouant un rôle de prévention des maladies cardiovasculaires, pulmonaires et psychiatriques. Aux États-Unis, 300 hôpitaux ont développé un jardin à but thérapeutique, bénéfique tant sur le plan physique que psychique. Il en existe aussi en France par exemple à l'hôpital psychiatrique Saint-Jean de Dieu à Lyon ou à Montargis. La Fondation Dexia en a créé à Albi, Dordives, La Ferté-Bernard et Wattrelos. La Fondation Claude Pompidou en a ouvert un à Arles début 2006.

Un jardin « d'hortithérapie » a été réalisé à Valenciennes sur 15 000 m^2 par l'association les « Jardiniers de France » avec pour but de permettre de rendre leur autonomie à des handicapés.

Jardiner, c'est un concentré de bienfaits. Pratiqué en plein air, le jardinage donne bonne mine car il tonifie la peau et permet de prendre de belles couleurs. Il y a peu de risques d'exposition inconsidérée du corps au soleil, car étant en permanence en mouvement, il n'est pas soumis à un rayonnement intense et constant. Dans un jardin au tracé réussi, zones d'ombre et de lumière sont présentes dans une harmonie subtile, ce qui permet de s'abriter. Jardiner favorise la reconquête d'un sommeil réparateur, car l'activité physique stimule la glande pinéale qui produit la mélatonine, hormone régulant notre rythme biologique.

L'activité physique fait partie de l'hygiène de vie. Le jardinage génère un regain d'énergie et de vigueur. Lorsque sa pratique est associée à une consommation régulière de fruits et de légumes, on enregistre une nette diminution des risques de maladies graves (infarctus, athérosclérose, diabète, etc.). La pratique régulière du jardinage permet une diminution progressive de la surcharge pondérale et une amélioration du rythme cardiaque, d'où un rééquilibrage de la tension artérielle, une réduction du taux de cholestérol et donc un meilleur état de santé général.

Savez-vous que jardiner réduit le risque d'arthrose ? Maladie dégénérative qui affecte les cartilages des articulations, l'arthrose sévit surtout au niveau des genoux, des doigts, de la hanche et du dos. C'est une affection chronique qui, au niveau mondial, touche 10 % des hommes et 18 % des femmes âgés de plus de 60 ans. En développant la masse musculaire et en renforçant l'ossature, la pratique du jardinage (léger) prévient l'arthrose et la polyarthrite rhumatoïde. L'utilisation d'outils ergonomiques ou à effet démultiplicateur de force est vivement conseillé chez les personnes souffrant d'arthrose et de rhumatismes.

Autre bienfait du jardinage : son action anti-cancer. En Hollande, une étude menée par l'université de Maastricht[3] a conclu qu'une activité physique régulière comme le jardinage diminue les risques de cancer du sein. Elle concernait 62 537 femmes âgées de 55 à 69 ans. Les conclusions de l'étude précédente ont été confirmées aux États-Unis par l'American Cancer Society. En tant qu'activité physique régulière, le jardinage stimule la digestion et accélère le temps de transit, ce qui entraîne un effet préventif sur le cancer du côlon. Divers travaux épidémiologiques[4] ont démontré le rôle prépondérant de la nature de l'alimentation dans le développement des cancers. Tous ces travaux ont mis en évidence un effet protecteur des fruits et des légumes en raison de leur contenance en micronutriments. Leur consommation régulière joue donc un rôle préventif non négligeable.

Le jardinage est également un allié dans la protection cardiovasculaire et ce pour plusieurs raisons. Des études[5] rapportent la relation entre la consommation de fruits et de légumes pris dans leur globalité et la survenue d'accidents vasculaires cérébraux et coronaires. Les résultats montrent une diminution du risque d'accident vasculaire cérébral de 26 % et une diminution du risque de cardiopathie de 17 % chez les personnes qui consomment 5 portions de fruits et légumes par jour par rapport à ceux qui en consomment moins de 3. Par ailleurs, la pratique régulière du jardinage en tant qu'activité physique est également bénéfique pour le cœur. Une étude[6] concernant 7 735 hommes âgés de 40 à 59 ans suivis durant huit ans a démontré que toute activité physique, même modérée comme le jardinage, est une protection cardiovasculaire en diminuant les risques de survenue de cardiopathies ischémiques. De plus, ce risque diminue significativement avec l'augmentation de l'activité physique.

Jardiner, c'est aussi moins d'ostéoporose ! Cette maladie est caractérisée par une détérioration du tissu osseux qui provoque une déminéralisation du squelette, dont la fragilité est augmentée (risques de fractures). Elle touche pratiquement une femme sur quatre et un homme sur huit de plus de 50 ans. 50 % des femmes de plus de 70 ans en souffrent.

L'activité physique provoquant le ralentissement de la perte des minéraux osseux, elle entraîne une moindre sensibilité à l'ostéoporose. Au Canada, on a démontré que la pratique régulière du jardinage réduisait les risques de cette maladie car le corps se trouve tonifié. En exposant le corps au soleil, le jardinage favorise également le métabolisme de la vitamine D dont la carence, fréquente chez les personnes qui ne sortent pas, génère entre autres une fragilité osseuse.

Aucune étude scientifique n'a encore été conduite démontrant l'efficacité du traitement de l'ostéoporose par les plantes, mais les fruits et les légumes riches en vitamine C augmentent le pouvoir alcalinisant des aliments. Leur consommation régulière est donc fortement recommandée dans la prévention de l'ostéoporose.

En France, près de 40 % des personnes âgées pratiquent le jardinage, ce qui leur permet de vivre de façon autonome jusqu'à un âge avancé. Aux États-Unis, des recherches ont prouvé que le déclin des fonctions musculaires et du squelette dus au vieillissement pouvait sensiblement diminuer par la pratique des activités dites « douces ». Des résultats identiques ont été publiés en 2004 en Angleterre. En effet, le déclin des fonctions musculosquelettiques dû au vieillissement est ralenti par l'activité physique régulière que représente le jardinage. Finalement, la pratique d'au moins quatre heures de jardinage par semaine a montré statistiquement une réduction de la mortalité dans la population observée. Et si le jardinage permettait tout simplement de vivre plus vieux et en meilleure santé ?

D'ailleurs, on peut citer Gérard Mulliez, fondateur notamment d'Auchan : « Le jardinage est un lien social qui va aider chacun d'entre nous à comprendre l'environnement, à mieux respecter le monde agricole, et respecter les métiers de la fourche à la fourchette. » Et en tant que médecin, j'ajouterais : « Grâce au jardinage, nous allons comprendre que nous sommes ce que nous mangeons, à la molécule près : de la fourche aux neurones. »

Un remarquable atelier de jardinage a été mis en place en Bourgogne sous l'égide de Vincent Picq en 2007. Ces actions sociales m'ont donné la possibilité de travailler avec la Société des agriculteurs de France qui nous ont accompagnés sur le plan pédagogique*.

Les abeilles, des insectes indispensables à nos jardins et à notre vie !

Aux Pays-Bas, du fait de la pression mise sur les agriculteurs afin qu'ils produisent toujours plus, la population des abeilles était en forte baisse ces dernières années. D'ailleurs, elles n'étaient pas les seules à être menacées par les impératifs économiques néerlandais : oiseaux, hérissons, fleurs sauvages ou encore autres insectes pollinisateurs ont souffert de ce phénomène.

Pour pallier cela, des volontaires ont décidé de protéger les abeilles : de nombreuses mesures ont été prises en réaction à cette dégradation inquiétante de la faune et la flore, avec la création d'« arrêts » (nouvelles ruches et

* Comme chaque année depuis 1985, j'organise une vingtaine d'actions de prévention dans les écoles publiques et privées et je tenais à rendre hommage à Édouard Michelin et à Vincent Picq pour leur engagement et leur accompagnement dans cette stratégie de prévention.

abris) pour les abeilles, la plantation d'une flore sauvage, l'interdiction pour l'entretien des municipalités d'utiliser des désherbants…

Ces démarches, en plus de sauvegarder ces bêtes essentielles de nos jardins, éduquent les habitants et leur en fait apprendre davantage sur elles.

Ainsi, les Pays-Bas ont prouvé qu'ils savaient analyser une situation et pallier les problèmes qu'elle provoquait en trouvant des solutions innovantes, tout en leur permettant de continuer à produire des denrées alimentaires en quantité suffisante.

Savoir acheter

Lâché au centre d'un hypermarché, un consommateur mal averti se trouve au beau milieu de dizaines de milliers de références alimentaires, perdu comme dans un gigantesque labyrinthe « physio-nutritionnel ». Je veux tenter de proposer un fil d'Ariane à tous ceux qui souhaitent en trouver l'issue pour déboucher sur une alimentation raisonnable et raisonnée. Afin de peser les effets de la prévention sur les décisions des individus, une question préliminaire est généralement posée : le consommateur connaît-il les avis des experts et modifie-t-il son comportement alimentaire après en avoir été informé ? En fait, rares sont les consommateurs pour qui les recommandations nutritionnelles apparaissent limpides. Même simplifiées, celles-ci usent souvent d'un langage et de notions complexes et spécifiques. Pourtant, le consommateur est toujours attentif aux messages qui lui sont adressés par le producteur, le transformateur, le distributeur et les médias. Sa principale revendication est d'obtenir plus de cohérence dans l'information et d'être ainsi capable de mieux différencier les valeurs des aliments proposés. Deuxième revendication : susciter l'apparition de produits conformes aux conclusions des grandes recherches nutritionnelles.

Notre manière de consommer en dit beaucoup sur notre époque ! Aujourd'hui, on souhaite du *sain*, du *bon*, du *local*, du *durable*, du *culturel*, du *traditionnel*. Une tablette de chocolat doit *aider* les petits producteurs. Une tablette de lave-vaisselle doit contribuer à *sauver* l'environnement. Il est de plus en plus demandé aux objets consommables de s'intégrer dans une morale au moins autant que dans un besoin technique et pratique pour son consommateur. Cela s'explique aisément par notre histoire récente : d'abord avec les crises économiques successives, qui ont entraîné une perte de pouvoir d'achat ; ajoutez à cela des scandales sanitaires réguliers conjugués à la pandémie de Covid-19 et vous obtiendrez une population en recherche de *vrai*, c'est-à-dire d'authenticité, d'histoire, de culture et de particularité. Voilà pourquoi les Français font de leur consommation une priorité et scrutent le détail des mécanismes de production. Ainsi, les demandes de la population changent et, avec elles, les critères de sélection des produits. Les enseignes multiplient leurs gammes, chacune fondée sur la qualité intrinsèque et sur l'histoire qu'elle prétend porter. On mesure la toxicité environnementale des produits, leur capacité de recyclage, leurs méthodes de construction ou de production, leur origine, voire leur bilan carbone. Le produit acheté n'est plus seulement un objet de désir pur : c'est un témoignage de l'action militante – ou non – de celui qui se le procure.

La première conséquence de cela est l'apparition de nombreuses applications d'aide à l'achat : certaines mesurent la qualité nutritionnelle d'un produit, d'autres la pollution qu'il engendre, d'autres encore sa viabilité ou son respect des normes environnementales. À mon avis, elles sont très souvent dangereuses pour l'éthique et la vérité : le problème réside dans les unités de mesure et les normes de référence. Comment déterminer qu'un dentifrice est meilleur qu'un autre ? D'après quelles variables ? Selon quelles vérifications indépendantes ? Le risque est de tomber dans l'action militante en se fondant sur des arguments qui, d'apparence scientifique, ne le sont pourtant pas. En qui peut-on enfin avoir confiance ? Vous voilà à nouveau livrés à vous-même, sans repères précis et sans recul face aux informations qui vous sont données. Comment se responsabiliser et faire des choix éclairés dans ce contexte ?

La seconde conséquence est une prise de conscience collective qui apparaît sur des sujets auparavant laissés de côté. L'exigence de la traçabilité n'est plus uniquement administrative : un produit doit pouvoir être *vérifié* depuis le domicile par tout consommateur mécontent. Plus important encore, tout produit – et *a fortiori* alimentaire – doit par nature être *bon pour la santé*. Exigence provenant autant de l'époque que de la demande des consommateurs, la santé et la morale sont désormais indissociables.

Gare aux charlatanismes ! À quelques exceptions près, *tous les produits* peuvent être bénéfiques pour la santé, si tant est qu'ils soient employés avec modération. La première règle est claire : méfiez-vous des caricatures et des préjugés trop hâtifs. Rejeter un produit, un mode de production ou une enseigne pour des raisons simplistes est davantage une preuve d'ignorance que de hauteur de vue. À l'inverse, restez éloignés des aliments encensés plus que de raison. Régulièrement, de fausses informations circulent sur Internet pour vanter ici un régime miraculeux, là des mélanges aux qualités douteuses. Jusqu'à preuve du contraire, aucun aliment ne guérit à lui seul le cancer et le sida ni ne se substitue aux vaccins. Fuyez les promesses miraculeuses d'apprentis sorciers ! Sachez être raisonnables et vous tenir constamment à une forme d'esprit critique et de recul.

Il existe quelques règles simples à retenir pour être sûr d'acheter de la qualité, pour sa santé, son plaisir et le respect de l'environnement.

À propos du gaspillage

Dans le monde, le tiers des aliments destinés à la consommation humaine est perdu ou gaspillé. Selon les chiffres de l'Organisation des Nations unies pour l'alimentation et l'agriculture, cela représente 1,3 milliard de tonnes d'aliments par an dans le monde dont 10 millions de tonnes rien qu'en France !

Tous les acteurs sont concernés bien entendu : production, transformation, distribution… Mais malheureusement c'est au dernier échelon que les pertes sont les plus importantes. En France, environ 25 % des pertes totales sont en effet réalisées au niveau de la consommation. Si l'on considère uniquement les produits directement consommables et non tout le processus de vie du produit, le gaspillage alimentaire représente à lui seul 29 kg par an et par habitant, dont 7 kg d'aliments encore emballés, soit 108 euros par an et par habitant.

Les causes du gaspillage alimentaire sont nombreuses et liées notamment à l'évolution de l'organisation familiale, aux nouvelles façons de s'alimenter, au changement de rythme de vie… Et les conséquences sont lourdes tant sur le plan environnemental qu'économique et social.

Chaque citoyen peut facilement agir à son niveau en appliquant quelques principes très simples qui permettront d'amoindrir considérablement ces gaspillages :

- Premièrement, il est absolument nécessaire d'anticiper ses courses. Faites l'inventaire rapide de vos placards, planifiez vos repas de la semaine et faites une liste ! C'est le seul moyen d'acheter les produits liés à vos besoins réels.
- Deuxième chose, il faut conserver correctement vos denrées alimentaires en utilisant notamment des boîtes de conservation réutilisables.
- Enfin, si vos aliments se rapprochent de la date de péremption, vous pouvez les congeler afin d'allonger leur durée de vie et ainsi les consommer plus tard.

Ces trois conseils sont de bon sens, malheureusement nous les oublions très souvent. En les appliquant, vous observerez des résultats immédiats : vous gaspillerez énormément moins, vous ferez des économies substantielles et, cerise sur le gâteau, vous mangerez également bien plus équilibré.

Acheter « plaisir »

La première règle est de prendre du plaisir à bien manger. Voilà le premier pas pour protéger son organisme et s'équilibrer ! Prendre du plaisir à cuisiner *sainement* et *simplement* est la base d'un bonheur partagé. En plus d'être une activité ludique et un liant social, la cuisine est une signature culturelle forte. Cela commence bien avant les fourneaux, sur les étals et dans les rayons des magasins. Cela se transmet de génération en génération et participe à la joie dans le cercle familial et amical.

Tournez-vous vers les aliments les plus bruts, qui ont du goût, et prenez le temps de cuisiner dès que vous en avez l'occasion. Les produits trop transformés sont à éviter pour plusieurs raisons :

- Leurs matrices nutritionnelles ont été dénaturées ;
- Ils comportent des additifs en nombre trop important ;
- Ils comportent des sucres et des graisses cachées.

Acheter « équilibré »

Keep it simple devrait être un mantra en matière alimentaire. La simplicité est généralement un gage de qualité, car la multiplication de molécules, d'additifs et autres exhausteurs de goût trahissent souvent la médiocrité de l'aliment acheté. Pourquoi laisser un autre faire les mélanges à votre place ? Soyez les maîtres des combinaisons entre vos aliments, vous préserverez la magie des saveurs. Souciez-vous de conserver un équilibre entre protéines, fibres, laitages et vitamines et, pour le reste, laissez faire votre imagination. Les plus grands chefs ont les recettes les plus simples et les plus efficaces, et ce qu'ils mijotent dans les palaces peut se reproduire dans n'importe quelle cuisine.

En voici trois exemples :

- Lorsque vous devez acheter des produits élaborés, choisissez ceux dont les listes d'ingrédients sont les plus courtes et contiennent le moins d'additifs
- Apprenez à lire et comprendre les informations nutritionnelles, au moins sur les repères les plus importants : protéines, lipides, glucides, sel
- N'oubliez jamais d'ajouter à votre caddie les légumes, les fruits, les légumes secs.

Acheter « responsable »

Faites confiance aux producteurs ! Faites confiance aux labels ! Instruisez-vous dans les salons, les foires et les marchés. Recherchez la terre sur la salade, l'originalité de la pomme, l'odeur du poisson. Évitez la standardisation et celle-ci disparaîtra progressivement de votre assiette puis de votre supermarché. Car depuis plusieurs années, les distributeurs s'attèlent à ces problématiques avec des succès variables. Ceci est en partie dû à une considération cynique : tant que la demande pour des produits « sains » ne sera pas assez forte, ils n'auront aucun intérêt à s'engager trop dans ce qui est, du moins à court terme, un investissement non rentable. La rentabilité du bio tient en partie à son coût plus élevé que la normale. Quel que soit le produit, pour que le prix du bio baisse, il faudrait que plus aucun consommateur n'achète du non bio. La responsabilité est dans ce contexte une affaire autant personnelle que collective. Boycotts et appels désespérés ne suffisent pas : la prise de conscience personnelle est fondamentale. Mes conseils :

- Privilégiez les produits locaux avec un approvisionnement régional : distances de transport réduites et soutien des filières agricoles françaises
- Faites le choix, lorsque vous le pouvez, des filières et de labels responsables : traçabilité, bien-être animal, élevage sans antibiotiques, juste rémunération des producteurs.
- Achetez les produits dont les emballages ont été réduits.

Connaître et apprécier les méthodes de production agricole actuelles

À l'aune des confinements, les Français se sont rapprochés de leurs territoires. Un regain d'intérêt pour la terre et ses valeurs apparaît dans toutes les strates de la société. Après des années d'indifférence, les enjeux agricoles redeviennent des questions importantes pour la société française. C'est merveilleux, car le monde de l'agriculture a d'immenses choses à apporter à la population ! La connaissance détaillée des territoires, des productions et de leur saisonnalité constitue une richesse difficilement appréciable pour qui n'y a jamais été sensibilisé. C'est pourtant un enjeu majeur pour la protection de l'environnement et de sa propre santé.

L'alimentation est le reflet d'un territoire et d'équilibres entre différents écosystèmes. Les besoins caloriques de chacun varient en fonction de la latitude, de l'effort physique et de la sédentarité. Se tourner vers les produits de saison est le meilleur moyen d'aimer les terroirs et de varier votre alimentation ; c'est aussi l'occasion d'apprendre les procédés agricoles et d'exiger une amélioration continuelle des pratiques et des méthodes. Sur des questions comme la protection animale, les techniques d'abattage ou l'emploi d'intrants chimiques, l'opinion publique est de plus en plus sévère et exige la plus grande transparence. Connaître l'histoire et l'évolution d'un produit de la terre à l'assiette est le meilleur moyen de s'assurer qu'un aliment répond à toutes les exigences environnementales, éthiques et médicales pour soi comme pour ses proches.

La maîtrise des filières par les acteurs agroalimentaires et leur connaissance par les consommateurs entraîne invariablement une augmentation de la qualité des produits, un plus grand respect des différentes étapes et une valeur ajoutée pour toutes les parties prenantes jusqu'au consommateur final.

Savoir cuisiner et faire aimer la cuisine

> « *C'est parce que l'intuition est surhumaine qu'il faut la croire ; c'est parce qu'elle est mystérieuse qu'il faut l'écouter ; c'est parce qu'elle semble obscure qu'elle est lumineuse.* »
>
> VICTOR HUGO, *Proses philosophiques*

Le sens du goût s'éveille très tôt chez le nouveau-né qui réagit aux quatre familles de saveurs par des mimiques très caractéristiques. Si l'amer est très franchement rejeté, il affiche en revanche une nette préférence pour le sucré. Tout simplement parce que le lait a une saveur sucrée et qu'il est primordial pour sa survie, le bébé est programmé pour l'aimer immédiatement.

Le lait, qu'il soit maternel ou maternisé, représente en effet la seule nourriture de l'enfant pendant les premiers mois. Puis, vers 5 à 6 mois, l'introduction des légumes et de la viande lui permet de connaître de nouvelles saveurs, de nouvelles textures. Il découvre la diversité alimentaire, tout en faisant l'apprentissage de la différence.

Pour un enfant, manger est l'occasion de découvrir différents aliments et de construire sa carte des goûts en utilisant ses sens (odorat, vue, toucher, goût) ainsi que sa mémoire. Il est donc important qu'il puisse voir des aliments colorés, possédant des odeurs et des saveurs variées et qu'il puisse les toucher avant de les mettre en bouche. Cette période où l'enfant mange salement est donc souvent indispensable à l'acquisition du plaisir de manger.

Vers 3 ans, les repas se transforment souvent en véritable calvaire. C'est l'âge des néophobies (rejet de la nouveauté). En refusant de manger, l'enfant utilise ces moments privilégiés de communication que sont les repas pour exprimer son angoisse face au monde extérieur. Même si c'est un moment anxiogène pour les parents, il est inutile de dramatiser ou de s'énerver, cela ne ferait qu'augmenter son angoisse et renforcer ses troubles alimentaires. Il est préférable au contraire de rassurer l'enfant et d'affronter la situation avec calme et sérénité.

Les parents doivent essayer d'enseigner à l'enfant les règles simples de l'équilibre alimentaire en lui proposant idéalement chaque jour trois repas et, si nécessaire, une collation, à heures fixes. On lui servira des petites portions de chaque plat afin de ne pas le décourager et on ne le privera pas de dessert, mais on lui en donnera une portion normale, sans plus. On fera des essais renouvelés autant de fois que nécessaire avec les aliments refusés en les accommodant de différentes façons ou on les remplacera par d'autres de même valeur nutritionnelle. Pourquoi obliger un enfant à manger des épinards, s'il aime les brocolis ou les haricots verts ? Et pourquoi ne pas essayer les milk-shakes s'il refuse le lait ?

En grandissant, l'enfant va ensuite tenter d'imposer ses propres goûts, s'opposant ainsi à ses parents. Cette attitude est tout à fait positive puisqu'elle reflète une maturation de sa personnalité. À ce stade, il serait vain de vouloir instaurer un rapport de force ou d'utiliser les menaces ou le chantage. En revanche, pas question d'accepter les grignotages compensatoires entre les repas et de remplacer certains aliments essentiels à l'équilibre par du sucre. Trop de laxisme ne ferait que déstabiliser l'enfant qui cherche ses limites. La quantité de sucres qu'un enfant en pleine croissance consomme doit absolument être maîtrisée sous peine d'engendrer potentiellement de graves désordres nutritionnels à l'adolescence et à l'âge adulte. Il est parfois même nécessaire d'avoir la force morale de se débarrasser totalement des sucreries et gâteaux présents au domicile afin de diminuer les tentations. L'enfant apprendra ainsi à se tourner de lui-même vers des aliments plus vertueux nutritionnellement et qui auront un intérêt positif sur ses habitudes alimentaires actuelles et futures.

Enfin, il est important, pour nous adultes, de réfléchir à la signification que nous donnons à la nourriture et aux repas. Si nous considérons le repas comme une corvée dictée par une simple exigence physiologique, il sera très difficile pour l'enfant de le considérer comme un moment chaleureux et convivial et de trouver du plaisir à manger.

Ainsi, le comportement alimentaire est un phénomène complexe et multifactoriel dépassant largement la simple notion de goût. Les parents doivent tenir compte de tous ces facteurs pour comprendre les troubles du comportement alimentaire de leur enfant et tenter d'y remédier.

Garder la santé commence par savoir cuisiner. La bonne cuisine exprime un langage universel, celui de faire du bien au corps et à l'esprit. Bien cuisinés, les aliments deviennent de véritables instruments pour préserver sa santé. La cuisson consiste à apporter de la chaleur à un aliment pour modifier certaines de ses caractéristiques. L'impact le plus visible de la cuisson concerne les propriétés organoleptiques des aliments : elle modifie leur aspect, leur odeur, leur goût, leur texture… Mais ces critères hédoniques ne doivent pas nous faire perdre de vue les autres effets majeurs : le contenu en divers éléments nutritionnels et antinutritionnels ou la digestibilité des aliments sont des aspects directement reliés à notre santé.

Par le jeu de nombreuses réactions chimiques, la cuisson modifie les caractéristiques les plus profondes d'un aliment. D'où l'intérêt de cuisiner au degré près. Dénaturation de protéines, scission de chaînes de glucides ou de fibres, réactions de brunissement non enzymatique, lessivage des minéraux… Ces réactions sont généralement favorables, elles augmentent la digestibilité, l'appétence et la qualité microbiologique des aliments. Mais lorsque la cuisson est inappropriée, elle peut conduire à une dégradation de la qualité nutritionnelle et organoleptique de l'aliment, voire générer la formation de composés indésirables. C'est le cas lorsque la cuisson est réalisée à une température trop élevée ou pendant une durée trop longue, ou encore lorsque les aliments se trouvent dans une atmosphère défavorable qui les expose de manière trop importante à l'oxygène de l'air ambiant. Ces facteurs agissent en synergie : plus la température est élevée, plus les interactions moléculaires sont favorisées et l'action destructrice de l'oxygène facilitée. Pour préserver les constituants les plus fragiles d'un aliment et limiter la production de composés indésirables lors de la cuisson, il est indispensable d'agir conjointement sur ces deux facteurs de dégradation. La cuisson à la vapeur est sans aucun doute le mode de cuisson le plus respectueux de la qualité nutritionnelle et organoleptique des aliments. Une étude[7] réalisée sur la cuisson de brocoli en cuiseur vapeur a démontré que celui-ci permettait de préserver jusqu'à 77 % de la vitamine C et 100 % des antioxydants contre seulement 31 % de vitamines C et 16 % d'antioxydants lors d'une cuisson à l'eau dans une casserole. Les résultats d'une autre étude[8] indiquent que le remplacement des cuissons conventionnelles (incluant grillades et fritures) par la cuisson à la vapeur induit, après un mois, une diminution de l'insulinémie, associée à une baisse très significative de l'indice de résistance à l'insuline (-17 %). Parallèlement, on observe une diminution significative des triglycérides plasmatiques et du cholestérol total (alors que le profil lipidique des deux régimes est identique) et une augmentation des vitamines antioxydantes C et E, ce qui suggère une limitation du stress oxydant (agression des constituants cellulaires par des agents oxydants). Le remplacement des cuissons conventionnelles par des cuissons vapeur pourrait jouer, à long terme, un rôle préventif vis-à-vis des risques de maladies cardiovasculaires et de diabète.

Je rends ici hommage à ces grands chefs comme Joël Robuchon, qui, en créant une dynamique culinaire nationale, participent à créer l'identité nationale. Il en est ainsi également de Christian Regouby, fondateur du Collège culinaire de France. Eux – comme d'autres chefs incontournables que je pourrais citer : Michel Guérard, Alain Dutournier et Anne-Sophie Pic – sont des ambassadeurs de la culture culinaire française. Ayant eu l'honneur d'enseigner à l'Institut Paul Bocuse dans la même période où j'enseignais à HEC et à Centrale Paris, j'ai également pu constater l'extraordinaire vivacité des élèves de cet institut.

Témoignage d'un grand maître cuisinier : Joël Robuchon (32 étoiles au Michelin au cours de sa carrière[9])

« Il y a un proverbe arabe qui dit : "Quand un grand-père meurt, c'est une bibliothèque qui brûle." J'ai vu de grands cuisiniers, des célèbres et d'autres moins, disparaître avec leur savoir-faire. Mon rôle, à moi qui ai reçu des anciens, est de transmettre mon savoir. Aux jeunes cuisiniers qui débutent à mes côtés, je demande souvent : "Ferais-tu la même cuisine si tu préparais un dîner pour ta maman, ton papa, ton ami, ta compagne ?" Bien sûr que non, et c'est normal. Mais ce qu'il faut retenir, c'est que lorsque l'on veut faire plaisir, on donne de soi, on sort ses tripes. Car on ne peut pas faire de bonne cuisine si on n'aime pas les gens. Or dans ce métier, tout tient au plaisir. La plus belle récompense du cuisinier, c'est quand le client termine son repas ravi, radieux, heureux. C'est le principal ! Je me rappelle, pendant l'après-guerre, on faisait de grosses miches de pain que l'on pouvait conserver plusieurs jours, voire plusieurs semaines. Le boulanger, on ne pouvait pas y aller tous les jours ! Ma mère saisissait cette grosse miche de pain et la tenait contre sa poitrine. Elle traçait un signe de la pointe d'un couteau, car on était de religion chrétienne, puis coupait la tranche. Et en tranchant ce pain, c'est tout son amour qu'elle nous offrait en même temps. C'est pour cela que je dis souvent que la cuisine c'est un acte d'amour. Le métier a beaucoup évolué, les méthodes de travail ont changé, tout comme la façon que l'on a de se nourrir. Mais pour moi, le plus important reste qu'on n'a pas le droit de détruire les produits, que ce soit un poisson, de la viande, un légume… pour en faire quelque chose dont on ne sait pas ce qu'on mange. Je ne me conforme pas à la mode, mais je reste alerte quant aux attentes, et je m'intéresse aujourd'hui à la cuisine organique, végétarienne, aux produits bio, sains… Il y a tellement de possibilités, tellement d'ouvertures ! »

LES 10 TABLEAUX DE L'ÉQUILIBRE ALIMENTAIRE

Premier tableau : la grammaire de l'équilibre alimentaire

Connaître la grammaire de l'équilibre alimentaire est aussi important que de savoir lire et écrire ! Chaque aliment est composé de macronutriments (les protéines, glucides et lipides), de micronutriments (vitamines, minéraux, fibres, oligo-éléments et antioxydants), et chacun joue un rôle bien spécifique dans le fonctionnement de notre organisme. Si le corps était une voiture, les protéines et les lipides en seraient les éléments constructeurs, la « carrosserie ». Les glucides représenteraient le carburant ; ils fournissent de l'énergie à notre organisme. Quant aux micronutriments, ils seraient en quelque sorte le « moteur », indispensable au bon fonctionnement des organes. Bien sûr, l'aliment idéal n'existe pas. Pour la couverture des besoins physiologiques de notre organisme, on le sait, il est nécessaire de consommer quotidiennement toutes les catégories d'aliments dans des proportions différentes.

Ce que nous devrions consommer :

- Protéines : 12 à 15 % ; moitié animales, moitié végétales ;
- Lipides : 27 à 35 % ; 1/3 d'acides gras (AG) saturés, 1/3 d'AG mono-insaturés, 1/3 d'AG poly-insaturés ;
- Glucides : 55 à 60 % ; 4/5 de glucides complexes, 1/5 de glucides simples.

La façon dont nous nous nourrissons :

- Protéines : 15 à 17 % ; en majorité animales ;
- Lipides : 37 à 42 % ; en majorité des AG saturés ;
- Glucides : 40 à 45 % ; en majorité des sucres simples.

Le premier commandement : se faire plaisir en mangeant !

Le goût est une sensation trop souvent méprisée. À force de nous droguer de sucres, de nous noyer dans les saveurs chimiques et artificielles, de nous étouffer dans les effluves de nos cigarettes et dans la pollution de nos villes et de nos rues, notre sens du goût s'effrite et s'amenuise jusqu'à ce que nous confondions la subtilité d'une saveur inconnue avec la fadeur la plus misérable. Le goût est pourtant l'un de nos premiers repères avec le monde, l'un des plus sensibles aussi et, sans doute avec le toucher, l'un des plus intimes.

J'ai de la peine à imaginer la perte vécue par un jeune couple imbibé de Coca lorsqu'il échangera son premier baiser.

Dans le passé, on avait l'habitude de comparer des lèvres à des cerises, des fraises, des roses, des soleils. Allons-nous laisser ces métaphores céder la place aux vapeurs de Menthol, aux haleines goût chewing-gum, aux baisers Labello ? Le goût est notre miroir sur le monde, au moins autant que la vue. Mieux encore, c'est à bien des égards le goût qui conditionne notre état d'âme et son ondulation à travers des souvenirs.

À l'instar de la madeleine de Proust, ne laissons pas nos goûts disparaître ou être remplacés par les exhausteurs artificiels dont nous bourrons nos bambins. Nous méritons plus que des saveurs créées en laboratoire. Nos enfants méritent plus que des relents médiocres là où la nature nous offre ses fruits les plus délicats.

Nos modes de vie ont beaucoup évolué au cours des dernières décennies, tout comme nos habitudes nutritionnelles. La prise de conscience des conséquences d'une mauvaise alimentation sur notre santé nous encourage à accorder plus d'attention à notre nourriture et à bannir certains produits. N'oublions pas pour autant nos traditions culinaires et le plaisir de la table !

Car savourer un repas en bonne compagnie, découvrir de nouveaux parfums, se replonger dans le goût d'un plat de notre enfance…, tout cela apporte un bonheur essentiel à notre bien-être ; c'est la notion de « plaisir de la table » qui induit celle de convivialité. Or il est *absolument nécessaire de se faire plaisir en mangeant* et d'éliminer toutes les notions de restriction et de régime. En se « médicalisant », l'alimentation est devenue source de frustration alors qu'il est fondamental de respecter ses envies gustatives. L'apprentissage de l'équilibre alimentaire se fait en grande partie dans l'enfance ; l'ensemble des messages qui incitent les enfants à mieux manger manquent souvent leur but car ils font appel à la rationalité plus qu'au plaisir. C'est pourquoi il est absolument fondamental de revaloriser le plaisir de manger, et ce dès le plus jeune âge. Une alimentation équilibrée doit assurer de l'air et de l'eau de qualité, des nutriments variés et de bonne qualité, un apport énergétique suffisant, un juste équilibre entre les différents repas, une bonne répartition des apports sur la journée en fonction des activités et beaucoup d'amour…

Prenez deux boissons bien différentes : le lait et le soda. Contrairement à ce qu'on pourrait imaginer de manière intuitive, 200 ml de lait demi-écrémé et 200 ml de soda apportent la même quantité d'énergie : 100 kcal. Pourtant, la densité nutritionnelle du lait est bien supérieure à celle du soda, que ce soit en protéines, en calcium et autres nutriments (vitamines…). Le soda n'apporte aucun de ces éléments. Voilà pourquoi il faut cesser de raisonner en calories (ou apport énergétique brut), mais choisir, à apport calorique égal, les aliments les plus riches en nutriments structuraux : protéines, vitamines, minéraux, oligo-éléments, acides gras essentiels…

Voici les densités nutritionnelles minimales pour l'alimentation dans les deux niveaux énergétiques suivants : 2 000 kcal/jour (apport moyen recommandé pour une femme d'activité normale) et 1 500 kcal/jour (si elle souhaite réduire son poids).

	Pour 1 500 kcal	Pour 2 000 kcal
Protéine	4 g/100 kcal	3 g/100 kcal
Calcium	53 mg/100 kcal	40 mg/100 kcal
Magnésium	23 mg/100 kcal	17,5 mg/100 kcal
Fer	1,2 mg/100 kcal	0,9 mg/100 kcal

Ainsi, en ce qui concerne les protéines, une femme qui souhaite réduire son poids aura intérêt à choisir des aliments de densité protéique égale ou supérieure à 4 g/100 kcal, alors qu'à 2 000 kcal/jour, une densité protéique de 3 g/100 kcal suffirait. Cependant, aucun aliment n'est complet ! Tous présentent des caractéristiques particulières qui font leur intérêt – un aliment peut avoir une densité nutritionnelle élevée en protéines et faible en certains minéraux ou vitamines. Il ne doit pas pour autant être écarté, mais au contraire intégré à l'ensemble de l'alimentation. En pratique, les aliments les plus maigres et/ou les moins sucrés d'un même groupe ont une densité nutritionnelle en éléments structuraux plus élevée, mais il ne faut pas généraliser.

Quoi qu'il en soit, ne comptez plus les calories : pendant des décennies, on s'est contenté d'obéir à des régimes restrictifs qui n'ont aucun sens pour la santé. En 2010, l'Agence nationale de sécurité sanitaire de l'alimentation (Anses) publiait un rapport démontrant l'inefficacité des « régimes stars » : au bout d'un an, 80 % des personnes en ayant suivi avaient repris le poids perdu. Dans le viseur de l'Anses, les régimes restrictifs, hypocaloriques, déséquilibrés ou hyperprotéinés. Afin de lutter contre la restriction de calories, l'organisme réduit son énergie : à moyen terme, une perte de poids sera effectivement observée. Mais au moindre écart, le surplus énergétique est inévitablement stocké dans les tissus adipeux. C'est bien simple : *aucun régime ne peut durer sur le long terme*. Seul un régime équilibré, spécifique au profil de chacun (activités physiques, activités professionnelles, poids taille, sexe, âge, antécédents médicaux…) permet de maîtriser parfaitement son poids sur le long terme. Si je prône l'interdiction des régimes, je souhaiterais mettre en valeur une alimentation variée, traditionnelle, régionale, saisonnière, inscrite dans l'histoire. Et cette alimentation se fonde sur un bassin de vie : des producteurs, des commerçants, des industriels, des consommateurs qui partagent un même terroir, pour une mémoire alimentaire construite au fil du temps. Réapprenons donc à la connaître.

Vous avez la fâcheuse habitude d'engloutir vos repas en quelques minutes afin de retourner rapidement à vos occupations ? Stop, lisez ces quelques lignes, elles sont pour vous.

Prendre au moins une demi-heure pour manger, c'est essentiel pour votre santé. Tout d'abord parce que manger lentement, c'est l'assurance de ne pas manger trop, de contrôler son poids sans effort et surtout sans régime ! Le cerveau a en effet besoin de ce laps de temps pour enregistrer le signal de satiété.

Quelles conséquences au bout de quelques années ? Les kilos supplémentaires s'installent insidieusement, « seulement » un ou deux par an… Mais au bout de dix ans, vous aurez grand mal à retrouver votre poids de forme.

Prendre du temps à table avec des collègues, des amis ou sa famille vous permet également de déconnecter grâce à cet instant plus calme dans votre journée ; la convivialité et le plaisir sont des notions importantes à ne pas négliger car elles constituent également un excellent moyen de gérer son stress.

Enfin, prendre le temps de mastiquer cinq secondes entre chaque bouchée favorisera votre digestion et aidera le travail de votre estomac et de vos intestins, vous préservant des remontées acides et des maux intestinaux.

Si vous avez réellement du mal à y arriver, voici quelques conseils afin de vous y habituer :

- Mangez en position assise.
- Si vous voulez apprendre à manger plus lentement, arrêtez les aliments mous, il faut mettre des aliments un peu plus durs à tous vos menus afin de mâcher convenablement avant d'avaler et, sans même le voir, vous passerez un peu plus de temps à table.
- Ensuite, piquez vos aliments un par un et redécouvrez leur goût et leur saveur en prenant le temps de les mastiquer, cela vous forcera à manger plus lentement votre assiette en prenant plus de plaisir.
- La dernière astuce, vous la connaissez tous : posez votre fourchette entre deux bouchées. Vous vous donnerez le temps de mâcher et de savourer les aliments.

Deuxième tableau : l'air, c'est la vie

Cela peut paraître étonnant d'intégrer l'air dans un chapitre sur l'alimentation ! L'air est pourtant notre premier nutriment : quand chaque jour nous consommons 2 kg d'eau et 1,5 kg de nourriture, nous respirons en moyenne 10 000 litres d'air, soit plus de 12 kg. On comprend mieux l'importance de respirer de l'air de qualité ! Depuis de nombreuses années, on entend beaucoup parler de nutrition ou d'environnement, mais rarement du rôle de l'air sur la santé. Il est pourtant fondamental d'en parler : l'air est un carburant, tout comme les sucres ou le gras.

Nous passons plus de 80 % de notre temps à l'intérieur : chez nous, au travail, à l'école ou pour nos loisirs. Comme vous le savez, les bâtiments ne sont pas des remparts inviolables contre la pollution ! Bien au contraire, leur occupation et les matériaux qui les constituent sont la source de très nombreux polluants physiques, biologiques, et chimiques qui peuvent avoir des effets néfastes sur notre santé, de la simple gêne jusqu'à l'apparition de maladies. Les allergies ont vu leur prévalence considérablement augmenter au cours des 20 à 30 dernières années[10] – elles concernent 25 à 30 % de la population dans les pays industrialisés. La qualité de l'air intérieur est une préoccupation majeure de santé publique, car nous sommes tous concernés, et plus particulièrement les personnes fragilisées telles que les enfants, les personnes âgées ou les malades pulmonaires chroniques. Un intérêt tout particulier doit ainsi être porté aux différents polluants présents dans l'air intérieur afin de réussir à en éliminer un maximum. D'ailleurs, les nourrissons, dont le système immunitaire est fragile et les poumons pas encore matures, sont plus sujets aux infections et particulièrement exposés aux risques de développer une bronchiolite. Celle-ci demeure en France un réel problème de santé publique qui touche 460 000 nourrissons par an, soit près de 30 % des nourrissons[11].

Polluants de l'air intérieur	Où les retrouve-t-on ?
Polluants physiques	
Poussières, poils, cheveux	Dans toutes les pièces de la maison et plus particulièrement salle de bains, chambres, lieux de vie des animaux domestiques
Polluants biologiques	
Allergènes animaux	Chats, chiens, rongeurs et leurs lieux de vie
Acariens	Literie, canapé, tapis, moquettes, vêtements…

Moisissures	Salle de bains et autres pièces humides mal ventilées
Bactéries	Toilettes, salle de bains, chambres…
Pollens	Lieux de vie aérés situés près de jardins, forêts, champs…
Polluants chimiques	
COV, formaldéhyde, acétaldéhyde, benzène, acétone, gaz d'échappements…	Dans toutes les pièces de la maison : fumée de cigarette, mousse isolante, contre-plaqué, produits ménagers, ameublement, produits de décoration, encens, colles, vernis, peinture, gaz d'échappements issus de l'extérieur…

Ce tableau a été réalisé avec le journaliste Christian Pessey, spécialiste de la toxicologie de la maison.

Effets sur la santé des polluants physiques :

- Les particules dont la taille est inférieure à 10 µm se dirigeront vers les bronches et les bronchioles. Elles pourront être expectorées mais elles descendront vers les alvéoles si leur concentration dans l'air est importante. Ces particules pourront potentiellement engendrer ou aggraver des bronchites, des bronchiolites, des allergies respiratoires, de l'asthme…
- Les particules dont la taille est inférieure à 2-3 µm passeront systématiquement dans les alvéoles, ces particules pourront potentiellement engendrer ou aggraver des bronchites, des bronchiolites, des allergies respiratoires, de l'asthme et augmenter le risque de cancer.

- Les particules dont la taille est inférieure à 0,1 µm se comporteront comme un gaz dans l'organisme, elles seront absorbées par les capillaires alvéolaires et intègreront la circulation générale, augmentant le risque de cancers.

Effets sur la santé des polluants biologiques :

Les acariens et les allergènes animaux sont responsables de réactions allergiques en général peu sévères, mais très gênantes au quotidien. Elles se manifestent par :

- des rhinites chroniques : nez qui coule, éternuements ;
- des conjonctivites : yeux rouges douloureux qui peuvent couler ;
- de l'asthme : gêne respiratoire, sifflement au niveau des poumons, toux.

Les bactéries, suivant leur nature, pourront entraîner un grand nombre de maladies potentiellement dangereuses. Plus particulièrement :

- les bactéries amenées par l'Homme du milieu extérieur : la tuberculose, la coqueluche, la diphtérie, l'angine bactérienne… ;
- les bactéries de la maison : la légionellose, caractérisée par une infection pulmonaire associée à des troubles digestifs et à une confusion mentale, entraînant le décès dans 10 à 30 % des cas.

Les moisissures, ou plutôt leurs spores, peuvent engendrer :

- des effets infectieux, notamment au niveau pulmonaire chez les personnes immunodéprimées ;
- des réactions allergiques de nature respiratoire ou cutanée ;

- des irritations des muqueuses ;
- des effets toxiques pouvant endommager la paroi pulmonaire et conduisant à une dégradation de l'état asthmatique, un affaiblissement des défenses immunitaires, un trouble du rythme cardiaque et de la tension artérielle.

Les pollens sont responsables de réactions allergiques appelées pollinoses. On estime que 10 à 20 % de la population française en est touchée, particulièrement les adolescents et les jeunes adultes. L'allergie se manifeste par :

- une rhinite pollinique : nez bouché et/ou qui coule, éternuements, démangeaisons nasales ;
- une conjonctivite : yeux rouges et qui coulent, démangeaisons ;
- de l'asthme : épisodes de toux, essoufflement, sifflements au niveau des poumons ;
- une fatigue importante.

Effets sur la santé des polluants chimiques :

Les effets des composés organiques volatils sont très variés, car il s'agit d'une famille nombreuse. Ils sont le plus souvent mal connus et mal quantifiés mais on leur attribue, selon les composés, des irritations de la peau, des muqueuses et du système pulmonaire, des nausées, maux de tête et vomissements. Quelques-uns comme le formaldéhyde, le benzène ou le chlorure de vinyle monomère sont associés à des leucémies ou à des cancers (dans le cadre d'une exposition professionnelle, c'est-à-dire régulière et prolongée). D'autres sont suspectés de porter atteinte à la reproduction.

Troisième tableau : l'eau, c'est la vie

Près de 60 % de l'organisme d'un adulte est constitué d'eau[12]

Pour quelqu'un qui pèse 70 kilos, ce sont environ 40 litres qui devront être renouvelés en permanence. La plupart des organes et des tissus contiennent plus de 60 % d'eau : le sang en est constitué à 83 %, les muscles à 76 %, les poumons à 79 %. Même le tissu adipeux (graisse corporelle) en contient 10 % et les os 22 %[13]. Toutes les réactions métaboliques de notre organisme se réalisent dans l'eau de nos cellules.

Si elle semble évidente à la lecture de ces chiffres, la question de l'importance d'une hydratation de qualité est rarement mentionnée. Pourtant, l'eau assure toutes les fonctions essentielles à l'organisme :

- La structure et la fonctionnalité des cellules : c'est dans l'intimité de la cellule que l'eau agit pour tous les métabolismes intracellulaires.
    - Une cellule, c'est de l'eau et de l'huile
    - Grâce à l'eau, les cellules produisent toutes les molécules intracellulaires
    - Grâce à l'eau, les cellules assurent une logistique garantissant l'arrivée des nutriments de réparation
    - Grâce à l'eau, les cellules évacuent les déchets métaboliques
    - Grâce à l'eau, les cellules réparent les contenus des messages chromosomiques
    - Grâce à l'eau, les cellules réparent les télomérases garantissant le service après-vente de la réparation de nos messages chromosomiques.

L'eau assure notre survie à chaque nanoseconde :

- Le transport des substances solubles dans l'organisme ;
- La thermorégulation de l'organisme en s'évaporant à la surface de la peau ;
- La lubrification des muqueuses et l'amortissement des chocs que subit par exemple le cerveau dans la boîte crânienne ;
- Le disque intervertébral est gonflé d'eau et fonctionne comme un condensateur ;
- Le maintien de l'activité des fonctions cognitives et physiques.

Les apports en eau proviennent de trois sources. La première, bien sûr, nous vient de tous les liquides que nous buvons qui permettent 70 à 80 % de l'hydratation quotidienne. La deuxième est celle que l'on tire des aliments. Ce chiffre varie selon ce qui est consommé – fruits et légumes apporteront plus d'eau que des céréales ou de la viande – mais on peut estimer en moyenne un apport compris entre 500 ml et 1 litre. Enfin, l'eau produite par le métabolisme qui provient de l'oxydation des macronutriments. Cette eau ne représente que 250 ml par jour pour un individu sédentaire. En moyenne, un adulte sédentaire vivant en climat tempéré perd deux à trois litres par jour :

- 1 à 2 litres sont perdus par les urines ;
- 200 ml sont rejetés dans les fèces ;
- 450 ml d'eau s'évaporent par la transpiration ;
- 250 ml d'eau s'évaporent par la respiration.

La déshydratation peut avoir des conséquences graves allant jusqu'à entraîner la mort. Notre corps ne peut pas espérer survivre plus de trois jours sans apport hydrique. Le premier palier de cette déshydratation est connu de tous : il s'agit de la sensation de soif qui survient dès que le corps perd de 2 à 3 % d'eau, soit environ un litre. Dès lors, les capacités physiques et cognitives sont diminuées. Pour que l'hydratation soit optimale tout au long de la journée, il faut absolument boire avant d'avoir soif !

L'eau est intégrée dans les cellules sanguines entre cinq et vingt minutes après son ingestion. Les molécules d'eau sont ensuite transportées à travers la circulation sanguine afin de se répartir dans l'ensemble de l'organisme, dans les liquides interstitiels et dans les cellules. La vitesse à laquelle la réserve en eau du corps se renouvelle dépend de la quantité d'eau ingérée. Chez un homme qui boit 2 litres d'eau par jour, une molécule d'eau reste dans le corps en moyenne dix jours, et 99 % de la réserve est renouvelée dans les cinquante jours[14].

Vous êtes ce que vous buvez : lorsque vous ingérez de l'eau du robinet, vous êtes de l'organisme. Sans eau, nulle vie n'est possible : c'est le véhicule des constituants de l'être vivant, le support chimique de toutes les réactions métaboliques et le solvant des substances hydrosolubles.

En pratique ce qu'il faut savoir

Lorsque vous avez soif à l'âge de 20 ans, vous n'avez perdu, au maximum, que 3 % de votre stock d'eau. Si vous pesez 70 kilos, il vous manque environ un litre d'eau. Pour récupérer ce litre d'eau, il vous faut environ vingt-quatre heures en buvant régulièrement.

Lorsque vous avez plus de 60 ans et que vous avez soif, vous avez perdu 7 % d'eau. Si vous pesez 70 kilos, cela signifie que vous avez perdu plus de 2,5 litres d'eau que vous pouvez récupérer naturellement en trois jours si vous buvez régulièrement. De la sorte, vous comprendrez aisément le drame qui s'est déroulé pour les personnes âgées pendant la canicule de 2003. Vous comprendrez les risques concrets pour les seniors en cas de forte chaleur.

Buvez un verre d'eau toutes les heures entre les repas afin de fournir à vos cellules au minimum 1,5 litre d'eau par jour. Cette consommation doit être portée à au moins deux verres d'eau toutes les heures entre les repas lorsque la température extérieure dépasse les 25 °C ou en cas d'activités physiques ou de fièvre afin d'assurer correctement un renouvellement. Conserver une parfaite hydratation tout au long de la journée est l'élément numéro un qui permettra à l'organisme de fonctionner correctement.

Choisissez de l'eau à température ambiante, jamais d'eau froide ni glacée qui peut provoquer des lésions œsophagiennes et des sidérations de la fonction gastrique et duodénale.

L'eau du robinet : une réglementation qui ne protège plus les consommateurs

Bien que l'eau soit essentielle à la vie, ce liquide précieux est souvent négligé et représente le « parent pauvre » de notre alimentation. Nous ne sommes que trop peu à nous soucier de sa composition et de sa pureté. C'est pourtant essentiel ! Car même si notre organisme possède des systèmes complexes de filtration et de décontamination perpétuels, gardons à l'esprit que tout polluant entraîne fatalement des effets délétères.

Concernant l'eau du robinet, par exemple. J'ai aujourd'hui 35 ans d'expérience sur l'expertise des eaux municipales et je me réjouis du fait que celles-ci répondent à des besoins en eau de base qui apporte indéniablement un service à la démocratie. Mais après en avoir fait une analyse très fine, je regrette qu'elles n'assurent en aucun cas la même sécurité et santé que celles des eaux embouteillées. Si les traitements subis par l'eau du robinet sont efficaces du point de vue de la sécurité bactérienne, ce n'est pas toujours le cas pour certains polluants comme les nitrates ou les pesticides. Il existe nombre de substances redoutables qui ne sont pas analysées et qui sont très dangereuses. Tels que les résidus d'antibiotiques ou de médicaments ; d'anti-inflammatoires ; d'œstroprogestatifs ; de chimiothérapie ; de tétra-hydro-cannabinol et d'autres drogues ; tous les résidus phytosanitaires de l'agroalimentaire ; les nanoparticules ; les virus ; les perturbateurs endocriniens…

La liste est longue et inquiétante. Certes, des progrès sont réalisés de façon indéniable depuis ces cinq dernières années, mais la qualité de l'eau du robinet ne peut toujours pas être comparée à celle des eaux minérales.

Cela pose un vrai problème : celui de pousser à l'achat de bouteille en plastiques. Nous savons aujourd'hui que le 7e continent envahit tous les espaces de nos océans. Il me semble que tant que nous ne sommes pas en mesure de produire une eau du robinet de même qualité que les eaux de sources et minérales, il faudrait embouteiller ces eaux dans des bouteilles en verre.

J'attends avec impatience un réveil stratégique de la part de nos politiques. Les moyens existent, c'est une question de volonté. Même si les usines de dépollution de l'eau savaient faire de l'eau minérale, il reste deux problèmes à résoudre : le premier est la perte massive d'eau traitée à cause de fuites des tuyaux transporteurs d'eau au niveau des villes, villages et hameaux – des milliers de kilomètres de tuyaux ne sont jamais réparés depuis plus de cinquante ans – ; le second est l'insalubrité des tuyaux que nous ne pouvons absolument pas nettoyer régulièrement. Donc, le concept d'eau du robinet est définitivement dépassé et ne peut absolument pas répondre aux besoins de l'humain durablement. C'est pourquoi le projet de révision de la directive cadre sur la qualité de l'eau est insuffisant. Au mois d'octobre 2020, le Conseil européen a adopté un projet de révision de la Directive Cadre sur la qualité de l'eau destinée à la consommation humaine[15]. Dans les grandes lignes, cette révision devrait ajouter de nouvelles substances à la liste de critères qui détermine la sécurité de l'eau. Parmi les substances, seront à présent recherchés des virus, des légionelles, des composés perfluorés, des perturbateurs endocriniens, ou encore de l'uranium, du plomb, du chrome ou de l'antimoine. Les autres polluants émergents, identifiés depuis plusieurs années par la science comme des résidus médicamenteux ou de drogue, des perchlorates ou de la nitrosamine ne devraient pas être intégrés dans la refonte de la directive. L'eau est une filière stratégique qui n'est pas suffisamment prise au sérieux.

Les promesses non tenues des carafes filtrantes

Attention aux carafes filtrantes, des objets inutiles voire potentiellement néfastes pour la santé. D'abord parce que l'efficacité des filtres décroît rapidement dans le temps avant même la fin de la durée de vie annoncée, et que cela joue sur de nombreux paramètres[16]. Par ailleurs, leur efficacité est faible sur l'élimination des pesticides et nulle sur l'élimination des nitrates[17]. Certes, elles détruisent le calcium (qui n'a pas d'impact négatif pour la santé), abaissent le pH[18] et suppriment le goût du chlore (mais vous obtiendrez le même résultat en laissant pendant une heure une carafe d'eau au réfrigérateur) mais le risque de développement bactérien (Escherichia coli) dans les carafes est préoccupant, tout comme le traitement à l'argent (bactériostatique) trouvé sur certaines carafes ou la libération d'ions ammonium qui peuvent dépasser la référence de qualité française règlementaire.

Des eaux selon les moments de vie

Je me répète peut-être : il faut absolument boire un verre d'eau toutes les heures entre les repas, même en hiver.

Tout comme les aliments, l'eau participe à l'apport quotidien en minéraux et oligo-éléments. Toutes les eaux ne se valent pas et chacune possède des caractéristiques différentes, définies par leur minéralité[19]. Si les eaux de source et l'eau du robinet sont toujours très faiblement minéralisées (teneur inférieure à 50 mg/l) ou faiblement minéralisées (inférieure à 500 mg/l), les eaux minérales naturelles ont un spectre de minéralité bien plus large : certaines peuvent être très faiblement ou faiblement minéralisées aussi, contrairement à une idée répandue. Les eaux minérales naturelles ne sont, en effet, pas uniquement des eaux riches en sels minéraux : certaines peuvent être très faiblement minéralisées (<50 mg/l), ou faiblement minéralisées (<500 mg/l), d'autres minéralisées (résidu compris entre 500 et 1 500 mg/l) et certaines autres riches en sels minéraux (teneur supérieure à 1 500 mg/l) avec des concentrations parfois très élevées en magnésium, calcium, sodium, sulfates, bicarbonates…

Pour bénéficier de la complémentarité du profil minéral de chacune des eaux, n'hésitez pas à varier celles que vous buvez, et à vous adapter en fonction des moments de vie : enfance, adolescence, grossesse, activités sportives, maladie… La consommation d'une eau de qualité et adaptée à ses besoins, en complément d'une alimentation équilibrée et d'une bonne hygiène de vie globale, permet de prendre soin de sa santé tout au long de sa vie.

Pour les nourrissons : les eaux plates faiblement minéralisées

C'est bien connu, les enfants sont les premières victimes de la déshydratation en été. Mais pourquoi ? Tout simplement parce que leur organisme présente une surface corporelle très importante par rapport à son volume. Proportionnellement à sa taille, un bébé transpire donc beaucoup plus qu'un adulte lorsqu'il fait chaud. Les apports en eau doivent donc systématiquement être augmentés dès que la température ambiante dépasse 20 °C. Les troubles digestifs tels que la diarrhée ou les vomissements constituent un autre facteur très important de déshydratation, car l'organisme d'un bébé contient un volume de liquide beaucoup moins élevé que celui des adultes : un épisode de diarrhée ou de vomissements peut entraîner la perte d'un pourcentage très important de l'eau corporelle.

Votre enfant doit être hydraté régulièrement tout au long de la journée depuis son réveil jusqu'à son coucher, même la nuit s'il le demande, et pas seulement au moment des repas. Pour savoir s'il boit suffisamment, il existe un repère simple : ses urines doivent être abondantes, régulières et claires. Les premiers signes d'une déshydratation intense sont la somnolence, la confusion mentale, une peau pâle et moite, et une désynchronisation cardiaque et respiratoire. Ces symptômes sont graves, n'attendez surtout pas de les observer pour donner à boire à votre bébé.

En pratique : quelle eau choisir pour votre bébé ?

Une eau de source ou minérale très faiblement ou faiblement minéralisée qui convient à l'alimentation des nourrissons et qui présente sur l'emballage la mention « convient à l'alimentation des nourrissons ». Ces types d'eau ne surchargeront pas leurs reins encore immatures. Surtout, évitez les boissons sucrées ou aromatisées et ne leur faites pas consommer de boissons gazeuses. Il est important que votre enfant apprenne à apprécier le goût de l'eau nature.

- Eaux plates très faiblement minéralisées : Mont-Roucous.
- Eaux plates faiblement minéralisées : Thonon, Cristalline, Mont-Blanc, Wattwiller, Volvic, Evian.

Pour toute la famille, les eaux de votre marathon quotidien

Pour s'hydrater correctement, aucun doute possible, la meilleure boisson reste l'eau. Il est donc capital de retrouver le simple goût de boire de l'eau pour sa santé à long terme, mais aussi pour sa vitalité au quotidien.

En pratique : quelle eau choisir pour votre famille ?

Au quotidien, une eau de source ou minérale plate ou naturellement gazeuse faiblement minéralisée ou minéralisée. De temps en temps, une cure d'eau calcique (150 mg/l) et magnésienne (teneur supérieure à 50 mg/l) peut être utile pour compléter des besoins spécifiques. L'objectif premier est de varier les eaux et de pouvoir en consommer à chaque endroit où l'on se trouve, alors n'oubliez pas les formats nomades. Par ailleurs, les eaux gazeuses ne sont pas interdites, bien au contraire ; elles présentent l'avantage de varier les plaisirs.

- Eaux plates faiblement minéralisées : Thonon, Cristalline, Mont-Blanc, Wattwiller, Volvic, Evian.
- Eaux plates minéralisées : Vittel, Saint-Amand.
- Eaux naturellement gazeuses faiblement minéralisées : Perrier.

Pour les sportifs : eaux plates et naturellement gazeuses pour des moments de vie spécifiques

Saviez-vous que sur 100 calories dépensées lors d'un effort physique, seulement 20 servent à la contraction musculaire tandis que les 80 autres sont perdues sous forme de chaleur ? Pour éliminer cette chaleur produite par le travail musculaire, l'organisme utilise sa capacité d'évapotranspiration : il évacue de l'eau à travers la peau pour que celle-ci refroidisse sa surface en s'évaporant. Cette perte d'eau entraîne une baisse du volume sanguin et donc une diminution de la pression artérielle et une concentration du sang. Si vous ne compensez pas en buvant, vous allez droit au « coup de chaleur », un phénomène grave qui peut aller jusqu'au coma.

Dans le cas d'efforts intenses, une personne peut perdre plus d'un litre sous forme de sueur en une heure ! Les sportifs sont donc très exposés à la déshydratation en raison de la sudation. C'est pourquoi ils risquent parfois l'hyponatrémie, déséquilibre électrolytique du système sanguin. Voilà quelques conseils à suivre de l'American College of Sports Medicine[20] :

- Ne pas attendre d'avoir soif pour boire ;
- Boire suffisamment d'eau tous les jours, tout au long de la journée, un minimum d'un verre d'eau toutes les heures entre les repas d'autant plus quand on est actif, on a le temps de perdre beaucoup d'eau avant de ressentir la soif ;
- Boire un demi-litre d'eau environ deux heures avant une activité ;
- Boire tout au long de l'activité et immédiatement après l'activité afin de remplacer l'eau perdue par la sueur.

Bien plus que le manque de nutriments énergétiques, la déshydratation est la première cause de contre-performances chez le sportif. Pour un litre d'eau non renouvelée, l'organisme perd 20 % de ses capacités physiques. Par ailleurs, avec l'eau, l'organisme perd également des sels minéraux, notamment du sodium. Ces pertes doivent être compensées par une boisson adaptée à l'effort. Lors de la réalisation d'une épreuve courte, l'eau seule suffira amplement. En revanche, lors de la réalisation d'une épreuve longue, la boisson pourra se composer d'eau, de sel et même d'un peu de sucre en ajout. Le rythme idéal est de boire 2 à 3 gorgées toutes les 10 à 15 minutes pour atteindre environ un demi-litre par heure.

En pratique : quelle eau choisir quand vous faites du sport ?

Une eau minérale plate ou gazeuse, riche en sels minéraux, bicarbonatée et sodique.

Dans le cadre d'une activité sportive, même modérée, il faut s'assurer de boire avant, pendant et après l'effort. En cas d'exercice sportif intense et prolongé, la transpiration est accrue, entraînant une perte d'eau et éventuellement de sodium. C'est pourquoi il convient de préférer une eau minérale naturelle riche en minéraux, bicarbonatée (> 1500 mg/litre) et sodique (teneur en sodium > 200 mg/l).

- Les eaux gazeuses : Saint Géron, Rozana, Saint Yorre, Vichy Célestin.

Femmes enceintes et allaitantes : des eaux plates riches en minéraux, calciques, magnésiennes et pauvres en sodium

Durant la grossesse, l'organisme doit assurer toutes les fonctions sollicitées par la gestation : oxygénation, nutrition, élimination des déchets… C'est ainsi que le rythme cardiaque maternel s'accélère, le volume respiratoire augmente et le volume sanguin s'élève de près de 50 %. C'est pourquoi les besoins en eau augmentent considérablement lors de la grossesse et l'allaitement. Les reins travaillent sans relâche pour filtrer ce volume de liquide supplémentaire – pour pouvoir fonctionner correctement, ils ont besoin d'un débit d'eau suffisant pour solubiliser les déchets et les conduire vers les voies d'élimination.

Voici un test simple pour savoir si vous êtes bien hydratée : de quelle couleur sont vos urines ? Si elles sont foncées, c'est que vous ne consommez pas suffisamment d'eau et que les déchets sont en concentration trop importante dans vos voies urinaires. Outre le risque de calculs rénaux, ce manque d'hydratation induit un manque de « lessivage » des voies urinaires et augmente le risque de développer une infection urinaire.

De plus, la consommation d'eau minérale peut constituer une excellente solution pour augmenter vos apports en minéraux tels que le calcium ou le magnésium. Plusieurs études ont en effet confirmé que l'absorption et la biodisponibilité du calcium[21] des eaux minérales naturelles étaient équivalentes à celles du calcium des produits laitiers. Il a par ailleurs été démontré que le magnésium de l'eau est aussi bien absorbé par l'organisme que celui des médicaments et des aliments[22].

Une bonne hydratation est également indispensable pendant l'allaitement : le liquide prélevé chaque jour par le bébé doit être compensé par la consommation d'environ un litre de boisson supplémentaire. Les glandes mammaires sont des filtres imparfaits qui laissent passer de très nombreuses substances dans le lait maternel ; limitez donc les boissons excitantes telles que le café, le thé ou les colas qui contiennent des substances trop puissantes pour le nourrisson. Il vaut mieux consommer des eaux dont la composition est connue et maîtrisée. On pourra donc à loisir alterner la consommation d'eaux minérales faiblement minéralisées ou minéralisées et, en cure, des eaux minérales riches en calcium et magnésium qui viendront compléter les apports calciques des produits laitiers.

En pratique : quelle eau choisir quand vous êtes enceinte ou que vous allaitez ?

Une eau minérale plate, riche en sels minéraux, magnésienne, calcique et pauvre en sodium.

Les besoins en calcium et en magnésium augmentant à cette période de la vie, les eaux « calciques » (teneur en Ca > 150 mg/l) et « magnésiennes » (teneur en Mg > 50 mg/l) peuvent être recommandées tout en veillant à ne pas consommer d'eaux sodiques (teneur en Na+ > 200 mg/l)

- Les eaux plates : Velleminfroy, Hépar, Contrex…

Pour les seniors : des eaux plates riches en minéraux, calciques, magnésiennes et pauvres en sodium

Avec l'âge, la sensation de soif se fait moins présente, c'est pourquoi de nombreuses personnes âgées se déshydratent sans même s'en rendre compte. Boire régulièrement tout au long de la journée doit rester un réflexe capital, une bonne habitude que l'on doit retrouver si elle a été perdue. Pourquoi ne pas ajouter dans votre eau quelques gouttes de jus de citron ou un fond de jus de fruits si cela vous redonne l'envie de boire ?

En outre, on limite trop souvent le rôle de l'eau à sa seule fonction d'hydratation. Mais savez-vous qu'elle peut aussi jouer un rôle nutritionnel ? Comme on l'a vu, certaines eaux minérales sont très riches en éléments essentiels tels que le magnésium ou le calcium. Celui-ci contribue activement à entretenir le capital osseux et à réduire le risque d'ostéoporose à un âge où la densité osseuse a plutôt tendance à diminuer. Par exemple, un litre d'eau minérale riche en calcium peut représenter l'équivalent d'une portion d'emmental ou de trois yaourts, et couvrir plus de 50 % des apports journaliers recommandés en calcium. Enfin pour les personnes présentant des risques cardiaques, les eaux riches en sodium, dites sodiques (teneur en Na+ > 200 mg/l) sont cette fois-ci à éviter. En pratique, quelle eau choisir quand vous êtes senior ? Une eau minérale plate, riche en sels minéraux, magnésienne et calcique, pauvre en sodium. Telles que Velleminfroy, Hépar, Contrex…

Quatrième tableau : le sucre, savoir le maîtriser est une question de survie

Voilà un constat bien malheureux pour le monde : le sucre est puissant, addictif et un destructeur de santé publique. Cela devient une urgence absolue : il faut établir une politique majeure, non pas contre, mais pour une meilleure utilisation du sucre dans l'équilibre alimentaire. En 1920, nous consommions environ 1 kg de sucre par personne et par an. Ce chiffre s'élève en 2020 à environ 35 kg par personne et par an, soit environ vingt morceaux de sucres par jour et par personne ! Comme tout nutriment, le sucre est essentiel à l'équilibre alimentaire puisqu'il constitue un véritable carburant rapidement utilisable par l'organisme. Mais la consommation de produits sucrés est bien trop élevée depuis plusieurs décennies : l'OMS recommande de ramener l'apport en sucres à moins de 50 grammes par jour (la consommation quotidienne avoisine aujourd'hui 95-100 g en France) et précise qu'il serait encore meilleur pour la santé de réduire cet apport à 25 grammes, soit environ cinq cuillères à café. Car l'excès de sucre dans le sang entraîne des dégâts considérables : obésité, diabète de type 2, hypercholestérolémie…

Parmi les grands responsables, citons le sucre « caché » que l'on ingère de plus en plus fréquemment depuis quarante ans, dans des produits ultra-transformés sucrés et des boissons sucrées.

Le sucre dans les boissons

Les observations cliniques et épidémiologiques mettent en évidence un risque accru d'obésité et de diabète chez les gros consommateurs de boissons sucrées. Les plus jeunes, principaux buveurs de ces boissons (ils déclarent en moyenne en consommer 250 ml par jour) sont les plus atteints par l'augmentation du surpoids. Quelques chiffres que vous pouvez avoir en tête en considérant un petit verre de 200 ml :

- Thé glacé : 7 g/100 ml, soit l'équivalent de 3 sucres par verre ;

- Jus de fruits : 10 g/100 ml, soit l'équivalent de 4 sucres pour un verre ;
- Eau aromatisée aux fruits : 10 g/100 ml, soit l'équivalent de 4 sucres par verre ;
- Boisson énergisante : 11 g/100 ml, soit l'équivalent 4,5 de sucres pour un verre ;
- Soda : 11 g/100 ml, soit l'équivalent de 4,5 sucres par verre.

Un rappel biochimique sur les glucides est nécessaire

Attention à ne pas faire d'amalgame : tous les glucides ne se valent pas.

D'un côté, nous avons les glucides simples présents dans les aliments raffinés, transformés comme les sodas, les céréales du petit déjeuner, le sucre blanc, la confiture, les bonbons, mais aussi les fruits ou le lait… Ils sont représentés essentiellement par le saccharose (sucre raffiné), le lactose (produits laitiers) et fructose (les fruits). Solubles dans l'eau, ils confèrent un goût sucré aux aliments et constituent une source énergétique consommée très rapidement. Ils sont souvent connus sous le nom de « glucides d'absorption rapide » ou « sucres rapides », une dénomination qui n'est pas parfaitement exacte.

C'est sous forme de glucose que les sucres passent dans le sang. C'est pourquoi les sucres simples ont été appelés rapides, car on pensait qu'ils arrivaient plus vite dans le courant sanguin. Or, on s'est rendu compte que, plus que la longueur de la chaîne moléculaire glucidique, c'était ce que l'on consommait en même temps (fibres, protéines, lipides) qui avait une influence sur la vitesse d'absorption des sucres. Ainsi, un sucre à chaîne courte n'est pas nécessairement digéré rapidement s'il est absorbé avec d'autres aliments.

De l'autre côté, les glucides complexes, ou amidon, sont constitués de plusieurs molécules de glucides simples assemblés afin de former des chaînes plus longues. Ils sont contenus dans les aliments bruts ou peu transformés (pain complet, céréales, légumes secs...). Ces glucides complexes sont dégradés dans l'intestin en sucres simples qui passent la barrière intestinale pour être ensuite utilisés par l'organisme. Ils sont ainsi assimilés plus lentement par l'organisme en libérant de l'énergie pendant plus de temps.

Aliments riches en amidon (g/100g)		Aliments riches en sucres simples (g/100g)	
Biscotte	74	Sucre	100
Céréale petit déjeuner	65	Bonbon	100
Baguette	56	Confiture	70
Pain de mie	50	Banane	21
Riz	26	Raisin	16
Pâtes	22	Pomme	11
Pomme de terre vapeur	18	Kiwi	10
Lentille cuite	15	Haricots verts	4

Les aliments riches en glucides

Pour comprendre les dangers du sucre et s'en préserver, il est impératif de s'intéresser au métabolisme du glucose.

Le taux de glucose sanguin est appelé la glycémie. À jeun, elle est d'environ 0,8 g/litre de sang, mais elle est sujette à de nombreuses variations, notamment lors des prises alimentaires.

Chez une personne normale, elle peut augmenter jusqu'à une valeur de 1,40 g/l en phase d'absorption intestinale (la première heure après le repas), puis revient à la normale en moyenne deux heures plus tard. Après un repas, le glucose va être distribué dans l'organisme de différentes manières :

- Utilisation immédiate du glucose : les cellules ayant besoin d'énergie au moment de l'augmentation de la glycémie vont capter le glucose sanguin. Comme cette utilisation immédiate du glucose est mineure par rapport aux apports alimentaires, un processus de stockage est indispensable.
- Stockage à court terme sous forme de glycogène : une partie du glucose est stockée au niveau du foie et des muscles. Ce stock, appelé « glycogène », est destiné à fournir de l'énergie en cas de besoins immédiats. Ces réserves en glycogène sont limitées en quantité, environ 100 g pour le foie, un peu plus pour les muscles.
- Stockage à long terme sous forme de triglycérides : illimité en quantité, ce stockage a lieu dans le tissu graisseux. Le glucose entre dans une cellule graisseuse (adipocyte) et se transforme en glycéride sur lequel se fixent trois acides gras pour former un triglycéride.

Les glucides doivent représenter environ 50 % de nos apports énergétiques ; il est donc absolument nécessaire d'en consommer moins, mais mieux : en diminuant ses apports en glucides simples par deux ou trois et en augmentant ceux en glucides complexes.

Pourquoi faut-il maîtriser sa consommation de sucre ?

Comprendre le rôle de l'insuline et apprendre à en sécréter le moins possible est le plus beau cadeau que vous pouvez vous faire : en la maîtrisant, vous améliorerez les conditions et la durée de votre vie. Bien sûr, le sucre absorbé joue un rôle déterminant dans cette quête, mais il n'est pas l'unique responsable… Quand vous êtes stressés, quand vous êtes déprimés, quand vous dormez mal, vous sécrétez de l'insuline et stimulez inutilement votre pancréas. Ce dernier pourrait vivre plusieurs vies : mais le stress, la fatigue, la déstructuration alimentaire, font que certains pancréas tiennent à peine une cinquantaine d'années. Puis ils sont épuisés et le diabète arrive.

Que se passe-t-il quand la glycémie augmente ? Des cellules du pancréas, sensibles à l'élévation de ce paramètre, provoquent la libération de l'insuline qui permet le passage du glucose du sang vers les cellules en augmentant la perméabilité de leur membrane plasmique. Imaginez l'insuline comme une clef qui permet de déverrouiller la serrure d'une cellule. La porte du récepteur à insuline s'ouvre, le sucre entre et apporte une forme d'énergie à l'organisme. Le sucre passe vers les cellules et il s'ensuit une baisse de la glycémie. Pour cette raison, on dit de l'insuline qu'elle est une hormone hypo-glycémiante. Mais attention ! Quand la porte du récepteur se referme, la serrure peut disparaître. Et plus vous sécrétez d'insuline, plus vous avez la propension à faire disparaître la porte.

Cela explique qu'une personne de 20 ans puisse grimper 20 étages en courant après avoir passé une nuit blanche : notre quantité astronomique de récepteurs insuliniques nous offre l'équivalent d'un moteur énorme. À 30 ans, les cellules à insuline ont déjà largement diminué : parce qu'on est sédentaire, qu'on a mangé du sucre, qu'on a été énervé ou qu'on a trop travaillé… Assumer les 10 étages devient déjà bien plus difficile, sans parler de rester trois jours sans dormir. Mais si vous avez, dix ans plus tard, une continuité de sédentarité, vous n'avez presque plus de récepteurs à insuline et la capacité métabolique d'une deux-chevaux. Un escalier de deux étages sera devenu une véritable ascension. Je prends l'exemple d'escaliers, mais sachez que vous perdez par la même occasion des capacités neuronales et immunitaires. Tout le métabolisme vieillit.

Voilà pourquoi il est très important de garder son patrimoine de récepteurs à insuline. Et pour cela, il faut en sécréter le moins possible. Mais j'ai une bonne nouvelle : ce n'est pas irréversible. Même à 80 ans, on se répare ! Et cela passe par l'activité physique qui reconstruit les récepteurs. C'est merveilleux : en bougeant, vous recréez des récepteurs à insuline, des micro-vaisseaux, du muscle, et du même coup une capacité métabolique. Et tout cela peut aller très vite. Au bout d'un mois, vous montez trois étages ; au bout d'un an, vous en grimpez dix, et en peu de temps, vous retrouvez le même nombre de récepteurs à insuline que lorsque vous aviez 20 ans. Tout est dès lors possible, à condition de bien manger, de bien dormir, de ne pas trop stresser.

Quand la glycémie atteint des valeurs inférieures à la normale, suite par exemple à une sécrétion trop importante d'insuline, c'est l'hypoglycémie. Elle s'accompagne d'une sensation de faim impérieuse, d'une fatigue brutale… Le cerveau risque de manquer de « carburant » et se trouve en état de détresse. Que se passe-t-il alors ? À l'inverse de la libération d'insuline, quand la glycémie baisse, l'organisme fait en sorte d'augmenter la concentration de glucose dans le sang : les cellules α du pancréas sécrètent une hormone, le glucagon, qui agit surtout au niveau du foie.

Quand tout se passe bien, le fonctionnement de la balance hormonale insuline/glucagon s'agence donc ainsi : après un repas, la glycémie augmente, ce qui déclenche la sécrétion d'insuline, et donc une baisse importante de la glycémie. Lorsque cette dernière passe sous la valeur normale, la sécrétion de glucagon est activée et permet le retour à l'équilibre.

Mais que se passe-t-il si la faim nous pousse vers un en-cas sucré pour retrouver un peu d'énergie ? La brusque hyperglycémie entraînera une décharge d'insuline provoquant rapidement une nouvelle hypoglycémie. En clair, plus vous sécrétez d'insuline, plus vous avez faim et envie de « sucré », et plus vous en mangez, plus cela stimule sa sécrétion. C'est pourquoi, une barre sucrée ou un verre de soda lorsqu'on a l'estomac vide est un désastre. C'est très différent du fait de savourer un dessert juste après le repas : comme notre organisme utilise déjà de l'insuline, la touche sucrée sera bien moins toxique. Pour un traitement efficace de l'hypoglycémie, il faut rééquilibrer vos repas en rajoutant par exemple des fibres alimentaires et des glucides à chaîne longue comme les légumes secs par exemple.

Des indicateurs de mesure pour apprendre à protéger son pancréas

- L'index glycémique

L'index glycémique permet de comparer le pouvoir « glycémiant » de portions d'aliments qui renferment le même poids de glucides à la référence du glucose. Il donne une indication sur la vitesse à laquelle le glucose de cet aliment se retrouve dans le sang et ne tient pas compte de la proportion de glucides que renferme cet aliment. L'index glycémique se concentre donc sur l'aspect qualitatif du glucide, au-delà de son aspect quantitatif.

Un même aliment peut avoir des index glycémiques très différents en fonction de son degré de transformation. Plus l'aliment est transformé, plus sa réponse glycémique est élevée et moins il permet la satiété[23] : par exemple, croquer une pomme donnera davantage la sensation d'être repu qu'une compote ou qu'un jus du même fruit, tout en ayant un index glycémique plus faible. La phase de digestion sera en effet plus lente en consommant un fruit entier[24].

En d'autres termes, à composition nutritionnelle identique, deux aliments avec des matrices différentes peuvent donner des réponses glycémiques très différentes, avec des implications importantes pour les personnes diabétiques, ce qui laisse à penser qu'il faille favoriser les aliments naturels aux aliments très transformés.

Groupes d'aliments contenant des glucides	Index glycémique bas (inférieur à 50)	Index glycémique moyen (entre 50 et 74)	Index glycémique élevé (au-delà de 75)
Sucres	Fructose : 23	Saccharose : 65	Glucose : 100
Fruits	Cerise : 22	Banane : 53	Pastèque : 82
	Pomme : 30-35	Ananas : 66	
	Raisin : 43	Dattes : 70	
	Orange : 43		
Oléagineux	Amandes : 15		
	Noix de cajou : 15		
	Noisettes : 15		
Boissons	Jus de pomme : 41	Jus d'orange : 57	
		Fanta® : 68	

Céréales petit déjeuner	All Bran® : 30	Porridge : 61	Céréales petit déjeuner (raffinées) : 84
Pains	Pains au son : 44	Pain de seigle : 50	Baguette blanche : 85-95
	Pains céréales : 45		
Céréales	Pâtes aux œufs : 32	Riz blanc : 60	Riz rapide : 91
	Pâtes blé dur : 40-50	Couscous : 65	
Légumes	Courgettes : 15	Patate douce : 54	Frites : 75
	Aubergine : 20	Pomme de terre : 66	Purée : 83
	Petit pois : 48	Betterave : 64	Carotte cuite : 85
		Carotte : 71	
Légumes secs	Soja : 18		Fèves : 79
	Haricots secs : 27		Polenta : 70
	Lentilles : 29		
	Pois chiche : 33		
	Haricots blancs : 38		
Confiseries/ collations	Cacahuètes : 14	Chips : 54	
	Chocolat noir : 25	Pop-corn : 55	
	Barre fruits secs : 40-50	Barre choco Mars ® : 68	
Gâteaux	Muffin aux pommes : 44	Croissants : 67	Gaufre nature : 76
Produits laitiers	Yaourt nature : 27	Crème glacée : 67	
	Lait entier : 27		

Index glycémique de quelques aliments
(l'aliment de référence est le glucose)[25]

• La charge glycémique

Les effets d'un aliment sur l'organisme dépendent de son index glycémique mais aussi de la quantité ingérée : c'est la fonction de la charge glycémique qui évalue la capacité à élever le sucre sanguin d'une portion courante de cet aliment. Une charge glycémique supérieure à 19 est considérée comme élevée (baguette de pain blanc ou une barre de fruits secs), tandis qu'une charge glycémique inférieure à 10 est considérée comme basse ; dans cette catégorie, nous pouvons citer tous les légumes secs ou encore les pâtes *al dente*.

La charge glycémique s'obtient en multipliant l'index glycémique par la quantité de glucides d'une portion de cet aliment, puis en divisant par 100.

• L'indice insulinique

L'indice insulinique est une notion récente qui permet de quantifier l'évolution de l'insulinémie (sécrétion d'insuline) pendant les deux heures qui suivent l'ingestion d'un aliment en la comparant avec celle observée après la consommation du glucose. Elle prend en compte l'augmentation réelle du pic d'insuline sécrétée après la consommation d'un aliment. Certains aliments sollicitent en effet notre pancréas à l'excès avec à long terme le risque de créer une résistance à l'insuline et un diabète de type 2. Globalement, l'index glycémique et l'indice insulinique se recoupent, mais ce n'est pas toujours vrai, et trois cas de figure sont possibles.

1. Un aliment a un index glycémique faible et un indice insulinique faible. La situation est parfaite : par exemple, des pâtes au blé dur ou des légumes secs. Les sucres de l'aliment

entraînent un faible pic de glycémie et l'insuline n'est pas sollicitée en excès.

2. Un aliment a un index glycémique faible et un indice insulinique élevé. En apparence, on croit que les sucres de l'aliment ont peu d'impact sur la glycémie. Mais en fait leur action est masquée par l'insuline qui sera libérée en grande quantité pour compenser le pic de glycémie. Il faut éviter ces aliments et les consommer seulement de temps en temps pour le plaisir et immédiatement après les repas. Par exemple, les barres sucrées destinées plus particulièrement aux sportifs.

3. Un aliment a un index glycémique élevé et un indice insulinique élevé. Les sucres de l'aliment provoquent une élévation importante et prolongée de la glycémie et l'action de l'insuline n'est pas suffisante pour ramener la glycémie à une valeur normale rapidement. Il faut limiter ces aliments : par exemple, la baguette de pain blanc ou les pommes de terre cuites.

Un indice insulinique inférieur à 50 est faible, entre 50 et 100 il est modéré et au-delà de 100 il est élevé. Ce dernier indicateur révèle parfois des choses surprenantes : le yaourt nature, par exemple, dont l'index glycémique est pourtant très bas (environ 30) entraîne une réponse du pancréas équivalente à celle d'une barre chocolatée ou de bonbons (plus de 100). Rappelons quand même que le yaourt est de haute densité nutritionnelle car il apporte des protéines d'excellente valeur biologique et du calcium, alors que les confiseries sont, elles, complètement inutiles sur le plan nutritionnel et sont délétères pour le pancréas lorsqu'elles sont consommées en excès et trop fréquemment !

Cela peut expliquer le cas des produits laitiers, matrice nutritionnelle très complète qui en plus de contenir des glucides contiennent aussi des protéines.

Exemple pour quelques aliments	Indice insulinique	Index glycémique	Charge glycémique
Pommes de terre au four	100-140	95	24
Riz blanc	67-80	60	14
Pâtes blé dur	35-45	40-50	13
Pain baguette	100	85-95	50
Barre chocolatée	107-137	70	42
Croissant	65-93	67	17
Barre fruits secs	40-50	3	30
Banane (selon maturité)	75-85	60-65	10-15
Pomme et poire	55-65	30-35	4
Yaourt nature	100-120	20-40	0 à 5
Lentilles	44-70	30	5
Bœuf	25-30	0	0
Œuf	25-30	0	0
Poisson	40-60	0	0
Crème glacée	65-93	67	17

Tableau : comparaison pour quelques aliments des indicateurs clefs pour les glucides

---

En pratique :

- Équilibrez vos repas avec suffisamment de glucides complexes pour limiter l'hypoglycémie qui vous précipitera sur des produits sucrés.

- Privilégiez la consommation d'aliments les moins transformés, avec à la fois un index glycémique faible et un indice insulinique modéré. Une exception toutefois pour les laitages qui, certes, entraînent un pic d'insuline mais ils représentent une matrice nutritionnelle particulièrement intéressante, notamment pour répondre aux besoins calciques.
- Privilégiez également les céréales (pâtes, riz...) les moins raffinés possibles à un degré de cuisson maîtrisé, la surcuisson augmentant considérablement l'index glycémique et le pic insulinique.

Cinquième tableau : le gras, notre survie en dépend : une question de dosage et de qualité*

On appelle lipides toutes les graisses alimentaires, qu'elles soient d'origine animale ou végétale, ainsi que celles contenues dans le corps humain. Les lipides ont de nombreuses fonctions. Sources d'énergie qui peut être stockée pour assurer les besoins entre les repas, les lipides transportent quatre vitamines liposolubles (A, D, E, K) et permettent de lutter contre le froid grâce à l'énergie apportée et aux capacités isolantes de la graisse située sous la peau.

Les lipides sont formés d'acides gras qui se répartissent en trois grandes familles : les acides gras saturés, mono-insaturés et poly-insaturés. Dans une alimentation équilibrée,

* J'ai réalisé une thèse sur l'EPA, le DHA et les acides gras trans, préparée de 1984 à 1990 sous l'égide de mon maître, Henri Bour, nutritionniste de l'Académie de médecine.

il faudrait réussir à consommer chacune de ces familles en quantité équivalente. Ce n'est pas le cas aujourd'hui, où nous mangeons beaucoup trop de gras saturés et pas assez de gras poly-insaturés.

Les molécules contenues dans le beurre, le beurre de cacao et la palme sont surtout des acides gras saturés. Si ces molécules sont dites « saturées », c'est parce qu'elles sont « finies » et n'ont plus de fragilité dans leur structure. Elles servent à des fins essentiellement énergétiques ; autrement dit, elles font office de carburant. Certes, nous avons besoin de cette énergie. Mais dans les faits, nous en mangeons bien trop : on estime que ces acides gras saturés représentent 30 % de l'apport énergétique total des Français, alors que 10 % seraient souhaitables. Or, si les acides gras saturés arrivent en trop grande quantité dans l'organisme, ils ne servent plus de carburants mais sont stockés sous la peau et dans les tissus. Inutiles pour l'organisme, ils peuvent aussi être concentrés dans des zones de stockage dans les vaisseaux et boucher les artères. Où les trouve-t-on ? Dans les viandes, les charcuteries, les fromages, le jaune d'œuf, le beurre, le saindoux, la crème fraîche, ou encore dans le beurre de cacao ou dans l'huile de palme. Concrètement, les biscuits et autres produits manufacturés en sont bourrés.

Les molécules contenues dans les olives, l'huile d'olive et le gras de volaille sont surtout des acides gras mono-insaturés. Leur nom signale qu'il y a une fragilité dans la molécule. Le gras mono-insaturé a une très grande valeur pour l'organisme puisqu'il répare les membranes cellulaires, des structures qui constituent les parois des cellules. En France, on mange suffisamment d'acides gras mono-insaturés, que ce soit dans des produits « animaux » (volaille, poisson) ou « végétaux » (huile d'olive).

Les molécules contenues dans le soja, le colza, le tournesol et le maïs sont surtout des acides gras poly-insaturés. Ces molécules ont un rôle clef dans la fondation des cellules nerveuses ou dans la réparation des cellules immunitaires. C'est simple : toutes les grandes cellules complexes de l'organisme sont issues et réparées par des acides gras poly-insaturés. Ils ont aussi un rôle de précurseurs d'hormones qui sont des acteurs de la fonction immunitaire et neuronale. Ces soixante-dix dernières années, on a malheureusement vu une diminution considérable de la consommation de ce type de gras, pourtant indispensable pour la santé. Où les trouve-t-on ? Principalement dans les poissons gras (saumon, maquereau, sardine, hareng) ou dans quelques rares huiles végétales.

Parmi les acides gras insaturés, deux sont essentiels car ils ne peuvent être synthétisés par l'organisme :

- la famille des omégas 6 (acide linoléique LA et acide arachidonique) ;
- la famille des omégas 3 (acide alpha linolénique ALA, acide éicosapentaénoïque EPA et acide docosahexaénoïque DHA).

À titre indicatif, pour vous stimuler, l'EPA et le DHA sont des constituants majeurs des neurones et des systèmes immunitaires. Ils composent les membranes neuronales et les membranes de toutes les cellules immunitaires. Ainsi le DHA constitue 16 % des membranes neuronales. Vous comprenez pourquoi nous sommes ce que nous mangeons à la molécule près.

Les omégas 3, 6, 9

Parmi les omégas 3, seul l'acide alpha-linolénique (ALA) est qualifié d'« essentiel ». En effet, les autres acides gras oméga 3 peuvent être synthétisés par le corps à partir de l'ALA. Il est particulièrement présent dans l'huile et les graines de lin et de chanvre, ainsi que dans l'huile de colza et de soja. Les poissons gras sont également incontournables. On retrouve en effet des omégas 3 en nombre dans le saumon, le maquereau ou le hareng.

L'alimentation occidentale ne manque pas d'oméga 6 ! Bien au contraire, on en mange beaucoup trop : le rapport entre les omégas 6 et les omégas 3 se situe entre 10/1 à 30/1 alors qu'idéalement, il devrait se situer entre 1/1 et 4/1. Selon plusieurs experts, un retour à une alimentation fournissant un rapport adéquat d'omégas 6 et d'omégas 3 aurait un impact positif sur la santé cardiovasculaire des populations occidentales et réduirait aussi les maladies inflammatoires. D'autant que l'excès d'oméga 6 nuit à l'utilisation optimale des omégas 3 : afin d'être métabolisés, ces deux familles d'omégas entrent en compétition et un surplus d'omégas 6 empêche l'organisme d'exploiter adéquatement ses sources d'oméga 3. Ce déséquilibre induit un état physiologique propice aux maladies cardiovasculaires ainsi qu'aux troubles allergiques et inflammatoires. Pour couronner le tout, le problème s'accentue avec le diabète, l'excès d'alcool, de tabac, de stress et évidemment l'excès de consommation de sucre. Ces états de maladie ou d'addiction peuvent entraîner une difficulté à transformer ALA en EPA et, si l'EPA vient à manquer, les neurones seront mal réparés et des maladies neuronales apparaîtront.

Ce qui est génial dans notre organisme, c'est qu'en consommant régulièrement des poissons gras, en moins de six mois les neurones peuvent se réparer quel que soit l'âge !

	Bon pour la santé Acide oléique (oméga 9)	Toxique en cas de surconsommation Acide linoléïque (oméga 6)	Bon pour la santé Acide linolenique (oméga 3)
Huile d'olive (Bon pour la santé)	76,2 %	6,8 %	0,7 %
Huile de noix (Bon pour la santé)	17,5 %	59,4 %	12,8 %
Huile de colza (Bon pour la santé)	58,3 %	22,2 %	8,9 %
Huile de soja (Bon pour la santé)	21,1 %	55,7 %	7,6 %
Huile de sésame (Bon pour la santé)	9,6 %	44,1 %	0,4 %
Pépins de raisins	15,8 %	70,6 %	0,3 %
Huile de carthame	12,8 %	78,7 %	traces
Huile de tournesol (Mauvais pour la santé)	19,8 %	67,0 %	0,1 %
Huile d'arachide (Mauvais pour la santé)	56,6 %	21,1 %	traces
Huile de maïs (Mauvais pour la santé)	26,9 %	58,5 %	0,9 %
Huile Isio 4	40,0 %	47,0 %	1,2 %

Teneurs moyennes en acides gras essentiels des principales huiles végétales

Les huiles de soja, de colza et de noix sont les seules huiles équilibrées, compte tenu de leurs apports en acides gras essentiels.

En pratique :

- Mangez 500 grammes de poisson gras par semaine pour éviter les maladies vasculaires et dégénératives.
- Les huiles riches en gras poly-insaturés ne supportent pas les hautes températures. Ne les utilisez donc pas en huile de cuisson, mais utilisez de l'huile d'olive ou de tournesol.
- Au quotidien, variez les huiles dans vos vinaigrettes ou en assaisonnement.
- Pour trouver un équilibre parfait dans les apports en gras : réduisez votre consommation d'acides gras saturés (et donc de produits manufacturés), gardez la même consommation d'acides gras mono-insaturés et décuplez l'apport en poly-insaturés
- Évitez d'acheter de l'huile de tournesol, arachide ou maïs, juste bonnes pour la cuisson. (Erreur sublime : acheter une boîte de sardines avec de l'huile de tournesol.)

Sixième tableau : les viandes et les œufs

D'abord un petit rappel sur les protéines : c'est notre capital neuronal, immunitaire et endocrinien.

Les protéines constituent, avec les glucides et les lipides, l'une des trois grandes familles de macronutriments. Essentielles, elles jouent un rôle structural au niveau musculaire et sont également impliquées dans de nombreux processus physiologiques. Le premier rôle est biochimique : elles servent à la synthèse de molécules jouant un rôle dans les métabolismes cellulaires (par exemple : insuline, glucagon dans le métabolisme des sucres). Les protéines sont aussi dotées d'un rôle de construction ; elles apportent à l'organisme l'azote dont il a besoin pour son édification, participant ainsi à la construction de ses tissus : fibres musculaires, membranes cellulaires, os, phanères, organes… Elles participent accessoirement aux apports en énergie, puisqu'un gramme de protéines apporte 4 kcal et ont une double origine alimentaire : animale et végétale.

Les protéines sont constituées d'acides aminés liés les uns aux autres dans des assemblages complexes. C'est la nature et la proportion de ces acides aminés qui détermine la particularité de chaque protéine. Il existe une centaine d'acides aminés, mais seuls 22 sont codés par le génome des organismes vivants, 20 entrent dans la composition des protéines de notre organisme et 9 d'entre eux sont dits essentiels : notre corps ne peut les fabriquer et doit nécessairement les recevoir par l'alimentation. Par ailleurs, l'organisme ne peut pas constituer de réserves de protéines, il doit donc bénéficier d'un apport journalier correct, en quantité comme en qualité.

Produits animaux		Produits végétaux	
Emmental	29 %	Soja	35 %
Camembert	21 %	Légumes secs	24 %
Viande	18 %	Pâtes	13 %
Poisson	18 %	Farines	11 %
Charcuterie	17 %	Pain	7 %
Œufs	12 %	Riz	7 %
Lait	3,5 %	Pomme de terre	2 %

Quelques comparaisons de teneur en protéines
dans le monde animal et végétal

Équilibrer ses apports en protéines animales et végétales

La qualité nutritionnelle d'un aliment dépend donc non seulement de la quantité de protéines qu'il contient, mais aussi de l'équilibre de ses acides aminés. Ce qui est rarement exprimé. L'astuce est donc d'évaluer l'équilibre des acides aminés indispensables d'un aliment par rapport à une protéine de référence, en l'occurrence celle de l'œuf*, qui est la référence absolue, d'où l'intérêt du tableau ci-dessous.

* L'index chimique se calcule en établissant, pour chacun des acides aminés indispensables, le rapport entre la teneur dans la protéine testée et la teneur dans celle de l'œuf, protéine de référence de la FAO (Food and Agriculture Organisation).

Acides aminés (mg/g protéine)	Lait	**Œuf réf.**	Bœuf	Poisson	Blé	Riz	Soja
Histidine	27	**22**	34	35	25	26	28
Isoleucine	47	**54**	48	48	35	40	50
Leucine	95	**86**	81	77	72	86	85
Lysine	78	**70**	89	91	31	40	70
Méthionine + cystéine	33	**57**	40	40	43	36	28
Phénylalanine + tyrosine	102	**93**	80	76	80	91	88
Thréonine	44	**47**	46	46	31	41	42
Tryptophane	14	**17**	11	11	12	13	14
Valine	64	**66**	50	61	47	58	53
Indice chimique	94	**100**	100	100	56	73	80

Il existe de nombreuses sources végétales de protéines. On les retrouve dans :

- les graines oléagineuses (15-20 % de protéines végétales) : amandes, noix, pistaches, arachides…
- les légumes secs (8 % de protéines végétales) : lentilles, pois, fèves, haricots secs, soja…
- les céréales (5 % de protéines végétales) : riz, quinoa, boulgour, blé, avoine…

Retenez que les besoins en protéines sont d'environ 0,8 g/kg de poids corporel par jour. Ces besoins augmentent chez ceux ou celles dont le travail demande une grande dépense physique, le sportif ou la sportive, l'enfant et diminuent chez la personne âgée. L'apport protidique total doit être égal à 15 % de l'apport énergétique total.

Il faut manger chaque jour une portion de viande (en privilégiant la viande blanche), poisson ou œuf.

Contrairement aux protéines animales, certaines protéines végétales peuvent présenter une teneur faible en certains acides aminés indispensables. Une alimentation idéalement équilibrée devrait comporter environ 70 g de protéines par jour : la moitié dans les produits végétaux (céréales, légumineuses…) et l'autre moitié dans les produits animaux (viande, poisson, œuf, produits laitiers), car la richesse des unes compense l'insuffisance des autres en certains acides aminés essentiels. Cet équilibre entre protéines végétales et protéines animales est capital, même s'il n'est bien entendu pas nécessaire d'assurer cette complémentarité à l'intérieur de chaque plat, ni même de chaque repas ; celle-ci peut se faire au cours de la journée, avec les autres aliments consommés. Ceci est particulièrement important dans le cadre d'une alimentation végétarienne qui couvrira idéalement tous les besoins si elle associe des produits laitiers, des œufs et du poisson aux protéines végétales. Dans le cadre d'une alimentation végétalienne, le problème principal est la vitamine B12 qui est pratiquement absente du règne végétal. Le calcium, lui, pourra être compensé par la consommation d'une eau minérale naturelle calcique.

Exemples de recettes végétariennes équilibrées :

- Plat végétalien : un couscous avec les ingrédients de base suivants
    - Semoule (céréales)
    - Amandes (oléagineux)
    - Pois chiches (légumes secs)
    - Raisins secs et abricots secs

- Plat végétarien : salade de quinoa avec les ingrédients de base suivants
  - Quinoa
  - Œufs
  - Champignons de Paris
  - Huile d'olive
  - Basilic

À *propos de l'œuf*

L'œuf est la protéine la moins chère au monde et la plus facile à préparer. Il assure un apport en protéines parfait et peut tout à fait se substituer à la viande ou au poisson : deux œufs sont équivalents, du point de vue de l'apport protidique, à 100 g de viande ou de poisson.

Ses caractéristiques nutritionnelles :

- Protéines : environ 12 g pour 100 g. D'excellente valeur biologique : un œuf contient tous les acides aminés essentiels que l'organisme ne peut fabriquer lui-même.
- Lipides : environ 10 g pour 100 g. Concentrés exclusivement dans le jaune, ils sont essentiellement constitués d'acides gras mono- et poly-insaturés, réparateurs de membranes cellulaires et précurseurs de certaines hormones. Dans le cas d'un œuf enrichi naturellement aux omégas 3 (grâce à des graines de lins données aux poules), on obtient trois fois plus d'oméga 3, soit 450 mg
- Très riche en phosphore, mais pauvre en calcium, d'où l'intérêt des mélanges œuf-lait (gratins, crèmes, entremets…) qui permettent de rétablir un bon équilibre entre ces deux minéraux.

- Riche en fer, l'œuf couvre à lui seul, à raison d'un par jour, 15 % des besoins en fer de l'organisme. Il est donc particulièrement recommandé aux anémiques, aux femmes enceintes, aux enfants, aux personnes âgées…
- Également riche en vitamines A, B, D et E, mais dépourvu de vitamine C.

Je voudrais ici en finir avec une idée reçue : le cholestérol de l'œuf ne pose pas de problème.

Le cholestérol entre dans la composition de toutes les membranes cellulaires et possède de nombreuses fonctions. Il est absolument indispensable à la vie ! Ce mot fait peur car tout le monde sait que l'excès de cholestérol dans le sang accroît le risque de maladies cardiovasculaires. En fait, il existe souvent une confusion entre cholestérol alimentaire et cholestérol sanguin. Le cholestérol dosé dans le sang a deux origines : il est fabriqué par l'organisme pour les deux tiers et ne provient de l'alimentation que pour le tiers restant. De plus, notre organisme adapte sa production aux apports alimentaires, si bien que notre taux de cholestérol sanguin reste normalement stable autour de la valeur fixée par notre foie !

Supprimer le cholestérol de son alimentation est donc peu utile pour baisser son taux de cholestérol sanguin. Le risque cardiovasculaire dépend surtout de la qualité des matières grasses consommées et la meilleure stratégie nutritionnelle consiste donc à rééquilibrer ses apports en acides gras : moins de graisses saturées, plus de graisses insaturées. C'est justement le point fort de l'œuf : son profil lipidique affiche 70 % de graisses insaturées. L'œuf ne peut donc être tenu pour responsable d'une augmentation du risque cardiovasculaire. Une méta-analyse menée chez 177 000 personnes de 50 pays différents n'a d'ailleurs démontré aucun lien significatif entre la consommation d'œufs, le taux de cholestérol et l'apparition de maladies cardiovasculaires[26].

	Cage	Au sol	Plein air	Plein air / Label Rouge	Plein air bio
Code	3	2	1	1	0
Densité en bâtiment	750 cm^2 / poule	9 poules/m^2	9 poules/m^2	9 poules/m^2	6 poules/m^2
Parcours extérieur	Non	Non	4 m^2/poule	5 m^2/poule	4 m^2 /poule
Taille du cheptel	Pas de limite (moyenne 50 000, peut aller jusqu'à 100 000 et plus)	Pas de limite (peut aller jusqu'à 20 000 et plus)	Pas de limite (peut aller jusqu'à 15 000)	6 000 par bâtiment	3 000 par bâtiment
Alimentation de la pondeuse	Uniquement végétaux, minéraux et vitamines	Uniquement végétaux, minéraux et vitamines	Uniquement végétaux, minéraux et vitamines	Uniquement végétaux, minéraux et vitamines, avec 50 % minimum de céréales	Uniquement végétaux, minéraux et matières premières bio à 95 %

Quel type d'œuf choisir lors de son achat ?

Des œufs selon les moments de vie

- Enfant et adolescent

L'œuf est un aliment ludique et facile à manger, les enfants adorent décortiquer eux-mêmes leur œuf dur ou tremper des mouillettes de pain dans un œuf à la coque !

Et pour l'adolescent qui aime ce qui est facile et rapide, quoi de plus simple que de faire cuire deux œufs au plat pour un repas de midi ?

Riche en vitamine D, un œuf couvre 20 % des besoins quotidiens d'un enfant dès l'âge de 3 ans. Cette vitamine, importante pour le bon fonctionnement du système immunitaire, permet l'assimilation du calcium et assure donc la constitution du capital osseux et dentaire chez l'enfant. Il faut savoir que le capital osseux atteint son pic à l'âge de 20 ans, il constitue alors un stock initial qui ne fera que diminuer tout le reste de la vie. Mettez toutes les chances de votre côté en élevant ce stock initial à son plus haut niveau. L'œuf contient aussi du phosphore, un élément qui assure la solidité des os et des dents lorsqu'il est associé au calcium.

L'œuf apporte des éléments nutritionnels très importants à l'adolescence : il contient notamment du DHA, un acide gras de la série des omégas 3 qui entre dans la composition du cerveau. Le DHA s'est montré efficace pour réguler les états de stress et réduire le risque de dépression. Voilà une bonne nouvelle pour les angoissés des examens de fin d'année !

- Adulte

En plus d'être une ressource protéique très facile à cuisiner, son grand avantage est évidemment son prix ! Par ailleurs, le jaune d'œuf contient des pigments, la lutéine et la zéaxanthine, deux molécules antioxydantes qui ont prouvé leurs effets bénéfiques contre certains cancers. Ces pigments jouent également un rôle protecteur pour notre rétine : ils filtrent la lumière bleue, ce qui ralentit le vieillissement de l'œil et réduit le risque de certaines maladies comme la cataracte.

- Sportif

De nombreux athlètes consomment de grandes quantités d'œufs pour profiter de leurs propriétés anabolisantes naturelles. Ces vertus sont-elles avérées ? Sur les 18 acides aminés que l'on retrouve dans l'œuf, les trois acides aminés branchés (la leucine, l'isoleucine et la valine) constituent à eux seuls 25 % de la ressource protéique. Or, ces acides aminés branchés sont connus pour leur rôle clef dans le métabolisme musculaire. D'une part, ils sont directement concernés par la fourniture d'énergie aux cellules musculaires : le muscle brûle préférentiellement de la leucine dès qu'il a épuisé ses réserves de sucre. D'autre part, on leur attribue un rôle de retardateur dans l'apparition de la fatigue centrale grâce à un effet direct sur la production des signaux de fatigue au niveau du cerveau. Ils permettraient donc au sportif de mieux supporter des épreuves longues. Enfin, les acides aminés branchés sont les premiers acides aminés limitants dans la construction du tissu musculaire. Espérer développer sa masse musculaire sans avoir des apports suffisants en acides aminés branchés est donc illusoire.

- Femme enceinte

Avec le foie, l'œuf est le seul aliment d'origine animale qui constitue une bonne source de vitamine B9 (25 % des apports journaliers recommandés). On le sait, celle-ci fait très souvent défaut aux jeunes femmes en âge de procréer, alors qu'elle est capitale dès les premiers jours de la grossesse ! En effet, les folates sont indispensables au bon déroulement des divisions cellulaires, un processus très actif en début de grossesse. Un statut correct en vitamine B9 permet de réduire de manière très importante le risque de malformation du fœtus, notamment du tube neural. La vitamine B9 n'est pas capable d'agir seule, elle est dépendante de la vitamine B12 pour être activée. Cela tombe bien : un seul œuf couvre à lui seul pas moins de 40 % des apports journaliers recommandés en vitamine B12 !

Afin de ne courir aucun risque bactériologique, privilégiez les œufs du commerce produits dans des conditions hygiéniques très strictes par rapport à des œufs plus artisanaux. Évitez les œufs crus (mayonnaise, mousse ou chocolat, tiramisu) ou à moitié cuits (œuf à la coque ou au plat) pour vous adonner sans inquiétude au plaisir d'une omelette bien cuite ou d'une salade à base d'œufs durs.

- Senior

On le sait, les personnes âgées ont du mal à couvrir leurs besoins protéiques. Contrairement à une ancienne croyance, les besoins en protéines ne deviennent pas moins importants lorsque l'on avance en âge, bien au contraire ! En vieillissant, les muscles ont tendance à fondre parce qu'ils perdent plus de protéines qu'ils n'arrivent à en fixer. La première conséquence de ce déficit est un risque accru de chutes et donc d'immobilisation, ce qui peut altérer davantage l'état musculaire du sujet âgé.

En plus de participer à la préservation des capacités physiques du sujet âgé, l'œuf contribue au maintien de ses capacités cognitives grâce à sa teneur en DHA qui permet de ralentir le déclin cognitif et de diminuer le risque de maladie d'Alzheimer (deux œufs permettent de couvrir 50 % des besoins quotidiens en DHA). Enfin, les œufs contiennent également du sélénium (30 % des apports journaliers recommandés en sélénium dans deux œufs). Cet oligoélément contribue aux défenses antioxydantes de l'organisme. Il permet de lutter contre le vieillissement cellulaire et contre certaines maladies associées telles que le cancer.

La volaille, viande de l'avenir

Les viandes de poulet et de dinde répondent aux besoins nutritionnels de tous. Elles sont riches en protéines de haute valeur biologique qui contribuent à un gain de la masse musculaire et au maintien d'une ossature normale à tous les âges.

Une analyse comparative des teneurs en protéines de différentes viandes a démontré que les viandes de volaille sont les plus riches en protéines. Par exemple, une escalope de 120 g de dinde ou de poulet couvre plus de 50 % des besoins journaliers en protéines d'un adulte.

Par ailleurs, la dinde et le poulet possèdent la plus faible teneur en matières grasses et en acides gras saturés de toutes les viandes ; leur consommation favorise une amélioration du profil lipidique.

Les acides gras saturés peuvent induire des maladies cardiovasculaires[27]. Dans une étude d'intervention, des individus en hypercholestérolémie suivant une diète faible en lipides incluant quotidiennement 170 g de viande blanche telle que de la dinde ont vu leur cholestérol LDL (mauvais cholestérol) diminuer et leur cholestérol HDL (bon cholestérol) augmenter[28] ; la consommation de viande de volaille serait reliée à une diminution des cancers colorectaux[29] (contrairement à d'autres types de viandes), effet expliqué par leur faible teneur en matières grasses et en acides gras saturés. De plus, la consommation de viande blanche ne causerait pas la formation de nitrosamines, composés cancérigènes qui se forment dans l'intestin[30].

La dinde et le poulet sont également riches en vitamines B3 et B6 (toutes deux nécessaires, notamment au bon fonctionnement du système nerveux). Le poulet contient la plus grande concentration en vitamine B3 et la dinde la plus grande concentration en vitamine B6 parmi toutes les viandes. Par ailleurs, les volailles possèdent des concentrations très intéressantes en phosphore (constituant des os) et potassium (nécessaire à la transmission d'impulsions nerveuses).

Ainsi la consommation de 100 g de poulet permet de couvrir 70 % des besoins journaliers en vitamines B3 et 70 % en phosphore, la consommation de 100 g de dinde apporte 40 % des besoins journaliers en vitamines B6 et 16 % en potassium.

Les viandes de dinde et de poulet sont conseillées chez les jeunes enfants pour commencer la diversification alimentaire. N'étant pas un aliment allergène, il s'agira en effet de l'une des premières viandes que pourront goûter les bébés lorsque l'on introduira des aliments solides dans leur alimentation[31]. De plus sa neutralité gustative permet d'être en accord avec leur goût afin de répondre sans difficulté à leurs besoins en protéines.

Il est nécessaire de veiller aux choix des sources de protéines dans vos assiettes. L'équilibre alimentaire se réalise bien entendu sur la semaine mais des repères de consommation journaliers ont été fixés pour une meilleure compréhension. Ainsi, pour un adulte, c'est environ 100 à 150 g par jour de produits riches en protéines tels que de la volaille, du poisson, des œufs, de la viande, de la charcuterie.

Cependant les volailles étant de très loin les viandes les plus pauvres en matières grasses, leur consommation est à privilégier. Elles ont donc été classées dans une catégorie totalement à part des autres viandes. Il est ainsi tout à fait possible de consommer 100 à 150 g par jour de volaille afin de répondre à ses besoins en protéines, alors qu'il est recommandé de ne pas dépasser 70 g par jour pour les autres viandes (bœuf, porc, agneau…) et 25 g par jour pour les produits de charcuteries. La consommation de viandes, hors volailles, en excès pourrait en effet à long terme favoriser l'apparition de maladies.

Mode de production	Standard	Certifié	Fermier Label Rouge	Agriculture biologique
Race	Croissance rapide	Croissance intermédiaire	Rustique à croissance lente	Rustique à croissance lente
Âge d'abattage	35 à 40 jours	56 jours minimum	81 jours minimum	81 jours minimum
Type d'élevage	En claustration	En claustration	Fermier en plein air ou en liberté	Fermier en plein air ou en liberté
Taille du poulailler	Pas de limite	Pas de limite	400 m^2 maximum	480 m^2 maximum

Densité dans le poulailler	20 à 25 poulets par m²	18 poulets par m²	11 poulets par m²	10 poulets par m²
Espace en plein air	Aucun	Aucun	Entre 2 et 4 m² minimum par poulet	4 m² minimum par poulet
Lumière naturelle	Non	Non	Oui	Oui
Alimentation	100 % végétaux, minéraux et vitamines	- 100 % de végétaux, minéraux et vitamines - dont 65 % de céréales	- 100 % de végétaux, minéraux et vitamines - dont 75 % minimum de céréales	- 100 % végétaux, minéraux et vitamines - dont 95 % minimum de matières premières issues de l'agriculture biologique
Qualité supérieure organoleptique des volailles			Garantie par des analyses sensorielles régulières	

Quel type de viande choisir : standard, certifié, Label Rouge, bio

	Poulet (blanc sans peau cuit)*	Dinde (escalope crue)	Porc (filet maigre cru)	Bœuf (faux filet cru)	Agneau (gigot cru)
Protéines (g/100g)	26,2	23,8	21,1	21,6	17,8
Lipides totaux (g/100g)	1,76	1,11	4,22	3,37	6,29
AGS (g/100g)	0,59	0,40	1,37	1,55	2,58

* En l'absence de données de référence CIQUAL sur le poulet cru, la référence poulet cuit sans peau a été utilisée en comparatif.

La viande d'agneau

Vous ne le saviez peut-être pas : les naissances d'agneaux ont lieu durant l'hiver, ce qui explique que cette viande soit consommée de manière saisonnière de février à septembre.

Sans pour autant battre des records, la viande d'agneau fait partie des viandes les plus grasses. Son profil lipidique est pointé du doigt par les professionnels de santé qui l'accusent d'être trop riche en acides gras saturés. Lorsque l'on détaille cette composition lipidique, on s'aperçoit que la viande d'agneau comporte 40 % d'acides gras mono-insaturés et 30 % d'acide stéarique, un acide gras saturé qui est transformé en acide oléique dès son assimilation. Celui-ci se comporte donc sur le plan métabolique exactement comme un acide gras mono-insaturé. Les acides gras mono-insaturés sont connus depuis longtemps pour leur rôle bénéfique sur le système cardiovasculaire. L'huile d'olive en est composée à 75 % et c'est ce qui lui vaut ses vertus bien connues. Ils permettent en effet d'abaisser le taux de LDL, le « mauvais » cholestérol comme vu plus haut, et d'augmenter sensiblement le taux de HDL, le « bon » cholestérol. Ils abaissent également le taux de triglycérides sanguins, trois facteurs de risque aujourd'hui clairement identifiés dans la pathogénie des accidents cardiovasculaires. Voilà peut-être de quoi réconcilier les cardiologues avec la viande d'agneau ?

En outre, des viandes de boucherie traditionnelle, l'agneau est la viande la plus riche en vitamine B12. Cette vitamine, qui agit en synergie avec la vitamine B9, assure toutes les multiplications cellulaires. Elle est donc vitale pour tous les tissus à renouvellement rapide tels que les muqueuses et la fabrication des globules rouges. Si vous aimez l'agneau, mais que vous surveillez vos apports énergétiques, il n'est pas nécessaire de le supprimer totalement de votre alimentation. Veillez simplement à diminuer les quantités consommées et à privilégier des morceaux moins gras tels que le gigot, le carré, la noix des côtelettes et la selle, moins riches que l'épaule. Veillez également à choisir des agneaux jeunes, de moins de 9 mois, car leur période d'engraissage aura été courte.

La viande d'agneau est très délicate et fragile. Elle se conserve deux à trois jours au maximum au réfrigérateur lorsqu'elle est crue et quatre jours quand elle est cuite. À -18 °C, au congélateur, la viande émincée ne doit pas être stockée plus de quatre mois, tandis que les grosses pièces peuvent être conservées six mois en prenant soin de placer chaque morceau dans un sac spécial hermétiquement fermé.

Le bœuf

Autrefois utilisé pour le travail de trait, le bœuf n'était consommé qu'après de nombreuses années de bons et loyaux services et sa chair était donc coriace. Il fallait user d'ingéniosité pour accommoder cette viande ; c'est ainsi que sont nés le pot-au-feu, les daubes ou encore les ragoûts.

Aujourd'hui, grâce aux bonnes pratiques d'élevage, à la sélection des races telles que la fameuse charolaise de notre région, et grâce aux techniques de maturation, la viande bovine est devenue un mets de choix tant au niveau de son goût et de sa tendreté que de ses bienfaits nutritionnels.

Cette viande se prête ainsi à une grande diversité de préparations culinaires. Avec des morceaux de choix tels que l'onglet, le faux filet ou la bavette qui affichent moins de 5 % de matières grasses, la viande bovine s'intègre très facilement dans une alimentation à la fois gourmande et équilibrée. En effet, un bifteck de 150 g de bœuf apporte, entre autres choses évidemment, environ 30 g de protéines, soit plus de 50 % des besoins d'un adulte de 70 kg, 3,5 mg de fer et 8 mg de zinc, soit respectivement 25 % et 80 % des apports journaliers recommandés en ces minéraux !

Le porc

Ce fameux dicton populaire « tout est bon dans le cochon » n'est pas un hasard. Sur un porc de 100 kg, on obtient 80 kg de viande. C'est le meilleur rendement, tous types de viandes confondus, car pratiquement tous les morceaux sont utilisés, jusqu'à ses poils qui peuvent servir pour fabriquer des pinceaux ! La teneur en protéines de la viande de porc est élevée avec une moyenne de 25 g pour 100 g de viande cuite. Comme les protéines des viandes de bœuf, de veau, d'agneau ou de volaille, les protéines de la viande de porc possèdent une valeur biologique élevée car elles sont riches en acides aminés indispensables. Contrairement à certaines croyances populaires, la viande de porc est une viande maigre car son tissu musculaire ne contient pas plus de 5 à 6 % de lipides (la viande de porc est peu persillée, contrairement à la viande de bœuf). En effet, si sa teneur en graisse dépend des conditions d'élevage et des caractères génétiques, il faut surtout insister sur le fait que la plus grande partie du « gras » peut être séparée de la viande de porc par le boucher, le cuisinier ou par vous dans votre cuisine. Ainsi, les teneurs en lipides sont très variables : seulement 5 % pour du jambon cuit, 7 % pour du rôti cuit, mais bien sûr beaucoup plus pour les charcuteries telles que le saucisson sec ou la saucisse dont la teneur en lipides se rapprochera souvent des 35 %.

Cependant, dans le cas du porc, il ne faut pas se limiter à sa teneur globale en lipides. Cette viande est en effet constituée d'un mélange de corps gras insaturés et saturés. Contenant en moyenne 12 % d'acides gras poly-insaturés et 49 % de mono-insaturés, elle possède un profil lipidique protecteur vis-à-vis des maladies cardiovasculaires. Et avec un contenu inférieur à 40 % de graisses saturées, elle n'a rien à envier aux profils lipidiques des viandes de volaille. Pour l'alimentation des porcs, différents types de matières premières sont apportées afin de répondre à leur besoin en énergie, protéines, minéraux et vitamines. Même si la tendance actuelle est aux porcs peu gras et que les progrès technologiques ont permis l'obtention d'une viande plus maigre qu'autrefois, il y a une limite à ne pas franchir. En effet, l'excès de maigreur donne une viande anormalement pâle, molle, se rétractant à la cuisson, insipide et désagréable à mastiquer. Certains producteurs possèdent leurs propres traditions en matière d'élevage et d'alimentation porcine ; c'est le cas en Franche-Comté. Les porcs y sont nourris avec une alimentation à base de céréales et de petit lait issu de fromageries de la région. Ces porcs sont 100 % d'origine locale et sont protégés par une indication géographique protégée.

Attention au barbecue

Sous l'effet de la chaleur de la cuisson, les protéines se dégradent et libèrent des acides aminés. Certains d'entre eux sont capables de réagir pour former ce que l'on appelle des « produits de Maillard », du nom du chercheur qui les a découverts. La formation des « produits de Maillard » est souvent recherchée, car ces molécules de couleur brune confèrent aux aliments leurs arômes de « grillé » tant appréciés. Mais lorsque la cuisson est trop longue ou trop puissante (au-delà de 180 °C), ces réactions peuvent donner naissance à des composés toxiques, cancérigènes à haute dose. De plus, ces réactions sont favorisées par la présence de fer, ce qui augmente le risque lors de la grillade des viandes rouges. Comment repérer la formation de ces composés toxiques ? Tout simplement par l'apparition de traces noires sur la viande, les fameuses « traces de charbon ». Il est impératif de surveiller très minutieusement la grillade et de stopper la cuisson avant que ces traces noires n'apparaissent. Il est également important de ne jamais mettre la viande au contact direct des flammes, où la température peut grimper jusqu'à 300 °C ! Les grilles du barbecue doivent donc être suffisamment éloignées du foyer. Enfin, la fumée issue des braises contient de grandes quantités de ces substances nocives.

À propos de la charcuterie

Peut-on manger équilibré, faire attention à sa santé, tout en consommant de la charcuterie ? Oui, tout à fait ! D'abord parce qu'il est important de se faire plaisir en mangeant. Ensuite, rappelons que le gras des charcuteries est du « bon » gras car il provient principalement du porc dont les lipides contiennent une majorité d'acides gras insaturés (61 %, dont 49 % de mono-insaturés et 12 % d'acides gras poly-insaturés). Les acides gras saturés ne représentent, eux, que 39 %. Cependant, la part d'acides gras des charcuteries est très variable et peut être trop élevée si vous en consommez beaucoup. Évidemment, le problème apparaît pour les gros consommateurs de charcuterie, c'est-à-dire au-delà de 50 g/jour. Les charcuteries apportent également des protéines d'excellente qualité (10 à 30 % du poids total) qui assurent l'entretien de tous les tissus de l'organisme et qui contiennent tous les acides aminés indispensables permettant la synthèse des hormones, des anticorps, des enzymes… Malgré tout, les produits de charcuterie font partie des aliments que les instances de santé souhaitent faire diminuer des régimes alimentaires en raison de leur densité énergétique forte, leur richesse en lipides et leur forte teneur en sel. La composition des charcuteries a déjà beaucoup évolué et continue d'évoluer dans le bon sens. Les teneurs moyennes en sel des charcuteries ont diminué *a minima* de 5 % à 10 % ces dix dernières années. Par ailleurs, la production porcine a beaucoup changé ces dernières décennies pour fournir désormais des animaux beaucoup moins gras qu'auparavant. Ainsi, les produits de charcuterie contiennent toujours beaucoup de lipides, bien entendu, mais bien moins qu'auparavant. Ils ont perdu en moyenne 25 % de matières grasses en trente ans. De manière générale, il vaut donc mieux privilégier les charcuteries les moins grasses (jambon de porc cuit, jambon sec, rôti de filet de porc…) mais vous pouvez tout à fait consommer de temps en temps des charcuteries plus grasses (saucisson sec, rillettes, pâté de campagne, foie gras, saucisse, rosette…), l'important étant d'agrémenter ces apports en lipides et protéines d'origine animale qui sont essentiels par des fibres et des antioxydants provenant d'aliments d'origine végétale. N'oublions pas que la charcuterie représente, comme les fromages, l'un des piliers de la gastronomie française, des produits attachés à des terroirs de production qui racontent une culture et montre la diversité de notre patrimoine culinaire.

La question des additifs, focus sur les nitrites

La charcuterie est l'un des secteurs où les produits sans additifs ont augmenté le plus selon un rapport de l'Anses en 2019 (rapport OQALI), qui montre une diminution en cours de 50 % des additifs autorisés dans le code des usages. En ce qui concerne les nitrites, dont on parle beaucoup, ils sont traditionnellement présents dans les charcuteries pour assurer leur préservation. Ils contribuent en effet à assurer la sécurité sanitaire des charcuteries en évitant la multiplication du *clostridium botulinum* (botulisme), des salmonelles ou encore de la *listeria*.

L'Anses et l'EFSA ont d'ailleurs émis des avis officiels indiquant qu'il s'agissait de l'agent le plus efficace pour empêcher ces bactéries de se développer et qu'il n'existait aucun problème de santé publique, en respectant les quantités maximales à utiliser. De fait, les effets délétères mis en évidence par l'OMS sur des animaux dans des conditions de consommation extrême ne sont pas retrouvés aux faibles doses auxquelles les nitrites sont ajoutés aux charcuteries. D'autant que, si la règlementation européenne autorise 150 mg/kg, tous les charcutiers français ont volontairement réduit de 20 % ce seuil d'incorporation dès 2016 grâce à des pratiques d'hygiène de haut niveau sanitaire, et une nouvelle baisse de 20 % est en cours de mise en œuvre.

Enfin, les nitrites sont autorisés dans tous les pays du monde (sauf en Iran) et sont même obligatoires en Italie, en Allemagne et au Canada dans certaines charcuteries. Il est également important de relativiser : les nitrites que nous ingérons proviennent seulement de 12 à 15 % de la charcuterie. Le reste vient notamment de l'eau et des légumes. De plus, il est nécessaire de faire une distinction entre la charcuterie française et la charcuterie que l'on peut trouver dans d'autres pays, la nôtre étant de bien meilleure qualité. Or, généralement, les études que nous pouvons trouver à propos des nitrites sont biaisées car elles s'appuient sur des échantillons de produits et de populations de consommateurs très différents de ceux existant en France[32].

Certains fabricants commercialisent depuis peu des charcuteries sans sel nitrité ajouté, principalement pour le jambon cuit. C'est tout simplement que certains de ces produits sont cuits dans un bouillon de légumes, les nitrates des légumes se transformant en nitrites, ces derniers sont donc bel et bien présents. De plus, ces produits doivent être élaborés avec des mesures techniques et sanitaires supplémentaires qui ont un impact sur le prix proposé au consommateur. Il faut également se rendre compte que la durée de conservation de ces produits est amoindrie avec ce procédé et que celui-ci ne peut absolument pas être généralisé à toutes les recettes de charcuterie, qui pour la grande majorité nécessitent l'ajout de sel nitrité aux quantités autorisées afin de leur conférer une protection microbiologique adéquate et une qualité gustative recherchée par les consommateurs. Des substituts aux nitrites commencent à être utilisés par quelques entreprises de charcuterie de grande dimension mais on ne dispose que de peu de recul pour évaluer leurs vertus ou leurs effets indésirables.

Septième tableau : les poissons

Lorsque vous consommez 500 g de poisson par semaine, vous divisez par deux les complications vasculaires et l'installation de la maladie vasculaire. Il faut noter que le poisson est tout aussi efficace que la volaille sur ces effets physiologiques.

Aliment de tout premier ordre sur le plan gastronomique et nutritionnel, le poisson a longtemps été déprécié. La faute remonte à fort loin. Elle tient à notre tradition religieuse pour laquelle le poisson symbolise le jeûne et le maigre, mais également à la fragilité de cet aliment qui, autrefois mal conservé dans la saumure, servait de nourriture aux plus pauvres.

Aujourd'hui, le consommateur redécouvre le poisson pour sa fraîcheur, son naturel (pêché en mer, le poisson est à l'abri des additifs, hormones et autres intrants utilisés dans l'élevage), ses qualités gustatives remarquables et ses qualités nutritionnelles qui en font un aliment « forme et santé » par excellence.

Chaque espèce de poisson possède des caractéristiques nutritionnelles qui lui sont propres, mais un certain nombre de qualités générales sont communes à la grande famille des poissons.

L'intérêt nutritionnel du poisson réside essentiellement dans sa forte teneur en protéines (16 à 23 g/100 g).

D'une valeur identique à celle de la viande, les protéines de poisson sont d'excellente qualité, tous les acides aminés essentiels étant représentés. De plus, la qualité même de ces protéines rend la chair du poisson plus digeste, ce qui représente un avantage pour les personnes ayant peu d'appétit ou lors des « repas d'affaire ».

La teneur en lipides des poissons variant selon les espèces, on a pris l'habitude de les classer selon trois catégories :

- les maigres (moins de 5 % de lipides) : merlan, brochet, lotte, cabillaud, lieu, limande, bar…
- les semi-gras (5 à 10 % de lipides) : hareng frais, turbot, rouget, anchois, flétan…
- les gras (plus de 10 % de lipides) : maquereau, sardine, thon, saumon…

À noter cependant que le poisson le plus gras l'est moins que la viande la moins grasse.

Ces lipides ne forment pas d'amas graisseux car ils sont répartis de façon diffuse dans la chair des poissons contrairement à ce qui se passe pour les animaux terrestres. On remarque également que plus un poisson est gras, plus son foie est petit et inversement. Ainsi, chez les poissons maigres, le foie est volumineux et riche en graisses. Tout le monde se souvient de l'huile de foie de morue, poisson encore appelé cabillaud dont la chair est maigre et le foie très riche en lipides...

La caractéristique physique la plus remarquable de ces graisses est d'être fluides à température ambiante, ce qui donne aux poissons gras un aspect « huilé » que ne possèdent pas les viandes qui sont, pour la plupart, beaucoup plus grasses. Leur fluidité tient au fait qu'elles renferment une grande proportion d'acides gras insaturés (65 à 80 %) dont les effets bénéfiques sur la santé sont remarquables.

On parle beaucoup du rôle prépondérant des acides gras insaturés dans la prévention des maladies cardiovasculaires (infarctus, artérite, athérosclérose...) ; c'est pourquoi les nutritionnistes conseillent la consommation d'au moins 60 g de poisson par jour ou 400 g par semaine. Mais, c'est moins connu, les acides gras insaturés interviennent également dans la fabrication de certaines hormones et dans la constitution et la réparation des membranes cellulaires, notamment cérébrales, d'où leur effet bénéfique sur le stress, les troubles de mémoire...

Parmi les acides gras poly-insaturés, les omégas 3 sont retrouvés en grande quantité dans les poissons et participent au bon fonctionnement du système cardiovasculaire. Il en existe trois principales sortes :

- l'acide alpha-linolénique (ALA), un acide gras dit essentiel que notre corps est incapable de synthétiser par ses propres moyens. Il doit donc être apporté par l'alimentation.
- l'acide éicosapentaénoïque (EPA) et l'acide docosahexaénoïque (DHA), synthétisés par notre organisme, mais qui ne peuvent l'être sans l'ALA.

Les omégas 3 participent à la synthèse des prostaglandines qui interviennent dans la régulation de la tension artérielle et l'élasticité des vaisseaux. Les prostaglandines favorisent également l'agrégation des plaquettes sanguines responsables de la coagulation.

Le poisson gras bon pour le cerveau

Prenons l'exemple du DHA, acide gras insaturé particulier, qui, entrant pour une grande part dans la synthèse des membranes cellulaires des neurones, représente un constituant fondamental du cerveau. Or, dans les premiers mois de sa vie, alors qu'il se trouve en pleine phase de maturation cérébrale, le nourrisson ne possède pas les enzymes nécessaires à la fabrication de ce DHA qu'il doit recevoir dans son alimentation et qui, la nature est bien faite, se trouve en grande quantité dans le lait maternel. De même, chez la personne âgée, il existe souvent des déficiences enzymatiques gênant ou ralentissant la fabrication du DHA d'où des carences cérébrales pouvant expliquer, en partie, les troubles de la mémoire survenant à cet âge. Or, il se trouve que le DHA des poissons gras est parfaitement assimilable. On le trouve en grande quantité dans le hareng et le maquereau.

Le maquereau, peu cher et d'une richesse nutritionnelle extraordinaire

Le maquereau est un poisson gras contenant 70 mg de cholestérol et 16 % de lipides dont 75 % sont des acides gras insaturés, dont du DHA. Ses protéines d'excellente qualité représentent 16 % de son poids. Riche en phosphore et en potassium, il possède en outre l'une des plus fortes teneurs en fer, toutes espèces de poissons confondues : 1,30 mg pour 100 g, soit environ 10 % des besoins quotidiens. Il est également très riche en vitamines A, couvrant pour 100 g de chair 6 % des besoins quotidiens, et contient une quantité non négligeable de vitamine D, si l'on considère la rareté de cette dernière dans les produits alimentaires. Enfin, rappelez-vous qu'un filet de maquereau en conserve possède sensiblement les mêmes propriétés nutritionnelles que du maquereau frais !

Dans un long travail entrepris dans les années 1990, j'ai démontré qu'un Japonais du Nord qui consommait en moyenne un kilo de poisson gras par semaine ne connaissait pas de maladies vasculaires. Si cette même personne emménage en Europe et adopte notre régime alimentaire, elle développera les mêmes risques de maladies vasculaires qu'un Français qui ne mange pas de poisson, et cela en à peine trois ans. Mais s'il recommence à manger du poisson, en un an, sa physiologie redeviendra identique à celle qu'elle était au Japon. Malheureusement, dans certaines régions qui sont éloignées des mers, il n'est pas forcément facile de se procurer du poisson de qualité. De plus, ce sont des produits coûteux… Dans les années 1920, les contrats des ouvriers bretons mentionnaient que l'ouvrier serait nourri par l'entreprise, avec la garantie qu'il n'aurait pas plus de trois fois par semaine du saumon. À l'époque, il n'y avait que ça à manger dans ces régions ! Aujourd'hui, peu de personnes consomment encore du poisson gras, ce qui est catastrophique pour leur santé.

Les poissons gras comme le maquereau sont très riches en omégas 3 ; les poissons blancs ou maigres en contiennent également, mais dans une moindre mesure. Il en est de même pour les crustacés. Il est recommandé de consommer deux portions de poisson par semaine : une de poisson gras et une de poisson blanc. Pensez à varier les espèces et à privilégier les petits poissons car ceux qui se trouvent en bout de chaîne alimentaire sont dits « bio-accumulateurs » : ils stockent des polluants comme les métaux lourds, dioxines… Les poissons d'élevage – bien élevés – sont préservés du risque de contamination par des métaux lourds et autres polluants. Leur différence : une teneur en acide alpha-linolénique (omégas 3 issus des végétaux) plus importante que celle des poissons sauvages, compte tenu de leur alimentation qui contient plus d'aliments d'origine végétale.

Les caractéristiques nutritionnelles du poisson :

- Aussi riche en protéines que la viande (environ 20 g/100 g).
- La teneur en lipides est très variable : environ de 10 à 15 g/100 g pour les poissons gras et de 1 à 5 g/100 g pour les poissons maigres. Le profil lipidique des poissons est excellent : plus d'acides gras poly-insaturés essentiels dont des omégas 3.

Sardines

Selon la légende bien connue, une sardine énorme aurait un jour bouché l'accès au port de Marseille. Ni vraiment vraie (il s'agissait en fait d'un bateau qui avait coulé et bouché l'entrée du port), ni vraiment fausse (le bateau s'appelait bien « La sardine »), cette histoire a néanmoins ancré la sardine dans l'imaginaire de nombre de Français, qu'ils habitent le Sud du pays ou non. Avec pour résultat une appétence particulière pour ce poisson dont nous consommons chaque année plus de 200 000 tonnes dans des boîtes de conserve.

Une bonne habitude puisque ce poisson gras nous permet d'ingérer de solides doses d'omégas 3, des acides gras poly-insaturés qui permettent à notre organisme de lutter contre le développement de troubles cardiovasculaires. La sardine constitue également un excellent apport en calcium, phosphore et vitamine D (tous trois bénéfiques pour nos os), fer (dont profitent nos globules rouges), ainsi qu'en vitamine B12. Pour cette dernière, une portion de 100 g de sardines couvre d'ailleurs plus de 300 % de l'apport nutritionnel conseillé (ANC) pour un adulte !

Vous l'avez compris, le poisson est réparateur des neurones et de l'immunité. Pour tous ceux qui ont la propension à faire des maladies vasculaires ou des accidents vasculaires cérébraux, le poisson, c'est au moins trois fois par semaine. Et pour ceux qui n'aiment pas le poisson (il y en a encore), je vous prescris de la volaille, car le gras de cette viande s'approche de la qualité du gras de poisson, notamment grâce à sa teneur en acides oléiques.

Flexitarisme végétarisme et végétalisme

Le principe du flexitarisme est de manger des aliments d'origines végétale et animale en quantité raisonnée, en privilégiant autant le plaisir que la qualité, mais aussi l'équilibre et la variété. Il est ainsi très simple et naturel de consommer équilibré avec un apport structurant en protéines. Il est en effet recommandé dans l'idéal d'équilibrer nos apports en protéines par 50 % d'origine animale et 50 % d'origine végétale.

La viande, le poisson, les œufs et les produits laitiers sont les sources animales de protéines. Elles sont constituées d'environ 20 % de protéines et apportent également d'autres nutriments fondamentaux : du fer, du zinc, de la vitamine B12, mais aussi du calcium pour les produits laitiers. Leur inconvénient est de contenir également des acides gras saturés pour le bœuf, les charcuteries, le fromage… Mais aussi d'être dépourvues d'antioxydants, de fibres et de certaines vitamines contrairement à un aliment d'origine végétale.

Il existe de nombreuses sources végétales de protéines. On les retrouve en tout premier lieu dans les légumineuses qui contiennent environ 8 % de protéines végétales : lentilles, pois, fèves, haricots secs, soja… Les céréales qui en contiennent environ 5 % : riz, quinoa, boulgour, blé, avoine… ou encore les graines oléagineuses : amandes, noix, pistaches, arachides… Les protéines végétales contiennent des nutriments complémentaires à ceux apportés par les sources de protéines animales : des fibres, de la vitamine C, des antioxydants, des caroténoïdes, des minéraux et des glucides complexes pour les céréales et les légumineuses et même, pour les graines oléagineuses, des acides gras mono-insaturés reconnus pour leurs effets bénéfiques sur le fonctionnement cardiovasculaire.

Les acides aminés sont l'unité de base constituant les protéines. 20 sont utilisés par l'organisme pour fabriquer des protéines. Parmi eux, seulement 11 peuvent être fabriqués par le corps humain et les 9 autres sont dits indispensables car l'organisme est incapable de les synthétiser en quantité suffisante pour satisfaire ses besoins.

Contrairement aux protéines animales, certaines protéines végétales peuvent présenter une teneur faible en certains acides aminés indispensables : la lysine pour les céréales et les acides aminés soufrés pour les légumineuses.

Les régimes végétariens qui associent aussi de temps en temps des produits laitiers, des œufs et du poisson aux protéines végétales sont tout à fait équilibrants et pourront ainsi couvrir facilement tous leurs besoins.

Pour les végétaliens, il est nécessaire d'être un consommateur éclairé et curieux car pour obtenir une alimentation équilibrée en acides aminés dans le cadre d'un régime végétalien strict, il faut diversifier au maximum son alimentation végétale.

Le problème principal que pose ce régime restrictif est la vitamine B12, pratiquement absente du règne végétal, le risque de carence est donc élevé, alors que le calcium pourra être compensé par exemple par la consommation d'une eau minérale naturelle calcique.

Une erreur à ne pas commettre pour les végétariens comme les végétaliens est celle de succomber régulièrement aux substituts (« steak » végétal, nuggets végétaux, cordon bleu végétal...) que l'on trouve de plus en plus dans nos magasins. Ce sont des aliments ultra-transformés, très riches en sel, en sucres, en lipides et contenant de nombreux additifs. Soyons clairs, ils ne sont pas sains, ils sont même délétères pour votre santé ! Si vous n'avez vraiment pas le temps de cuisiner et que vous appréciez ce type de produits, je vous invite à bien lire les étiquettes et à commencer par privilégier les aliments dont les listes d'ingrédients sont les plus courtes et la teneur en lipides la plus faible.

Huitième tableau : les laitages et les fromages

Apprendre aux enfants à consommer au plus tôt des laitages est l'une des priorités de leur éducation nutritionnelle. Un enfant habitué à consommer quotidiennement des produits laitiers aura en effet toutes les chances de garder cette bonne habitude alimentaire à l'âge adulte.

La famille des produits laitiers autrefois limitée au lait et aux fromages s'est considérablement agrandie grâce aux progrès de la science et de l'industrie alimentaire. Aujourd'hui, cette gamme de produits offre un choix si vaste qu'elle permet à chacun de choisir en fonction de ses goûts.

Le calcium joue un rôle fondamental dans l'organisme

Le calcium est le minéral le plus abondant de notre organisme. 99 % de ce calcium se trouve concentré dans le squelette. C'est essentiellement lui qui assure la solidité de notre ossature.

Mais les quelques grammes contenus dans le reste de notre organisme jouent également un grand rôle. Ainsi, le calcium est indispensable à une coagulation sanguine normale. Il intervient dans la conduction nerveuse, la contraction musculaire, le fonctionnement du cerveau, le rythme cardiaque et l'activation des fonctions de nombreux organes. Ces fonctions, souvent méconnues, sont prioritaires sur la minéralisation osseuse ; ainsi, lorsque les apports alimentaires sont insuffisants, c'est l'os qui fournit le calcium manquant en se déminéralisant.

Si nous passons en revue les différentes sources de calcium alimentaire, le lait et les produits laitiers arrivent de loin en première position puisqu'ils assurent plus des deux tiers de l'apport de calcium de notre alimentation. On trouve également du calcium dans l'eau minérale, les légumes verts, les légumes secs, les poissons et les viandes.

La teneur en calcium des aliments n'est, cependant, pas la seule notion à prendre en compte. Pour que le calcium soit bien absorbé et bien assimilé, certaines conditions doivent être remplies : la liaison du calcium avec des protéines, la présence de lactose, la présence de phosphore et de vitamine D. Les produits laitiers remplissent en effet toutes ces conditions, c'est pourquoi les communautés scientifiques et médicales les considèrent comme les meilleures formes d'apport en calcium.

En revanche, la présence dans les aliments de grandes quantités de fibres, d'acide phytique (céréales complètes, son, pain complet, haricots, soja) ou d'acide oxalique (épinards, oseille, rhubarbe) entravent l'absorption du calcium. On comprend alors qu'il ne suffit pas d'en consommer beaucoup, mais qu'il faut également choisir les aliments offrant le calcium le plus assimilable, comme celui des produits laitiers.

Aliment de croissance par excellence, le lait tient souvent une place importante dans l'alimentation de l'enfant. Est-ce à cause de cette connotation infantile qu'il est si souvent abandonné par les adultes ? Pourtant, si les professionnels de santé insistent pour apprendre aux enfants à consommer des laitages, c'est parce qu'un enfant, puis un adolescent, habitué à consommer quotidiennement des produits laitiers aura toutes les chances de garder cette bonne habitude alimentaire à l'âge adulte. D'une valeur nutritionnelle remarquable, les produits laitiers apportent des protéines, des glucides (sucres) sous forme de lactose, des lipides (graisses), et évidemment du calcium. Les protéines laitières sont d'excellente qualité, avec une digestibilité excellente. Un demi-litre de lait apporte autant de protéines que 2 œufs ou que 100 g de viande ou de poisson. Et avec l'œuf, le lait est la source de protéines animales la moins coûteuse : 1 euro de lait contient à peu près la même quantité de protéines que 2 euros de fromage et 3 à 5 euros de viande ou de poisson.

Les glucides du lait sont essentiellement représentés par le lactose, qui contribue à l'entretien de la flore intestinale et favorise l'absorption du calcium. Sa digestion nécessite une enzyme particulière, la lactase, dont la production par l'organisme décroît si la consommation de lait diminue, ou pire, si elle devient nulle. Les vraies intolérances au lactose sont donc très rares chez l'enfant, mais de l'ordre de 10 % chez les adultes qui perdent l'habitude de consommer du lait. La teneur en lipides du lait cru varie de 2,5 à 5 % en fonction de la quantité produite, de la saison, de la race des bovins… Mais, le lait vendu dans le commerce est standardisé : sa teneur en matières grasses est fixée par la réglementation à 3,5 % pour le lait entier, de 1,5 à 1,8 % pour le lait demi-écrémé et moins de 0,5 % pour le lait écrémé.

La caractéristique essentielle du lait est sa forte teneur en calcium, le minéral le plus abondant du corps humain. Pour un adulte « moyen », la valeur nutritionnelle de référence en calcium est de 800 mg/jour. Sans produits laitiers, l'équilibre calcique est difficile à réaliser.

Produits alimentaires	Mg de calcium/100 g ou 100 ml
Fromages à pâte pressée cuite (emmental, comté, beaufort)	1 000-2 500
Fromages à pâte pressée non cuite (tomme, cantal, pyrénéens)	550-1 000
Fromages à pâte persillée (bleu, roquefort)	500-700
Fromages à pâte molle à croûte lavée (munster, reblochon) ou fleurie (camembert, brie)	200-700
Fromages fondus	250-500
Fromages de chèvre	75-200
Yaourts	150
Légumes secs (haricots, fèves)	150
Lait de vache	120
Fromages blancs, crème fraîche	75-100
Légumes verts (choux, poireaux, brocolis)	60
Eaux minérales	**Mg de calcium/litre**
Hépar	549
Velleminfroy	510
Contrex	468
Vittel	203
Evian	80
Wattwiller	35
Mont Roucous	2,4

Références nutritionnelles pour la population
en calcium (EFSA, décembre 2015)

Les besoins en calcium varient beaucoup en effet en fonction de l'âge. Ces références sont calculées de façon à couvrir les besoins de la quasi-totalité de la catégorie de population concernée (97,5 %). Or la part des enfants de 3 à 5 ans qui ne couvrent pas leurs besoins en calcium est passée de 4 à 20 % ; chez ceux de 6 à 10 ans, elle est passée de 33 à 45 %, ce qui signifie que presque un sur deux est en dessous des recommandations[33] ! Ces carences n'épargnent pas le reste de la population, puisque plus de 40 % des seniors présentent des apports calciques en dessous des deux tiers des apports conseillés, tout comme 20 % des 25-49 ans[34].

Tranche d'âge	Références nutritionnelles en mg/jour
Enfant 1 à 3 ans	450
Enfant 4 à 10 ans	800
Adolescent 11 à 17 ans	1 150
Adulte 18-24 ans	1 000
Adulte après 24 ans	950

Neuvième tableau : la place des céréales et du pain

Le riz, les pâtes et le pain sont en France suffisamment consommés, à condition de freiner la quantité de protéines animales consommées. Ainsi, afin de respecter l'équilibre alimentaire, il est bon de consommer, pour un volume de viande, poisson ou œuf, quatre volumes de pâtes ou de riz.

Pain, pâtes, riz, semoule… font partie de la famille des céréales. Du fait de leur diversité, leur prix de revient minime et la rapidité de leur préparation, elles occupent une place importante dans l'alimentation. Cela tombe bien : cette famille est indispensable à notre alimentation pour avoir de l'énergie tout au long de la journée. Les céréales trouvent l'essentiel de leur valeur nutritionnelle dans leur richesse en glucides complexes, qui assurent l'essentiel des apports caloriques. Ces glucides complexes apportent des protéines végétales complémentaires aux protéines animales qui les accompagnent généralement et ont des teneurs en fibres intéressantes. Pour ce qui est des vitamines et des minéraux, ils sont, du fait de leur solubilité, en grande partie éliminés dans l'eau de cuisson en casserole. Suspectées de faire grossir, les céréales ont trop souvent été bannies de nos assiettes. Pourtant, elles sont absolument fondamentales et doivent s'intégrer dans une alimentation équilibrée.

Le riz

Après le blé, le riz est la céréale la plus cultivée dans le monde ! Près de 90 % de la production mondiale se situe en Asie où il est consommé sur place. Quelle est la différence entre le riz complet et le riz blanc ? Ce sont les mêmes grains qui se différencient par les traitements subis après avoir été récoltés. Le riz « complet » est aussi appelé « *cargo* », car il arrivait d'Extrême-Orient sous cette forme. De couleur beige, il est à peine décortiqué et possède les caractéristiques nutritionnelles les plus intéressantes. Le riz semi-complet, lui, est en partie débarrassé de son enveloppe de son. Enfin, le riz blanchi a été entièrement poli en ôtant la totalité de la partie qui enrobe la graine, le péricarpe. Plus le riz est complet, plus il contient de nutriments : magnésium, phosphore, vitamines A et B, antioxydants, fibres. A *contrario*, le riz blanc a perdu l'essentiel de ses vitamines et minéraux.

Tous les nutritionnistes et diététiciens recommandent à leurs patients de consommer du riz, surtout s'il est complet. Sachez d'ailleurs que le riz ne contient pas de gluten, il est donc tout à fait indiqué aux personnes intolérantes pour remplacer l'apport en glucides complexes du blé.

Les pâtes

La composition des pâtes est très précisément définie par la législation (décret de 1955). Ainsi, les pâtes sont fabriquées exclusivement à partir de semoule de blé dur et d'eau potable. L'addition de substances chimiques ou de colorants est interdite. En revanche, il est autorisé d'ajouter à la recette de base certains ingrédients : sel, œufs, lait, légumes (tomates, épinards, carottes…), sucs de légumes, aromates. Comme le riz, les pâtes trouvent l'essentiel de leur valeur nutritionnelle dans leur richesse en glucides d'assimilation lente qui assurent l'essentiel des apports caloriques, soit environ 120 kcal pour 100 g de pâtes cuites. Les protéines des pâtes ordinaires possèdent une valeur biologique médiocre (marquée notamment par une carence en lysine, l'un des 8 acides aminés essentiels), carence qui pourra être compensée par l'emmental, le parmesan, la viande… qui accompagnent généralement les pâtes.

Les pâtes sèches de bonne qualité sont brillantes, lisses, compactes et ont une couleur jaune doré (une couleur trop foncée indique généralement un excès de séchage). Lorsque les pâtes sont de bonne qualité, l'eau de cuisson reste relativement limpide. Une eau très trouble, due à une dissolution partielle des ingrédients, est signe de la qualité médiocre des pâtes.

Que faut-il penser de cette rumeur italienne qui prétend que nous ne savons pas préparer les pâtes ? Il est vrai que nous avons souvent tendance à prolonger leur cuisson… Essayez d'arrêter la cuisson lorsqu'elles seront *al dente*, c'est-à-dire encore un peu fermes sous la dent, puis d'éviter de trop les égoutter. En conservant un peu de jus de cuisson, elles resteront plus moelleuses.

Il convient de manger trois fois par semaine des céréales.

Le pain, notre symbole national

En 1960, la consommation de pain était d'un kilo par jour et par personne ! Ce chiffre aujourd'hui semble incroyable et pourtant… Désormais, il a été divisé par plus de la moitié.

La profession de boulanger s'est développée bien avant le Moyen Âge. Pendant longtemps, la qualité du pain était assimilée au raffinage des farines employées. Les tables riches consommaient des pains aux farines de blé très fines et très blanches, dont les propriétés nutritionnelles, on le sait maintenant, sont bien moins intéressantes. On voit comme les modes changent avec le temps ! Après un long déclin de la qualité dû à de multiples « abus » (panification accélérée, ajout d'additifs, surgélation), meuniers et boulangers ont désormais retrouvé l'art d'un bon pain, véritable pilier de notre alimentation. En effet, les boulangers, en produisant des pains traditionnels au poids idéal de 800 g, ont redonné un sens culturel et nutritionnel fort à ce produit extraordinaire. Faire du pain de qualité régulièrement est extrêmement difficile. Les pains traditionnels avec un pointage de plus de trente heures sont de véritables œuvres d'art, bien meilleurs qu'une brioche. Mon père boulanger peut vous en parler. Qu'il soit remercié pour tout ce qu'il m'a apporté, notamment sa sagesse, sa curiosité sur tout et le goût du bon.

Le pain de base est un aliment céréalier très simple : il est constitué de farine (le plus souvent de blé), de levure, de sel et d'eau. Chaque recette possède évidemment sa petite particularité nutritionnelle ; par exemple, le très à la mode pain aux céréales est enrichi par des graines de céréales entières, ce qui le rend plus riche en fibres. Les multiples farines utilisées donnent souvent leur nom aux pains qu'elles servent à fabriquer : son, sarrasin, seigle, châtaigne… Mais quelle que soit la farine utilisée, tous les pains possèdent des propriétés nutritionnelles intéressantes qui permettent de le recommander dans le cadre d'une alimentation équilibrée : source de glucides complexes (amidon), de protéines végétales et de fibres, il participe également aux apports en vitamines du groupe B et en minéraux (magnésium, phosphore et potassium).

Avec la période fœtale et la première année de vie, l'adolescence est la période de plus forte croissance : en cinq ans, le poids peut doubler et la taille augmenter de 10 cm par an ! C'est une période durant laquelle le risque de déficit nutritionnel est très important car les besoins augmentent considérablement et dépassent les apports conseillés pour les adultes. Dans le même temps, les centres d'intérêts évoluent et les comportements changent, remettant en question l'équilibre qui avait été établi durant l'enfance. L'alimentation devient plus riche en sucres et en graisses saturées, mais manque de ressources énergétiques de bonne qualité, notamment de glucides complexes, indispensables pour réaliser une croissance harmonieuse et assurer les activités physiques et cérébrales intenses de l'adolescent. Riche en amidon, le pain en constitue une excellente source, et cette ressource énergétique permet à l'organisme de tenir durant toute une matinée ou une après-midi sans coup de fatigue ni fringale. C'est pourquoi le pain doit figurer au menu du petit déjeuner et du déjeuner chez l'adolescent.

Le pain a longtemps constitué la base alimentaire des Français. Aujourd'hui, il remplit plutôt la fonction du petit « plus » qui vient accompagner le repas et apporter une note gourmande à côté de l'assiette. Qui peut résister à l'odeur d'un pain chaud tout juste sorti du four, à la belle couleur dorée et au croustillant de sa croûte, à la texture fondante et moelleuse de sa mie, à sa saveur délicatement salée et acidulée qui se marie si bien avec tous nos plats ? Le pain met nos cinq sens en éveil et ses bienfaits sont loin de s'arrêter là. Ses vertus nutritionnelles devraient nous inciter à lui offrir une bien meilleure place dans nos habitudes alimentaires.

Il faut savoir qu'un adulte doit consommer chaque jour 200 à 300 g de glucides sous forme complexe, couvrant ainsi près de 50 % de ses besoins énergétiques. En réalité, les enquêtes nutritionnelles ont révélé qu'à peine 40 % des apports énergétiques des Français étaient constitués par les glucides, une grande part de ces glucides étant des sucres simples ou des sucres ajoutés. Les organismes officiels rapportent une diminution importante de la consommation d'aliments source d'amidon au cours des dernières années, particulièrement une diminution de la consommation de pain.

Devant ce constat, augmenter la consommation d'aliments source d'amidon tels que le pain a été intégré aux objectifs prioritaires du PNNS (Programme National Nutrition Santé) et l'INPES (Institut national de prévention et d'éducation pour la santé) a demandé aux professionnels de santé d'encourager la consommation d'aliments d'origine céréalière auprès de leurs patients. La consommation de pain fait donc l'objet de toutes les recommandations.

En outre, le pain contient des protéines végétales qui permettent de rééquilibrer nos apports trop élevés en protéines animales. Pour information, une portion de 100 g de pain fournit environ 8 g de protéines, soit autant qu'une tranche de jambon cuit.

Lorsqu'il se présente sous forme complète, le pain présente l'avantage d'être riche en fibres. La consommation d'une portion de 100 g de pain complet couvre près de 30 % des besoins quotidiens en fibres, avec une majorité de fibres insolubles qui exercent un effet régulateur sur la fonction intestinale et qui améliorent la sensation de satiété après un repas. Certaines études ont même montré qu'une consommation élevée de fibres permettait de réduire le risque de cancer du côlon[35]. De plus, la présence de ces fibres permet de ralentir l'assimilation des glucides, offrant à l'organisme une ressource énergétique encore plus régulière et prolongée dans la journée. Le pain complet constitue également une excellente source de magnésium et de cuivre, mais aussi de vitamines B1, B3 et B6, vitamines essentielles à de très nombreux processus métaboliques.

Vous l'aurez compris, la consommation de pain, *a fortiori* de pain complet, constitue un excellent réflexe alimentaire à adopter à chaque repas. Ne boudez donc plus votre plaisir à consommer du pain et n'hésitez pas à goûter à la grande diversité des pains spéciaux que vous propose votre boulanger :

pain aux noix, aux olives, aux figues, aux graines de lin, pain de seigle… Non content d'apporter de nouvelles saveurs, ces ingrédients améliorent encore la richesse nutritionnelle du pain en vous apportant des acides gras essentiels, des vitamines, des oligoéléments…

Les études sont formelles[36] : l'absence de petit déjeuner induit une baisse des performances physiques et intellectuelles durant la matinée : manque de concentration, diminution des capacités de mémorisation, faiblesses musculaires… Quant au déjeuner, il apporte à l'organisme tous les éléments dont il a besoin pour poursuivre sa journée et tenir jusqu'au dîner sans grignoter. L'alternative du sandwich peut s'avérer très intéressante, si on le compose de manière équilibrée.

Pour équilibrer les apports nutritionnels du pain et ralentir encore l'assimilation des glucides qu'il contient, il est conseillé de l'accompagner :

- d'une source de fibres : un fruit ou un légume ;
- d'une source de protéines : un laitage ou un produit carné (charcuterie maigre, œuf dur, thon) ;
- d'une petite quantité de matières grasses de bonne qualité : une noisette de beurre frais, un filet d'huile d'olive ou une cuillère de mayonnaise à l'huile de colza…

Le petit déjeuner s'équilibre plus facilement lorsqu'il est composé de pain auquel on ajoute un produit laitier, un fruit et une boisson. Le pain est ici très utile pour répondre, après le jeûne nocturne, aux besoins énergétiques de votre organisme durant toute la matinée.

Le déjeuner et le dîner sont complémentaires. Ces deux repas doivent se composer d'un plat de légumes cuits, d'un plat de produits à base de céréales et de pain, selon votre appétit, de légumineuses et d'un plat de viande ou de poisson. Il est également important d'intégrer un aliment cru et un apport en calcium pour chacun d'eux.

Une collation bien équilibrée est parfois indispensable et celle-ci doit également intégrer un morceau de pain. Ce quatrième petit repas est un moyen de restructurer l'alimentation des personnes qui présentent des besoins nutritionnels spécifiques (enfants, femmes enceintes, seniors et sportifs). Elle permet de fractionner les apports sur la journée et ainsi de ne pas céder au grignotage et de dîner plus léger.

Dixième tableau : les fruits, les légumes et les légumes secs

Les fruits, des concentrés de bienfaits

L'été est le moment de l'année où il faut en profiter, ils sont goûteux, sucrés et ont la réputation d'être bons pour la santé, mais pour quelles raisons ? Voyons cela en détail... Même si chaque fruit est un véritable trésor de bienfaits sur le plan nutritionnel, aucun d'entre eux ne suffit à couvrir à lui seul l'intégralité de nos besoins. Chaque famille présente des atouts nutritionnels spécifiques : glucides, vitamines, antioxydants, minéraux, pigments... C'est pourquoi les nutritionnistes recommandent de consommer deux à trois portions de fruits différents chaque jour en variant les choix autant que possible.

Outre la célèbre vitamine C, chaque fruit possède un large panel de molécules antioxydantes aux noms souvent barbares et bien moins connus du grand public. Toutes ces molécules luttent contre le vieillissement cellulaire et certaines ont même des vertus très spécifiques que la science s'efforce encore de découvrir. La fraise, la framboise, la mûre ou encore la grenade renferment ainsi de l'acide ellagique ; cet antioxydant de la famille des polyphénols permet notamment de réduire l'oxydation du mauvais cholestérol (LDL), un facteur de risque de maladies cardiovasculaires. La pêche ou la nectarine contiennent des composés phénoliques aux noms énigmatiques : les hydroxycinnamates et les anthocyanes qui contribuent, eux aussi, à protéger nos cellules du stress oxydatif et à réduire le risque d'apparition de maladies cardiovasculaires. La tomate, elle, contient du lycopène, un pigment qui lui confère sa couleur rouge.

De très nombreuses études mettent en avant son effet positif notamment dans la prévention du cancer de la prostate[37]. Un dernier exemple, l'abricot, la mangue et tous les autres fruits ou légumes orangés qui contiennent de grandes quantités de bêta-carotène. L'organisme est en effet capable de transformer efficacement ce pigment caroténoïde en vitamine A qui joue un rôle fondamental dans la vision et la régulation du système immunitaire. Nous vous suggérons donc fortement de consommer des fruits de saison les plus frais possible et ce, pour plusieurs raisons. Évidemment, il est fondamental de consommer des fruits de saison afin de soutenir les productions locales.

Par ailleurs, ils auront subi bien moins, voire aucun traitement contrairement au même fruit consommé hors saison qui devra provenir obligatoirement de l'autre côté de la planète. D'autre part, les vitamines et les antioxydants d'un fruit de saison bien mûr et surtout bien frais seront en concentration maximale. La concentration de ces molécules très sensibles diminue en effet très rapidement et ce, dès la cueillette. Je vous laisse donc imaginer ce qu'il reste d'intéressant dans un fruit après un voyage de plusieurs semaines… Malheureusement, plus grand chose à part de l'eau et du sucre.

Les légumes : à volonté !

Les légumes sont une nécessité quotidienne. Ils permettent de temporiser l'absorption de sucre et de temporiser la sécrétion d'insuline. Par ailleurs, ils apportent des vitamines, des phénols. Car si les fruits rouges apportent des phénols et sont nécessaire à la santé, n'oublions pas qu'il ne faut pas en abuser (pas plus de l'équivalent du volume de deux pommes). Au-delà, la consommation de sucre sera excessive. Attention donc à la notion de « cinq fruits et légumes par jour ». Si chaque personne mangeait l'équivalent de deux pommes par jour en volume de fruits, je pense qu'il n'y aurait pas assez de fruits en France ! Les légumes, en revanche, sont à manger à volonté ! Ils permettent d'équilibrer l'apport en gras, en protéines. Mais, contrairement à ce que l'on pourrait penser, les légumes verts apportent assez peu de fibres. Mangez-les en soupe, en salade, à la vapeur, mais mangez-les !

Ne pas oublier les légumes secs

30 kilos de légumes secs non cuits consommés en 1920 par an et par personne. 0,5 kilos en 2020.

Cette chute de la consommation des légumes secs est un désastre culturel, agricole et nutritionnel, alors que ce sont les produits les plus protecteurs contre le vieillissement et le cancer et ce sont les produits les moins consommateurs de substance phytosanitaires sur le plan agricole. Il s'agit de ne surtout pas les oublier.

Les légumes secs appartiennent à la grande famille des féculents comme le riz, les pommes de terre, les pâtes... Grands fournisseurs d'énergie, les féculents devraient assurer plus de la moitié de nos apports caloriques journaliers. Malheureusement, ils ne tiennent pas la place qu'ils méritent dans notre alimentation, trop souvent détrônés au profit des sucres rapides.

Lentilles, fèves, haricots, pois chiches, pois cassés... Les légumes secs sont des aliments remarquables ayant une valeur nutritionnelle très intéressante, un prix avantageux et une grande facilité d'emploi permettant de très nombreuses recettes.

Longtemps dédaignés par les consommateurs, ils retrouvent peu à peu la place qui leur revient. Cette évolution est le fait de plusieurs facteurs : l'amélioration de leur présentation et de leur qualité (les cailloux dans les lentilles relèvent presque aujourd'hui de l'anecdote), l'utilisation de plus en plus courante des autocuiseurs réduisant les temps de cuisson, sans oublier la pression positive exercée par les nutritionnistes.

Les légumes secs ont longtemps été accusés de faire grossir alors que leur apport calorique est globalement identique à celui des autres féculents (pommes de terre, pâtes, riz), c'est à dire environ 90 calories pour 100 g de poids cuit. Ils possèdent, en revanche, une qualité que les autres féculents n'ont pas : une forte teneur en protéines végétales. Or, l'un des problèmes majeurs de notre alimentation est justement représenté par un excès d'apport en protéines animales et une insuffisance d'apport en protéines végétales. Les protéines apportées par les légumes secs sont, il est vrai, carencées en un acide aminé essentiel : la méthionine, mais cette carence est compensée par les viandes qui composent les plats à base de légumes secs. Les légumes secs sont particulièrement riches en vitamines du groupe B, en minéraux et oligo-éléments, mais ils sont aussi très riches en fibres alimentaires. C'est pourquoi ces derniers sont souvent accusés de favoriser le ballonnement, mais cela vaut surtout pour les personnes ayant perdu l'habitude d'en manger ou qui ne mastiquent pas suffisamment. Cet apport en fibres a, en revanche, l'immense avantage de prévenir la constipation.

Les légumes secs doivent absolument retrouver le chemin de nos assiettes, à raison de deux à trois fois par semaine pour un adulte. Ils peuvent être introduits dans l'alimentation dès 2 ans, âge où l'enfant possède toutes ses dents et est capable d'une bonne mastication.

Fruits, légumes et légumes secs ont des effets antioxydants majeurs : antivieillissement, protection vasculaire et anti-cancer. Un pouvoir antioxydant, c'est la capacité de piéger les radicaux libres et de les neutraliser en les transformant en molécules stables. La molécule piégeuse va alors devenir un radical, puis sera détruite ou régénérée par un autre système. Le pouvoir antioxydant d'un aliment s'exprime en unités ORAC (Oxygen Radical Absorbance Capacity) : cette valeur indique la capacité de l'aliment à neutraliser le radical peroxyle. De nombreux composés antioxydants sont contenus dans l'alimentation : des vitamines (E, C), des oligo-éléments (sélénium, cuivre, zinc, manganèse), mais aussi 600 sortes de caroténoïdes, 4000 polyphénols et flavonoïdes, des alcaloïdes, des acides organiques, des dérivés soufrés ou indoliques.

Les fruits ont un pouvoir antioxydant élevé, notamment les fruits rouges (du fait de la présence conjuguée de vitamine C et de polyphénols) et les fruits riches en lycopène (tomate, pastèque, papaye).

Pouvoir antioxydant de quelques fruits (unités ORAC/100 g)	
Tomate	3370
Myrtille	2400
Mûre	2036
Pruneau	1800
Fraise	1540
Framboise	1220
Prune	949
Orange	750
Raisin noir	739
Cerise	670
Kiwi	602
Pamplemousse rose	483
Pastèque	142

Parmi les légumes : le cresson, l'ail, le chou vert, l'épinard, l'asperge, le chou de Bruxelles, la luzerne, le brocoli, la betterave et le poivron rouge présentent une concentration élevée en antioxydants.

Exemples de fruits et légumes	Les polyphénols protecteurs de santé
Cranberry, fraise et cerise	Anthocyanine, proanthocyanine et flavonol
Artichaut	Apigénine, silymarine et anthocyanine
Pomme	Quercétine, procyanidine
Raisin	Resvératrol, myricétine
Ananas	Bromélaïne
Courgette	Rutine
Poivron	Bêta-carotène
Tomate	Lycopène
Betterave	Bétalaïne
Carotte	Bêta-carotène, lutéine, zéaxanthine
Oignon	Cyanidine
Épinard	Lutéine, zéaxanthine, acide férulique
Chou	Sulforaphane
Laitue	Acide coumarique
Ail	Allicine
Radis	Pelargonidine

Ce tableau n'est bien entendu pas à apprendre par cœur, mais voici quelques exemples de molécules qui vous aident à éviter les principales maladies. Molécules que vous allez retrouver essentiellement dans les fruits les plus colorés, comme les fruits rouges, et dans les légumes verts.

Un apport en vitamine C

La vitamine C est une vitamine hydrosoluble que l'on retrouve abondamment dans les fruits. En plus de son rôle antioxydant, elle remplit de nombreuses fonctions physiologiques. Elle intervient dans la synthèse du collagène (protéine qui entre dans la composition des tissus de soutien et de la peau), des catécholamines (famille de neurotransmetteurs parmi lesquels la noradrénaline et la dopamine) et de la carnitine (acide aminé qui permet l'utilisation des acides gras dans la production d'énergie). De plus, elle permet l'assimilation du fer au niveau intestinal (en réduisant le fer ferrique en fer ferreux), elle intervient dans la synthèse des globules rouges et elle assure le bon fonctionnement du système immunitaire.

Profil	Apports nutritionnels conseillés (mg/j)
Nourrisson	50
Enfant (1-3 ans)	60
Enfant (4-6 ans)	75
Enfant (7-9 ans)	90
Enfant (10-12 ans)	100
Adolescent et adulte	110
Femme enceinte	120
Femme allaitante	130
Personne âgée (>75 ans)	120

Les apports nutritionnels conseillés en vitamine C[38]

La vitamine C tient son pouvoir antioxydant de sa capacité à s'oxyder au contact des radicaux libres. Elle présente une activité antioxydante lorsqu'elle se présente à l'état réduit. Sous cette forme, elle est capable de capter et de neutraliser un radical libre, autrement dit un tueur de membrane cellulaire ; elle va alors s'oxyder et perdre ainsi son pouvoir antioxydant. Elle sera alors éliminée ou régénérée par un autre système antioxydant.

Un apport en polyphénols

Les polyphénols constituent un ensemble de substances largement représentées dans le règne végétal que l'on a appelées pendant longtemps et de manière imprécise les « matières tannoïques » parce qu'on connaissait mal la nature de ces substances.

Ils sont communément subdivisés en plusieurs familles dont les plus courantes sont : les acides phénoliques, dont l'acide caféique fait partie ; les stilbènes, dont le plus connu est le resvératrol retrouvé dans le raisin et le vin ; les flavonoïdes, qui contiennent plusieurs sous-classes, dont celle des anthocyanes ; et les lignanes.

Les polyphénols suscitent un intérêt croissant de la part des nutritionnistes, des épidémiologistes et des consommateurs. On leur attribue notamment des propriétés protectrices contre de nombreuses maladies. Les résultats des dernières études scientifiques indiquent que ces propriétés découlent directement du pouvoir antioxydant des polyphénols[39].

Ils jouent notamment un rôle important pour lutter contre la formation de la plaque d'athérome. Pour la prévention cardiovasculaire, la consommation de cinq fruits et légumes par jour est essentielle.

Par ailleurs, les polyphénols sont essentiels contre le développement de certains cancers. Les résultats scientifiques présentés dès 2005 lors d'un symposium sur les effets des fruits et légumes[40] qui avait réuni 150 experts de 30 pays différents ont tous abondé dans ce sens.

Des études[41] ont notamment mis en avant les effets très prometteurs de l'acide ellagique contre le cancer (tests *in vitro*), une substance qu'on retrouve notamment dans les fraises et les framboises, d'autres ont depuis démontré d'autres effets positifs notamment sur l'amélioration des performances cognitives[42].

Une forte consommation de fruits et légumes réduit le risque de cancers, de maladies cardiovasculaires et de maladies neurodégénératives

Depuis les années 1980, des dizaines d'études ont été menées à travers le monde afin de mesurer les liens existant entre la faible consommation de fruits et légumes et le risque de développer un cancer[43]. On estime que 20 % des cancers pourraient être évités par une consommation quotidienne de cinq portions de fruits et légumes. Les données scientifiques sont également très largement favorables à un rôle protecteur des fruits et légumes vis-à-vis des maladies cardiovasculaires, notamment des accidents vasculaires cérébraux.

Boire des jus de fruits et manger des légumes (notamment secs) réduit le risque de développer des maladies neurodégénératives. C'est en tout cas la conclusion d'une étude américaine[44]. Le Dr Qi Dai, de l'université Vanderbilt, et son équipe ont suivi près de 2 000 personnes pendant dix ans dans le cadre d'un projet intitulé Kame. Les résultats ont montré que les personnes buvant des jus de fruits ou de légumes plus de 3 fois par semaine présentent un risque de développer la maladie d'Alzheimer inférieur de 76 % à celui des personnes en buvant moins d'une fois par semaine. L'effet protecteur des fruits et légumes provient des antioxydants.

Dans l'état actuel des connaissances, il apparaît que l'effet protecteur des fruits et légumes dans le développement des cancers, des maladies cardiovasculaires et des maladies neurodégénératives provient de l'action conjuguée des composés antioxydants des fruits et légumes : caroténoïdes, vitamine C, vitamine E, polyphénols.

Un apport en fibres

On appelle fibres alimentaires la partie non assimilable des aliments. Elles sont uniquement d'origine végétale et se trouvent principalement dans les céréales, les légumes et les fruits. Les fibres sont composées par quatre éléments principaux :

- la cellulose : abondante dans le son (enveloppe de la graine) et les légumes verts. Elle est insoluble dans l'eau mais peut absorber 5 à 6 fois son poids.
- l'hémicellulose : abondante dans certains sons et dans les plantes jeunes. Une partie de l'hémicellulose est insoluble, l'autre est soluble. Leur affinité pour l'eau est importante puisqu'elles peuvent absorber 10 à 14 fois leur propre poids.
- les pectines : présentes dans les baies, les fruits à pépins… Elles forment, avec l'eau qu'elles absorbent, un gel visqueux qui tapisse la paroi interne de l'intestin, ralentissant ainsi l'absorption de certains nutriments.
- la lignine : très irritante pour l'intestin, localisée dans la partie dure des végétaux (tige), elle n'a pas

de réelle « action fibre » et ne devrait pas être considérée comme telle.

Les aliments riches en fibres contiennent à des degrés divers l'un ou l'autre de ces divers constituants.

Aliments riches en fibres (g/100 g)	
Céréales de petit déjeuner riches en fibres	27
Haricot cru sec	21
Figue sèche	18,5
Pruneau sec	16
Farine de seigle	15,3
Sésame	11
Farine de blé complet	9
Pain complet	8,5
Blé soufflé	8
Petit pois cuit	6

Le besoin en fibres est estimé à 25 à 30 g par jour. Elles ont deux rôles principaux dans l'organisme :

- réguler le transit intestinal et, compte tenu de leur capacité d'absorption de l'eau, éviter la constipation ;
- ralentir l'absorption intestinale des glucides, des lipides et du cholestérol. Par exemple, lors de la consommation de pain complet avec du fromage, les fibres contenues dans le pain retiennent dans la lumière intestinale une partie des acides gras. Fibres et acides gras sont alors rejetés dans les fèces.

Si les fibres ne sont pas digestibles, elles sont en revanche fermentescibles, c'est-à-dire qu'elles provoquent, en se dégradant, la formation de gaz. C'est pourquoi, il faut progressivement augmenter les doses de sons ou autres fibres afin de laisser à l'intestin le temps de s'adapter.

Les aliments les plus riches en fibres sont par ordre décroissant : les légumes secs, les fruits secs et oléagineux, les fruits, les légumes verts. C'est en raison de leur très haute teneur en fibres que les légumes secs sont parfois mal supportés. Une consommation régulière ne peut qu'en améliorer la tolérance par adaptation de l'intestin.

Par ailleurs, ces légumes secs apportent de l'amidon, ainsi que de nombreux minéraux.

Les effets sur le microbiote intestinal

Le cancer colorectal est lié à une trop grande consommation de sucre ainsi qu'à une faible consommation de fibres alimentaires. Il est responsable de 17 684 décès en 2017 et fait partie des cancers les plus meurtriers, avec une apparition de plus en plus précoce.

Notre intestin abrite 10^{14} micro-organismes, soit 2 à 10 fois plus que le nombre de cellules qui constituent notre corps. Cet ensemble de bactéries, virus, parasites et champignons commensaux, c'est-à-dire non pathogènes, constitue notre microbiote intestinal. Cette flore est principalement localisée dans l'intestin grêle et le côlon.

Le microbiote possède un rôle fondamental dans les fonctions digestive, métabolique, immunitaire et neurologique qui est de mieux en mieux connu. Le monde de la recherche tente aujourd'hui de comprendre les liens entre les déséquilibres du microbiote et certaines pathologies, en particulier les maladies auto-immunes et inflammatoires. Il est possible d'agir sur un certain nombre de facteurs qui peuvent nous aider à améliorer les microbiotes et par conséquent l'état de santé général. Afin d'accélérer le réensemencement des microbiotes intestinaux, il est envisageable d'utiliser certaines stratégies alimentaires.

Les prébiotiques sont la nourriture primordiale de cette flore. Ils ont la capacité de moduler favorablement notre microbiote et de nombreuses études ont confirmé leur impact sur notre santé[45]. Un aliment présente un effet prébiotique s'il favorise la croissance ou l'activité des bactéries intestinales bénéfiques à notre santé. Pour augmenter l'apport des prébiotiques, on va se tourner vers les légumes, les fruits et les légumineuses. L'effet prébiotique d'un aliment est apporté par sa teneur en fibres. Les fibres alimentaires sont un enchaînement de molécules de sucres (appelées polysaccharides) qui ne peuvent pas être digérées par l'organisme humain. Elles progressent donc intactes au sein de l'appareil digestif haut, résistant aux différents processus de dégradation de la digestion (action des sucs gastriques, libération des enzymes digestives...). Lorsqu'elles progressent dans l'intestin, elles vont entrer en contact avec les bactéries qui sont de plus en plus représentées au fur et à mesure de l'avancée vers le côlon. De nombreuses études ont démontré que des apports élevés et réguliers en sucres entraînent une destruction du microbiote intestinal[46] en conduisant à une dysbiose[47], c'est-à-dire une altération qualitative et fonctionnelle de cette flore intestinale. Ce déséquilibre entraîne également une modification de la muqueuse intestinale qui possède un rôle de barrière[48].

En ce qui concerne les édulcorants de synthèse tels que l'aspartame, le sucralose, la saccharine, l'acésulfame de potassium, l'advantame, le néotame, des études récentes ont fait le lien entre leur consommation et la perturbation de la flore intestinale, engendrant de nombreux déséquilibres métaboliques et des maladies majeures[49, 50].

Des trésors dans notre assiette et leurs valeurs nutritionnelles[51]

- La fraise

La fraise est un véritable petit trésor nutritionnel ! Comme tous les fruits rouges, elle renferme une incroyable richesse en nutriments pour un apport énergétique parmi les moins caloriques : seulement 35 kcal pour 100 g ! Le principal atout de la fraise est sa richesse en vitamine C, dont la teneur dépasse même celle des agrumes. Cette dernière remplit de nombreuses fonctions dans l'organisme : elle contribue au fonctionnement du système immunitaire, réduit la fatigue, augmente l'absorption du fer et permet un bon fonctionnement du système nerveux. Or, un petit bol de 100 g de fraises contient 67 mg de vitamine C, soit plus de 80 % des apports journaliers recommandés… Et la vitamine C n'est pas la seule molécule antioxydante que contient la fraise : ce fruit providentiel contient également des composés phénoliques, notamment de l'acide ellagique et des anthocyanines qui aident l'organisme à lutter contre le vieillissement cellulaire et réduisent le risque d'apparition de maladies dégénératives et cardiovasculaires.

Comme tous les fruits rouges, les fraises sont extrêmement fragiles et délicates. Elles se dégradent très rapidement après récolte et ne supportent aucune compression. C'est pourquoi il est nécessaire de les manipuler avec beaucoup de précautions. Elles nécessitent également d'être ventilées, sinon elles moisiront très rapidement dans un espace clos. Il est donc préférable de les disposer dans un récipient aéré. Pour allonger leur durée de vie, il est possible de les conserver deux à trois jours au réfrigérateur, mais cette longévité a un prix : les fraises perdront alors une grande partie de leurs arômes.

- La cerise

La cerise est surtout connue pour être une mine de vitamine C : il suffit d'une douzaine de cerises, soit environ 100 g, pour vous apporter plus de 10 % des apports journaliers recommandés en vitamine C.

La pleine saison des cerises s'étale de mi-mai à fin juillet ; profitez alors de cette période pour faire le plein ! Elles seules supportent la conservation et nombre d'astuces existent pour en déguster toute l'année : en conserves, en confitures, ou congelées… Et si vous préférez vos cerises fraîches, vous pouvez les garder presque une semaine au réfrigérateur ! Les meilleurs gages de santé d'une cerise sont une peau lisse, brillante et élastique, un pédoncule vert et souple solidement attaché au fruit. D'ailleurs, pensez à ne pas retirer le pédoncule et à les sortir une heure avant de les déguster afin d'apprécier toute leur saveur.

- La framboise

Depuis qu'elle a été élevée au rang d'« aliment protecteur de santé », la framboise a largement gagné en popularité. Elle contient en effet une molécule antioxydante, l'acide ellagique, reconnue pour son activité antimicrobienne et antivirale, mais aussi pour ses propriétés anticancer. Sa concentration en vitamine C est elle aussi très intéressante, puisque 100 g de framboises répondent à un tiers des apports quotidiens recommandés. Les framboises ont toujours joué un rôle en médecine douce traditionnelle. Les Chinois les emploient depuis toujours pour ralentir les effets du vieillissement et les Russes les auraient utilisées comme contrepoison. Par ailleurs, elles sont très peu énergétiques ! Avec 40 kcal pour 100 g, elles constituent un dessert léger et rafraîchissant dont vous auriez tort de vous priver.

Les framboises fraîches sont extrêmement fragiles, il faut les consommer rapidement. Cependant, il est à noter que même congelées les framboises conservent leurs propriétés antioxydantes.

• La myrtille

Avec 50 kcal/100 g, la myrtille se situe au même niveau d'apport énergétique que la pomme ou la pêche. Elle contient de la vitamine C avec 10 mg/100 g, soit 12 % des apports journaliers recommandés mais aussi des fibres en quantité appréciable (2 g/100 g) et est peu sucrée (environ 6 g de glucides pour 100 g). Cependant, en dépit de sa couleur prononcée, la myrtille ne contient que très peu de bêta-carotène avec seulement 32 µg/100 g (à titre de comparaison la carotte en contient 230 fois plus : 7 000 µg/100 g). Elle apporte également à votre corps un certain nombre de minéraux, surtout du potassium : presque 300 mg/100 g, ce qui équivaut à près de 15 % des apports journaliers recommandés.

Ce fruit possède également des vertus antiseptiques, désinfectantes et diurétiques. Sa consommation limite les risques de cancers, de maladies cardiovasculaires et de mauvaise circulation sanguine car elle contient beaucoup d'anthocyanidines (de la famille des flavonoïdes) qui préviennent les affections des yeux[52]. Elle serait aussi une véritable protection des tissus du cerveau[53].

La myrtille fait partie des fruits qui possèdent la capacité antioxydante la plus élevée avant les mûres, les framboises et les fraises ; elle est comparable au pruneau, connu pour être très antioxydant. Sa consommation est donc fortement conseillée.

Et pour profiter de la myrtille tout au long de l'année, vous pouvez la congeler ; vous ne nuirez ni à ses bienfaits nutritionnels, ni à ses qualités gustatives…

- La pomme

Impossible d'oublier les pommes ! Golden, Ariane, Reinette, Pink Lady ou Granny Smith : la pomme se décline en de multiples variétés, avec des robes allant du rouge au vert en passant par toutes les nuances imaginables, des concentrations de jus et des notes de sucre ou d'acidité très variables. Le consommateur dispose d'un large choix « made in France », avec 1,8 million de tonnes de pommes produites en France (troisième producteur européen). Mais que contient-elle, cette pomme ? Est-il sain d'en consommer généreusement l'été venu ? La réponse est sans nul doute « oui » : avec ses nombreux antioxydants qui préviennent les maladies cardiovasculaires, sa pectine qui fait diminuer le taux de cholestérol sanguin, ou encore ses vitamines B, C ou E, la pomme est un véritable réservoir de substances bénéfiques à notre organisme. Toute la pomme ! Car la peau concentre les vitamines C ainsi que les antioxydants : dès lors, il est plutôt conseillé de la consommer après l'avoir rincée sous un filet d'eau.

Fraîche à croquer, cuite au four, mélangée à une salade de fruits ou en compote… la pomme peut se consommer sous de multiples formes. D'ailleurs, il vaut mieux varier les plaisirs pour ne pas saturer : cette année, sans même vous en rendre compte, vous devriez manger près de 18 kilos de pommes et contribuerez à en faire le fruit le plus consommé en France.

- Le chocolat

Contrairement à une idée reçue, le chocolat noir ne donne pas de cholestérol, il tendrait même à le faire baisser tout en augmentant la part de HDL cholestérol (bon cholestérol). En effet, ses graisses sont essentiellement constituées d'acides gras insaturés ou assimilés : 35 % d'acide oléique (comme l'huile d'olive), 34 % d'acide stéarique (qui se transforme dans l'organisme en acide oléique) et 3 % d'acide linoléique. Or, l'acide oléique est reconnu pour ses effets protecteurs sur le système cardiovasculaire. Il est possible, même dans le cadre d'un régime minceur, d'en consommer jusqu'à 20 g par jour. Les enfants, les adolescents, les sportifs ou les convalescents, dont les besoins sont augmentés, peuvent en consommer quotidiennement jusqu'à 30 à 40 g.

La teneur en sucre du chocolat est variable : plus il est riche en cacao, moins il l'est en sucre. Mais d'un chocolat à l'autre, sa valeur calorique varie très peu (environ 550 kcal/100 g) car les calories apportées par le beurre de cacao compensent celles « économisées » sur les sucres. Autre aspect méconnu : le chocolat noir a une teneur en fibres (6 g/100 g) proche de celle du pain complet (7 g/100 g) ; il peut donc, au même titre que ce dernier, contribuer à la régularisation du transit intestinal. Le chocolat est également riche en sels minéraux. Ainsi, une barre de 20 g assure environ 10 % des apports quotidiens recommandés en magnésium et 5 % des apports quotidiens recommandés en potassium, phosphore et fer.

L'effet tonique et antidépresseur du cacao est connu depuis le XVIIe siècle. Mais, c'est la science moderne qui a permis d'expliquer ces propriétés en isolant certaines substances qu'il contient. Ainsi, la caféine, la phényléthylamine et la théobromine sont psychostimulantes, cardiotoniques et régulatrices de la vigilance. La sérotonine, neuromédiateur dont la concentration diminue au cours des dépressions, est naturellement présente dans le chocolat et sa sécrétion par l'organisme est stimulée par la présence de caféine et de sucre, ce qui permet de corriger le trouble induit par la dépression. En outre, dans notre symbolique, le chocolat, synonyme de récompense, fait souvent office de cadeau et, à ce titre, il possède une valeur hédonique qui favorise la sécrétion d'endorphines : ces hormones bien connues, qui ont la capacité de procurer plaisir et bien-être.

De nombreuses études ont démontré récemment qu'une molécule était en grande partie responsable de bienfaits encore peu connus du cacao[54]. Cette molécule se nomme l'épicatéchine. Celle-ci améliore le fonctionnement cardiaque et permet, grâce à sa capacité antioxydante, de neutraliser les radicaux libres : composés très réactifs impliqués dans l'apparition de certains cancers, maladies cardiovasculaires et maladies liées au vieillissement. L'idée répandue qu'il vaut mieux se délecter d'un chocolat noir riche en cacao se justifie tout à fait car celui-ci est le seul contenant ces antioxydants.

Les catéchines du chocolat au lait sont en effet inhibées par les protéines de lait. Mais attention, le chocolat, afin de rester un plaisir et un atout pour votre santé, doit être dégusté toute l'année*.

- Le thé

Le thé contient plusieurs types de composés antioxydants : les catéchines, les théaflavines, les théarubigines et les flavonols. La consommation de thé vert entraîne dans les heures suivantes une augmentation significative de l'activité antioxydante du sang.

Le thé vert est celui qui contient le plus de catéchines. Le thé noir en renferme également, mais les procédés de fermentation subis par ce dernier transforment une partie des catéchines en théaflavines et en théarubigines. La principale catéchine du thé vert est l'épigallocatéchine gallate (EGCG). Les thés verts japonais en contiendraient davantage que leurs homologues chinois. On retrouve aussi dans les thés vert et noir des flavonols, d'autres composés antioxydants comme la quercétine et le kaempferol. Plus le thé vert est infusé longtemps, plus son pouvoir antioxydant est grand. Le thé vert contient environ deux fois plus d'antioxydants que le thé noir.

Une étude de grande envergure réalisée au Japon a démontré que la consommation de thé vert était associée à une

---

* Nous le savons aujourd'hui, faire un grand chocolat est aussi complexe que réaliser un grand vin. Pour ce faire, il faut maîtriser toutes les étapes de la filière et exiger l'absolu dans la phase de finition pour réaliser un produit d'une qualité remarquable. Nous n'avons malheureusement pas le temps ici de décrire chacune de ces étapes clefs, mais un homme à la fois artiste de génie et grand maître chocolatier réussit à faire cela : Patrick Roger.

réduction globale de la mortalité chez les adultes[55]. Elle a porté sur plus de 40 500 participants recrutés en 1994, année du début du suivi. Après onze ans de suivi, les chercheurs ont examiné la mortalité dans cette population et sa possible association à la consommation de thé vert. La consommation de thé vert était inversement associée à la mortalité toutes causes confondues et à la mortalité d'origine cardiovasculaire. Cet effet est apparu plus marqué chez les femmes que chez les hommes. Par ailleurs, la diminution de la mortalité était plus particulièrement évidente pour les décès d'origine cardiovasculaire (surtout l'accident vasculaire cérébral). En revanche, aucun effet sur la mortalité par cancer n'a été observé.

Mieux vaut boire son thé sans lait…

En effet, les protéines du lait nommées caséines ont la capacité de se complexer avec les catéchines des thés noir ou vert. La conséquence est la diminution de l'absorption des catéchines par l'organisme.

• Le café

En 2015, plus de 124 espèces de caféiers ont été inventoriées. Cependant, cette diversité n'est pas toujours valorisable pour l'Homme. En effet, seules quatre ou cinq espèces sont comestibles. Les autres sont impropres à la consommation ou sans intérêt organoleptique, ou trop peu productives.

Les trois espèces réellement consommées sont le Coffea Canephora (appelé commercialement Robusta) qui représente 35 % de la production mondiale, le Coffea Arabica (65 % de la production mondiale) et, en voie de déprise très avancée, le Liberica. L'Arabica vient des hauts plateaux éthiopiens, le Robusta de plusieurs foyers en Côte d'Ivoire, forêt congolaise et Ouganda, et le Liberica du golfe de Guinée notamment.

Le caféier donne ses premiers fruits, appelés « cerises », trois à cinq ans après sa plantation. Après dépulpage et séchage, les fruits du caféier libèrent un grain vert. Une fois torréfié, il va prendre la couleur brune que nous lui connaissons et libérer son arôme.

L'apport calorique d'une tasse de café est négligeable, si aucun ingrédient n'est ajouté bien sûr (sucre, lait). Sa teneur en minéraux et en oligo-éléments (potassium, calcium, chlore, sodium, fer, zinc…) n'est pas assez importante pour que le café puisse être considéré comme une source d'éléments minéraux ; il contient en revanche une concentration assez intéressante de vitamine B3 qui contribue notamment au fonctionnement du système énergétique et nerveux ; une tasse de 100 ml apporte environ 10 % des valeurs nutritionnelles journalières de référence en cette vitamine.

Des études ont surtout démontré que l'ingestion de café augmentait de façon importante la capacité antioxydante du plasma[56] ; cela porte à croire que le café exerce son effet préventif sur certaines maladies grâce à cette capacité. Parmi les composés antioxydants du café, on retrouve des composés phénoliques, de l'acide caféique et chlorogénique majoritairement. Ces substances volatiles sont produites durant la torréfaction. Une tasse de café contient entre 200 et 550 mg de composés phénoliques ; à titre de comparaison, la myrtille ou la prune qui sont parmi les fruits en contenant le plus en contiennent environ 65 mg pour 100 g.

Quant à l'effet stimulant lié à sa teneur en caféine pour lequel le café est recherché, à dose modérée, la caféine facilite, il est vrai, le travail intellectuel, diminue les sensations de fatigue, dissipe le sommeil, augmente le rythme cardiaque, dilate les vaisseaux, favorise la digestion. À forte dose, la caféine peut exercer les effets inverses : elle est responsable de confusion mentale, d'agitation, de tremblements, d'insomnies, de palpitations, de constipation… Ainsi, une consommation modérée peut être indiquée en cas de fatigue momentanée afin d'éviter la somnolence ou en période de révision pour les étudiants. Mais elle doit être proscrite chez les enfants et chez les adultes souffrant d'hypertension, d'insomnies, d'anxiété, de palpitations…

Un expresso compte entre 40 et 100 mg de caféine par tasse, l'EFSA (agence européenne de sécurité alimentaire) recommande aux adultes de ne pas dépasser les 400 mg de caféine par jour soit environ 4 à 5 tasses.

La consommation de café relève surtout du bon sens. Si vous êtes amateurs de café, il semble raisonnable de préférer le café arabica, plus aromatique et moins riche en caféine. Vous pourrez vous faire plaisir, sans effet néfaste, en prenant une tasse le matin avec un petit déjeuner équilibré, une tasse après le repas de midi pour faciliter la digestion et éviter la somnolence de début d'après-midi et, éventuellement, une tasse vers 16 heures, si vous ne souffrez pas d'insomnie.

La caféine, ce n'est pas que le café…

Enfin, n'oublions pas que la caféine n'est pas présente uniquement dans le café ; le thé en contient, le chocolat aussi, et surtout les boissons énergisantes, 80 mg pour 250 ml.

• Le vin

Le vin a toujours été une boisson à part, à la symbolique très forte. Les Gaulois, déjà, le considéraient comme un fortifiant si ce n'est un remède. Plus proche de nous, Pasteur n'écrivait-il pas que « le vin peut être considéré à juste titre comme le plus sain et le plus hygiénique de tous les breuvages » ? Il semblerait en effet qu'à dose modérée, le vin possède certaines vertus, notamment sur le plan cardiovasculaire.

Obtenu à partir de la fermentation de raisins noirs entiers, le vin rouge renferme dix fois plus de polyphénols que le vin blanc, le champagne, ou le vin rosé.

Le vin est également reconnu pour ses propriétés digestives assurées par les composés phénoliques qui activent les sécrétions salivaires et gastriques, et par les tannins (contenus dans les vins rouges, notamment les vieux bordeaux) qui possèdent une action stimulante et tonifiante sur les fibres musculaires digestives.

Son rôle protecteur cardiovasculaire est aujourd'hui reconnu. Cette propriété est la résultante de plusieurs mécanismes. Tout d'abord, une consommation modérée de vin tend à faire chuter le taux de « mauvais cholestérol » et à augmenter le « bon cholestérol ». Par ailleurs, le vin diminue la coagulation du sang dans les vaisseaux car il contient environ 50 mg par litre d'acide salicylique, composé très proche de l'aspirine et possédant les mêmes propriétés anti-agrégantes plaquettaires.

Mais tout ceci n'est rien au regard du plaisir que donne la dégustation du vin. Ce plaisir est certainement la première raison de sa consommation avant toute considération de santé. Il est d'ailleurs, en lui-même, facteur de santé car le plaisir diminue le stress et accroît la dépense énergétique. La maîtrise de ce plaisir, qui fait les vrais amateurs, évite de tomber dans l'excès dangereux pour la santé.

Rappelons qu'il est recommandé pour les femmes enceintes de ne pas boire d'alcool, produit qui peut engendrer d'importants troubles du développement pour le nourrisson. Par ailleurs, et cela paraît si évident que l'on oublie souvent de le rappeler, l'alcool est dommageable pour le développement physique et mental des enfants et des adolescents dont le cerveau est encore en maturation ; c'est pourquoi ils ne doivent en aucun cas boire de l'alcool.

Docteur Jekyll and Mr Hyde

Le vin, disait Hippocrate, père de la médecine, « est une chose merveilleuse appropriée à l'Homme si, en santé comme en maladie, on l'administre avec à-propos et juste mesure, suivant la constitution individuelle ». Bu modérément, il est stimulant et euphorisant. Absorbé en excès, il est toxique pour le foie et le cerveau et peut entraîner une accoutumance. C'est la dramatique maladie alcoolique. Telles sont les deux facettes contradictoires du vin !

La lutte contre l'alcoolisme chez les jeunes doit devenir une cause nationale

Les chiffres sont sans appel chez les adolescents : l'alcool est la substance psychoactive et neurotoxique la plus consommée. Malgré les mesures de prévention mises en place par les pouvoirs publics, les comportements addictifs liés à l'alcoolisme chez les jeunes se diversifient et sont en constante augmentation. Ainsi, instaurer une prohibition de vente d'alcool aux mineurs ou l'interdiction des open bars n'aura pas eu l'effet escompté. Selon Santé publique France, la tranche des 15-25 ans se distingue par des consommations d'alcool moins régulières, mais les boissons sont plus fortes, ingérées en plus grande quantité et en un temps limité. Cette pratique, courante au Royaume-Uni, a vu les autorités britanniques réagir et lancer de grandes campagnes de sensibilisation, un exemple européen dont la France doit s'inspirer, car ses étudiants en général, et ses jeunes femmes en particulier, sont des populations particulièrement concernées. Les ivresses régulières (au moins dix ivresses au cours des douze derniers mois) s'observent principalement chez les jeunes de 18 à 24 ans et concernent près de 20 % d'entre eux en 2017.

Les professionnels de la santé ne cesseront jamais de le répéter : la consommation d'alcool est directement liée au développement de maladies graves neuropsychiques, digestives, vasculaires et cancéreuses. Des dégâts pour la santé d'autant plus importants chez les jeunes qu'ils frappent des enfants en pleine croissance, provoquant ainsi des désordres majeurs et irréversibles. Ces effets directs de l'alcool représentent par ailleurs, à moyen et long terme, un risque important d'évoluer vers d'autres comportements addictifs.

Les derniers chiffres estiment à 41 000 le nombre de décès attribuables à l'alcool en France en 2015 : 30 000 chez l'homme et 11 000 chez la femme. L'alcool serait responsable en France de 7 % des décès. C'est plus que ce qui est observé dans nombre d'autres pays européens.

Les pouvoirs publics ont certes eu conscience de ce phénomène mais n'ont pas réussi à faire passer les messages dans chaque foyer. C'est pourquoi il est nécessaire de structurer une nouvelle stratégie de communication pérenne sur le plan national, visible et compréhensible par tous.

Ainsi, lutter contre l'alcoolisme chez les adolescents et les jeunes étudiants doit devenir une cause prioritaire de santé publique. Et c'est en ce sens que les autorités publiques doivent faire passer les messages de prévention adaptés dès l'entrée au collège pour les jeunes adolescents. Il faut par ailleurs créer une information urgente envers les parents afin de les sensibiliser sur cet enjeu majeur car, la plupart du temps, ils apparaissent étonnés et ne se rendent absolument pas compte de l'ampleur du problème.

- Ail et fines herbes

Arme ultime contre les vampires dans les légendes, ingrédient de base de la cuisine française vu des États-Unis, l'ail n'est pourtant rien de tout ça, juste une plante potagère aux vertus nutritionnelles affirmées et aux saveurs persistantes qui saura relever n'importe quel plat.

D'un point de vue « santé », l'ail (comme ses cousins échalote et oignon, et plus généralement les membres des plantes de genre Allium) renferme des composés sulfurés qui aident notre organisme à se protéger des cancers du tube digestif, de la prostate ou du sein[57]. En plus de ces composés, l'ail contient des flavonoïdes : ces deux composants sont des antioxydants qui contribuent à prévenir l'apparition de maladies cardiovasculaires. Évidemment, pour profiter de ses bienfaits, il convient d'en consommer régulièrement.

Si ce besoin n'est pas évident à combler (notamment en raison de l'haleine que donne l'ail, un point relativement ennuyeux dans nombre d'interactions sociales…), rien ne vous empêche d'agrémenter vos préparations de belles quantités d'ail. L'été qui pointe le bout de son nez est par exemple la saison propice à la préparation de sauce tomate ou de tomates farcies, que vous dégusterez tout au long de l'année à venir : soyez généreux avec l'ail devant vos fourneaux, il saura vous le rendre.

Les fines herbes sont les feuilles des plantes aromatiques. Elles peuvent être consommées fraîches ou séchées. On désigne le plus souvent sous le terme « fines herbes », la ciboulette, le cerfeuil, le persil, l'estragon. Les meilleurs guides d'achat des fines herbes sont votre odorat et votre vue, tout simplement. Préférez-les fraîches, bien vertes et les plus odorantes possible ! Vous devez le savoir, la chaleur altère considérablement les saveurs et les arômes des fines herbes ; c'est pourquoi il est conseillé de les ajouter toujours en toute fin de cuisson. En revanche, les herbes dites « méditerranéennes » (thym, laurier, romarin…) qui ne sont pas considérées comme des fines herbes, supportent bien d'être mijotées longtemps. Leurs arômes sont tellement puissants qu'ils ne seront pas altérés. Lorsque vous préparez un plat froid, mieux vaut en revanche ajouter les fines herbes dès le début de la préparation car le froid inhibe l'intensité et le développement des arômes. Pour ce qui est de votre santé, oui, les fines herbes contiennent beaucoup de vitamines, de minéraux et d'antioxydants, mais les quantités employées dans la plupart des plats étant très faibles, elles contribuent finalement peu à l'apport en ces nutriments. S'il ne faut pas hésiter à en ajouter à vos plats, c'est surtout pour le plaisir gustatif qu'elles procurent en s'associant et en sublimant à merveille de nombreux produits ! Le cerfeuil, avec son goût très doux et légèrement anisé donnera une touche de fraîcheur inattendue à vos potages et légumes. Le persil, sucré et légèrement amer rehaussera à merveille vos taboulés ou vos salades. La saveur puissante de l'estragon parfumera agréablement les carottes, les volailles ou encore les fruits, et peut s'adapter facilement de l'entrée au dessert. Enfin, la saveur très subtilement alliacée de la ciboulette relèvera par exemple très finement vos viandes rouges.

- Le sel dans l'alimentation, un enjeu de santé publique, à maîtriser absolument

Le sel, utilisé depuis l'Antiquité pour conserver les denrées, a révolutionné l'accès de l'humanité à l'alimentation. Aujourd'hui, s'il ne fait aucun doute que le chlorure de sodium est nécessaire à la vie (au minimum 2 grammes par jour que l'on trouve naturellement sans ajout de sel), l'ensemble des études mondiales concordent[58] : l'excès de sel est un facteur de risque dans l'hypertension artérielle, les maladies cardiovasculaires, mais aussi le cancer de l'estomac. En chiffres, surveiller sa consommation de sel pourrait permettre d'éviter de l'ordre de 2,5 millions de décès chaque année selon les estimations de l'Organisation mondiale de la santé (OMS). Concrètement, cela signifie qu'il faudrait en consommer 5 grammes par jour quand la consommation moyenne quotidienne de sel en France se situe aujourd'hui autour de 10 grammes chez les hommes et 8 grammes chez les femmes.

À quoi sert le sodium nécessaire à notre survie ? En plus d'assurer la régulation de l'équilibre acido-basique, il permet une bonne transmission de l'influx nerveux principalement entre le nerf et le muscle, et la fixation de l'eau dans les tissus (indispensable pour le corps). Les reins assurent avec une grande efficacité l'équilibre en sodium tant que la consommation n'est pas excessive. En revanche, les bébés ont du mal à évacuer le sel et un lait infantile trop fortement dosé en sodium surmènera leurs reins immatures. Il a d'ailleurs été rapporté le cas de 14 nourrissons à qui on avait donné par erreur du lait maternisé contenant 21 g de sel par litre. Cette intoxication fut suivie de six décès, car une dose de sel égale à 1 g/kg de poids corporel peut être mortelle pour le jeune enfant. Mais chez l'adulte, les mécanismes très efficaces de régulation des teneurs en sodium limitent largement le risque d'intoxication au sel, dans les concentrations où on le trouve normalement dans l'environnement ou dans l'alimentation.

Outre le sel de table – dont le meilleur en qualité et reconnu après de nombreuses études est le sel gemme de Salies-de-Béarn[59] –, nos principales sources de sel sont le pain, les charcuteries, les fromages, les soupes industrielles, les plats cuisinés… Ce « sel caché » qui se trouve en abondance dans les préparations industrielles en favorise la surconsommation. Des efforts ont toutefois été entrepris il y a peu par l'industrie agroalimentaire. Pour exemple, les teneurs en sel des charcuteries ont ainsi diminué de 5 à 10 % ces cinq dernières années.

Pour certains produits tels que les charcuteries, les poissons fumés ou encore les fromages, il est difficile d'exiger une plus forte diminution de la teneur en sel car dans ce cas précis, celui-ci joue un rôle de conservateur obligatoire et il existe une limite en deçà de laquelle il n'est pas possible de descendre. L'effort doit en revanche se poursuivre pour les produits dont le sel n'est incorporé dans le produit qu'en tant qu'exhausteur de goût comme les plats préparés, les soupes industrielles mais aussi les viennoiseries, les céréales du petit déjeuner…

Il existe bien sûr quelques astuces très simples afin de maîtriser sa consommation de sel. Tout d'abord, ne jamais saler vos plats avant de les avoir goûtés, l'ajout de sel n'étant pas souvent nécessaire ; consommez moins de plats préparés ; surveillez votre consommation de charcuterie et de fromages ; choisissez du pain dont la teneur en sel est maîtrisée et mangez plus de fruits et légumes frais, ils sont pauvres en sodium et riches en potassium, vous permettant de rééquilibrer votre ratio sodium/potassium pour le bon fonctionnement de vos cellules.

D'ailleurs, se déshabituer du sel ne serait pas si difficile selon les chercheurs de l'étude américaine DASH[60] (approche diététique pour stopper l'hypertension). Le goût pour les repas salés découle d'une habitude, et il serait tout à fait possible d'apprendre à moins aimer le sel. Les chercheurs se sont aperçus lors de cette étude que les personnes soumises à un régime riche en fruits et légumes ont eu plus de facilité à diminuer leurs apports en sel. Alors si vous souhaitez prendre soin de votre tension, profitez-en pour augmenter votre ration journalière de fruits et légumes !

SPHÈRE ALIMENTAIRE : CE QU'IL FAUT RETENIR

Notre organisme tout entier se répare, c'est un formidable message d'espoir ! Nos cellules se renouvellent durant toute notre vie à une fréquence plus ou moins élevée. Certains de nos organes sont plus jeunes que nous ! Il n'est donc jamais trop tard pour agir.

Notre squelette, par exemple, se renouvelle constamment, de l'ordre de 10 % par an : du vieil os est détruit et éliminé tandis que du nouveau matériau osseux est fabriqué sur le même site, en remplacement. Le squelette d'un adulte est ainsi totalement régénéré tous les dix ans. Afin de construire correctement ces nouveaux os, du calcium, que l'on retrouve dans les produits laitiers et de la vitamine D, que l'on trouvera dans les poissons gras, sont absolument nécessaires.

Le foie qui permet notamment de détoxifier l'organisme en filtrant chaque minute 1,5 litre de sang est un organe absolument vital mais aussi très particulier. Il est en effet capable de se régénérer totalement en trois cents à cinq cents jours. Si on prélève les trois quarts du foie d'un patient pour une greffe par exemple, celui-ci reprendra sa taille normale en près de quatre mois ! Incroyable non ? Si le foie est un organe « robuste » qui possède une grande capacité de réparation, mieux vaut toutefois éviter les excès de gras, de sucres et d'alcool afin de le maintenir en bonne santé.

Autre organe essentiel : le cœur évidemment ! Certaines de ses cellules sont également capables de se renouveler mais à une vitesse beaucoup plus lente. En effet, les cellules contractiles du cœur qui représentent un cinquième des cellules cardiaques se renouvellent d'environ 1 % par an. Toutes les cellules du cœur ne seront donc pas remplacées durant notre vie… Ce qui implique que notre cœur, lui, a pratiquement notre âge, contrairement à nos os, notre foie, notre sang, notre peau… Il faut donc le préserver, mais comment ?

- Se faire plaisir en mangeant ;
- Manger équilibré ;
- Préférer des produits saisonniers et locaux ;
- Consommer des aliments qui contiennent du bon gras comme les poissons ;
- Réduire au maximum, voire supprimer la consommation de produits très sucrés (gâteaux, bonbons, soda…) ;
- Diminuer sa consommation de sel, en supprimant la salière de votre table par exemple ;
- Pratiquer une activité physique légère mais régulière toute sa vie : environ trente minutes par jour minimum.

Nous sommes ce que nous mangeons à la molécule près et chacune d'elle est une brique qui permet de nous construire et nous réparer. Il est donc fondamental de veiller au quotidien à la qualité de notre alimentation.

Nos habitudes ne sont pas toujours en adéquation avec une bonne hygiène de vie. Ainsi, une alimentation déstructurée, la sédentarité, le stress sont autant de facteurs de risque pour notre santé. Sans compter les comportements addictifs comme la consommation de tabac ou d'alcool qu'il vaut mieux éviter si l'on veut augmenter ses chances de vivre longtemps et en bonne santé.

Sans envisager une vie trop austère et trop réfléchie, l'essentiel est d'abord d'écouter son corps de manière attentionnée afin d'éviter les glissades. Il faut apprendre à se reposer quand on est fatigué, savoir se détendre lorsque l'on est stressé, consommer la plus grande partie du temps des aliments qui nous font du bien même si les excès de temps à autre ne sont pas interdits bien sûr. Et surtout, il faut combiner ces principes de base à une activité physique pas forcément intense mais très régulière et maintenue tout au long de sa vie !

Nos caractéristiques physiques et psychologiques, nos antécédents familiaux et nos habitudes de vie ont une influence sur notre santé et sur les risques auxquels nous nous exposons. Nous ne sommes bien entendu pas égaux. Nous avons tous nos forces et nos faiblesses qu'il faudra prendre soin d'identifier. Tout l'enjeu d'une bonne hygiène de vie consiste donc à trouver son propre équilibre physique et psychologique entre ses envies, ses goûts et les risques que l'on accepte de prendre. Cet équilibre est personnel et pourra évoluer avec les changements d'habitudes, de modes de vie et d'âges.

L'essentiel est de garder tout au long de sa vie un regard critique sur ses comportements. Le but est de réussir à déceler à quel moment ces derniers peuvent passer de bénéfiques à nocifs pour son équilibre global. Cela n'implique pas forcément de s'interdire des comportements qui nous apportent du bien-être mais d'éviter toute attitude d'excès pathologique qui annulerait leurs bienfaits. Par exemple, faire du sport est bénéfique sauf si l'on ne laisse pas le temps à son corps de récupérer.

Combiner ces préceptes dans la durée n'est pas chose aisée, c'est même un véritable défi, mais s'y employer, c'est déjà être acteur de sa qualité de vie !

6

DEUXIÈME RÈGLE DES 4S : MAÎTRISER SON SOMMEIL

Nous dormons tous de moins en moins. Les Français dorment désormais en moyenne 6 heures et 42 minutes chaque nuit. Le temps de sommeil quotidien est passé sous la barre des sept heures, durée minimale recommandée pour une bonne récupération[1]. Ce déclin est préoccupant et va se poursuivre.

La part des petits dormeurs est aussi en augmentation : plus d'un tiers d'entre nous dorment moins de six heures. Un temps de sommeil insuffisant peut mettre en péril la santé. Il est associé à un risque plus élevé d'obésité, de diabète de type 2, d'hypertension, de pathologies cardiaques et d'accidents et augmente les pathologies psychologiques telles que la dépression, l'anxiété. Il engendre aussi de l'irritabilité qui nuit aux relations avec la famille, les amis ou les collègues.

Plusieurs facteurs sont en cause : en France, le travail de nuit est par exemple montré du doigt. D'après les chiffres les plus récents, il a augmenté de 30 % en vingt ans. Alors qu'en 1990 il concernait 3,3 millions de travailleurs, il impliquait 4,3 millions de travailleurs en 2013[2].

D'autres facteurs entravent le sommeil tels que le tabagisme, le bruit, le stress, la sédentarité, le télétravail qui se généralise, engendrant souvent la reprise du travail le soir et globalement une hyper-connexion digitale néfaste qui concerne désormais tous les âges.

Cette diminution du temps de sommeil n'est pas propre à la France, le constat est le même ailleurs : la « dette de sommeil » augmente partout dans le monde.

Pourtant le sommeil est absolument indispensable pour vivre en bonne santé. On dit qu'il est réparateur, et c'est le cas : la peau se renouvelle, de même que les os, le système hormonal s'active pour régénérer les tissus et reconstituer les muscles, le corps libère des hormones de croissance qui jouent aussi un rôle bénéfique pour le bon fonctionnement du système immunitaire ; l'organisme évacue un certain nombre de toxines.

LE MÉCANISME DU SOMMEIL

L'horloge circadienne et les phases du sommeil

Le corps est réglé comme du papier à musique ! En effet, chaque être vivant possède une horloge interne qui contrôle la succession des périodes d'activité et de sommeil, et régule le rythme biologique sur vingt-quatre heures : c'est ce que l'on appelle l'horloge circadienne. Située dans le cerveau – au niveau de l'hypothalamus – sur le trajet du nerf optique, elle est reliée en permanence avec l'extérieur. Les photorécepteurs de la rétine détectent l'intensité de la lumière et informent cette horloge pour qu'elle se règle à la bonne heure. L'appétit, le sommeil, les capacités intellectuelles sont organisés par des cycles bien définis. C'est ainsi que la mélatonine, l'hormone du sommeil, est sécrétée à partir de 21 heures et jusqu'à 7 h 30 du matin environ.

Pourquoi cette alternance régulière entre veille et sommeil ? En fait, deux processus interagissent pour nous maintenir éveillés pendant seize heures, puis assoupis pendant huit heures. Le premier s'appelle le processus homéostatique. La pression à s'endormir – la sensation de fatigue – s'accumule pendant la phase d'éveil. Plus l'éveil dure longtemps, plus l'envie de dormir se fera sentir. Le second, le processus circadien, envoie de puissants signaux physiologiques favorisant l'éveil ou le sommeil à des moments spécifiques de la journée. Le rythme circadien varie selon l'âge : l'enfant de 6 à 12 ans est généralement très bon dormeur la nuit et très vigilant le jour, puis la structure du sommeil se modifie et le sommeil nocturne devient plus léger. Chez les personnes âgées, enfin, l'endormissement survient plus tôt, avec un réveil plus précoce.

Les cycles du sommeil

Pour mieux comprendre le fonctionnement de son sommeil et éventuellement détecter ses anomalies, il est important de connaître la façon dont le sommeil s'organise. Celui-ci est découpé en différents cycles de soixante à cent vingt minutes qui se répètent 3 à 6 fois durant la nuit. Le dormeur se réveille très brièvement entre chaque cycle, sans en avoir conscience. Un cycle est lui-même composé de cinq phases[3] :

- La phase d'endormissement se situe entre l'éveil et le sommeil. Lorsque l'horloge interne donne le signal, des signes de fatigue se font ressentir : bâillements, frissons… Leur apparition est liée à l'activation de mécanismes biologiques comme la diminution du cortisol (hormone du stress), la baisse de la fréquence cardiaque et la synthèse de mélatonine (hormone du sommeil). C'est le moment idéal pour se coucher.
- Le stade de sommeil lent léger représente à lui seul près de la moitié du temps de la nuit. Dans cette deuxième phase, le tonus musculaire commence à diminuer et de légers mouvements du corps risquent de provoquer des sursauts. Puis l'activité du cerveau ralentit, tout comme le rythme cardiaque et la respiration.
- Le stade de sommeil lent profond est la phase la plus importante car la plus récupératrice. Elle représente environ 20 % du temps de sommeil et intervient plutôt au début de la nuit. Le dormeur se sentira reposé au réveil s'il a passé un maximum de temps dans cette phase. Il est très difficile de réveiller celui qui dort en sommeil profond. L'activité du cerveau est à son minimum, la respiration s'amplifie et se calme, les muscles se relâchent. Pendant cette période, de nombreuses hormones sont libérées (dont l'hormone de croissance), la mémoire est consolidée, les défenses immunitaires sont renforcées.
- Le sommeil paradoxal tire son nom du paradoxe entre un cerveau qui reprend un niveau d'activité très proche – voire supérieur – à celui de l'éveil, et un corps

totalement inerte. Cette phase « des rêves » représente un quart de la nuit.
- La phase d'éveil. On peut alors passer dans un nouveau train du sommeil ou au contraire ne pas parvenir à se rendormir.

La biochimie du sommeil, régulatrice de poids

Manquer de sommeil fait-il grossir ? Cela pourrait paraître contradictoire puisqu'à première vue le dormeur semble inactif. En fait, le sommeil influe sur quatre hormones impliquées dans notre gestion du poids :
- La ghréline possède un effet orexigène, c'est-à-dire susceptible de stimuler ou d'augmenter l'appétit. Sécrétée par notre estomac, elle sera produite en excès en cas de sommeil perturbé et nous poussera à manger davantage, même sans réel besoin.
- La leptine, hormone produite par les cellules adipeuses, gère notre satiété. Quand les nuits sont trop courtes, elle diminue significativement. On comprend alors aisément que les quantités alimentaires ingérées augmentent.
- Le cortisol est souvent surnommé l'hormone du stress. Induite – entre autres – par un manque de sommeil, elle a tendance à augmenter l'appétit, notamment pour les produits sucrés.
- En parallèle, le cortisol favorise le développement d'une résistance à l'insuline.

Moins nous dormons, plus nous déstructurons notre appétit – et donc notre prise de poids. Plus nous stressons, plus nous stockons du gras et plus nous risquons de connaître des troubles du sommeil : insomnies, apnées, agitation… Tous les ingrédients sont là pour rentrer dans le cercle vicieux d'un sommeil non réparateur.

L'IMPORTANCE DU SOMMEIL

Dormir pour rester en bonne santé

Le cerveau est très actif pendant le sommeil. Il travaille sur la restauration des liaisons entre les cellules nerveuses usées par les activités de la journée, et joue un rôle crucial dans l'équilibre lié à la mémoire et la consolidation des nouveaux apprentissages, le tri des idées ainsi que la régulation des émotions. Quant à la sphère du cerveau qui correspond à la prise de décision et à la socialisation, elle est mise au repos pour évacuer le stress… Lorsque l'on dort, l'organisme – et plus particulièrement le système immunitaire – récupère de tous les efforts déployés dans la journée. Ne pas dormir, c'est creuser un peu plus chaque jour un déficit immunitaire et devenir vulnérable à de multiples maladies.

Dans le cadre d'une étude, des volontaires en bonne santé ont été privés de sommeil par une nuit blanche[4] : les résultats observés sont saisissants. Cette simple privation a engendré une augmentation des paramètres inflammatoires sanguins avec une élévation de la sécrétion de cortisol, prolactine et testostérone. Cela se traduit par un ralentissement généralisé, de la confusion et de la fragilité, et des conséquences néfastes sur la mémoire et l'attention. Par ailleurs, la privation de sommeil a engendré une multiplication d'épisodes de sommeil incontrôlés tout au long de la journée.

Une autre étude édifiante, au sujet du diabète cette fois, a été menée sur des sujets sains et bons dormeurs. Ces derniers ont dormi moins de cinq heures par nuit pendant seulement deux semaines. À la fin de cette période, les chercheurs ont observé chez eux un état prédiabétique avec une chute de la production d'insuline de 30 % et un syndrome de résistance à l'insuline chez 50 % d'entre eux[5]. Globalement, de nombreuses études montrent l'amplitude des conséquences provoquées par le manque de sommeil : troubles anxieux et dépression[6], obésité[7], cancer[8], diabète[9] et pathologies cardiovasculaires (hypertension artérielle, infarctus du myocarde, accidents vasculaires cérébraux)[10].

Une conclusion s'impose : prendre soin de son sommeil est l'un des facteurs de prévention les plus importants des maladies chroniques.

Les besoins de sommeil en fonction de l'âge et des individus

Pourquoi existe-t-il de petits et de gros dormeurs ? Ne peut-on pas simplement *décider* de dormir moins pour en être capable ? Non, le besoin de sommeil ne dépend pas de la volonté personnelle, mais de certaines prédispositions génétiques[11], et la quantité de repos nécessaire résulte avant tout d'un besoin physiologique. Le professeur Damien Léger, chef de service au Centre du sommeil et de la vigilance de l'Hôtel-Dieu à Paris, estime que la plupart des individus dorment sept heures alors que la moyenne se situait entre huit heures et huit heures trente il y a une cinquantaine d'années. Malheureusement, les modes de vie ont une fâcheuse tendance à considérer le sommeil comme accessoire.

Le besoin de dormir dépend aussi de l'âge et diminue graduellement avec le vieillissement. De fait, un nouveau-né est assoupi – jour et nuit – en moyenne seize heures par jour, cette durée pouvant même s'étendre jusqu'à vingt heures sur vingt-quatre ! Une étude menée sur 493 enfants[12] indique que la durée moyenne de leur sommeil est de :

- 16 heures à 1 mois ;
- 15 heures à 6 mois ;
- 14 heures à 1 an ;
- 12 heures à 3 ans ;
- 11 heures à 6 ans ;
- 10 heures à 10 ans ;
- 8 heures au début de l'adolescence.

Le sommeil des adolescents est un peu spécifique car, si leurs besoins se rapprochent de ceux des adultes (entre huit et neuf heures par nuit), l'endormissement se fait plus tard à cette période de la vie et décale dans le même temps l'heure naturelle du réveil. C'est une modification normale qui découle de facteurs liés à cet âge : la sécrétion de mélatonine, hormone du sommeil, est retardée et diffusée en plus faible quantité. À cette explication « physiologique » s'ajoute l'utilisation prolongée des écrans avant le coucher qui amplifie cette tendance à retarder l'extinction des feux. Ces comportements peuvent même amener à se réveiller en pleine nuit à chaque nouvelle « notification » de telle ou telle application. L'utilisation addictive du téléphone et particulièrement prolongée avant le coucher est une réelle catastrophe pour le sommeil des adolescents en plein apprentissage. Elle peut entraîner de graves désordres sur l'attention, la mémorisation et le repos en général. Il est par conséquent nécessaire de repérer et prendre en charge très rapidement ces comportements addictifs, surtout quand on sait que, chez les étudiants, le sommeil structure et renforce la mémoire.

Chez les adultes, la moyenne des besoins réels de sommeil est comprise entre sept et huit heures, pour passer à environ sept heures pour les personnes âgées. Mais comme nous ne sommes pas tous égaux, il faut distinguer les « petits » des « gros » dormeurs. Pour les premiers, huit heures suffisent ; à l'inverse, les seconds supportent mal de dormir peu et profitent de toutes les occasions pour prolonger leur sommeil. Pour eux, les huit heures de sommeil sont un minimum.

Finalement, la quantité de sommeil compte bien moins que sa qualité. Avez-vous remarqué cette étrange sensation de forme après seulement six heures d'un sommeil profond et récupérateur ? À l'inverse, neuf heures peuvent s'avérer insuffisantes si la nuit a été parsemée de réveils fréquents. Se reposer s'apprend, voici quelques conseils pour tenter d'améliorer ses nuits.

Savoir sculpter ses neurones

Notre cerveau représente 2 % de notre poids corporel. Il contrôle, dirige, ordonne, interprète tous les actes de notre vie : mouvements, émotions, pensées, souvenirs… Mécanique de précision dont le fonctionnement n'est que partiellement connu, notre cerveau a des besoins propres qu'il importe de satisfaire si nous désirons le conserver en pleine forme.

Notre cerveau consomme 20 % de l'énergie apportée par notre alimentation (et jusqu'à 60 % chez le nourrisson). Il est l'organe le plus riche en lipides après le tissu adipeux. Principaux matériaux de construction des membranes cérébrales et indispensables au bon fonctionnement du cerveau, ces lipides sont essentiellement représentés par des acides gras dits « essentiels » : l'acide linoléique appelé aussi oméga 6 et l'acide alpha linolénique et leurs dérivés EPA et DHA encore appelés omégas 3. Les besoins en ces acides gras sont considérables pendant la période de développement cérébral du nourrisson et de l'enfant mais restent également importants tout au long de la vie car ils assurent les réparations membranaires liées au vieillissement des neurones. Ne pouvant être synthétisés par l'organisme, les acides gras essentiels doivent obligatoirement provenir de l'alimentation.

Par ailleurs, les vitamines du groupe B interviennent dans la fabrication des neurotransmetteurs, eux aussi sont indispensables au bon fonctionnement cérébral. Leur carence entraîne l'apparition de troubles de l'humeur, un manque d'entrain, un état dépressif avec irritabilité, insomnie, troubles de la mémoire et de l'attention.

Pour fonctionner au quotidien, notre cerveau utilise 25 % de l'oxygène que nous respirons d'où l'importance des apports alimentaires en fer, élément fondamental des globules rouges eux-mêmes fournisseurs d'oxygène. Également très prisé par le cerveau, le phosphore favorise le fonctionnement des cellules cérébrales et joue un rôle dans les fonctions de mémorisation. Le magnésium, enfin, assure l'équilibre de l'ensemble du système nerveux… au centre duquel se trouve le cerveau.

Le sommeil occupe un tiers de notre existence. Il est indispensable à la récupération de la fatigue physique, mais également à la régénération de notre système nerveux et de nos fonctions cérébrales. Pendant que nous dormons, notre cerveau continue de fonctionner comme le prouve notre tracé électroencéphalographique qui est, au cours des phases de sommeil paradoxal, proche du tracé d'éveil. C'est au cœur de ces phases que s'installent les rêves et qu'un certain nombre de fonctions cérébrales s'accomplissent : mémorisation et fixation des souvenirs, organisation et consolidation des informations acquises dans la journée, résolution des tensions accumulées et élimination des pulsions gênantes ou des souvenirs inutiles…

L'unique recette pour conserver notre cerveau en forme est d'avoir une bonne hygiène de vie associant alimentation saine et équilibrée, activité physique régulière, sommeil de qualité, activité intellectuelle régulière et vie sociale enrichissante et stimulante.

LE SOMMEIL EN PRATIQUE

Passer une bonne nuit

Un environnement propice

Avant tout, la chambre : ce petit havre de tranquillité doit être silencieux, sombre et apaisant, et disposer d'une literie confortable. La température est également une donnée à ne pas négliger car on s'endort plus aisément dans une chambre fraîche : au-dessus de 18 °C, l'endormissement peut se ralentir.

Le bruit est le premier perturbateur du sommeil, principalement en milieu urbain. Or, près de 75 %[13] des Français vivent en ville ! Dans un environnement calme, l'organisme va réduire le rythme cardiaque, la pression sanguine, la respiration et stabiliser le rythme des ondes cérébrales. Profiter du silence est donc une bonne pratique à adopter que ce soit durant la journée, le soir ou durant la nuit. Il est possible de lutter efficacement contre le bruit. En premier lieu, une solution passe par des aménagements structurels efficaces de son habitation, notamment par l'installation de vitrages acoustiques pouvant diminuer le bruit de 43 dB[14]. Il existe aussi des technologies qui s'adaptent aux bruits ambiants et les suppriment, ou des équipements qui diffusent des « bruits blancs », des sons relaxants reconnus pour leurs propriétés hypnotiques. Autant de stratégies destinées à combattre l'une des plus grandes menaces sur le sommeil.

Apprendre à écouter son corps

Il est essentiel de se connaître pour déterminer sa durée de sommeil idéale. Elle se situe en général entre sept et neuf heures. Il suffit de se poser quelques questions pour savoir si l'on dort suffisamment : suis-je toujours fatigué au réveil ? Dans la journée, m'arrive-t-il de connaître des moments de somnolence ? Ai-je du mal à fixer mon attention ? Si tel est le cas, deux conclusions s'imposent : soit vous avez besoin de plus de sommeil, soit celui-ci doit être de meilleure qualité. Pour être plus précis, au réveil, se poser systématiquement la question suivante : « Est-ce que je suis reposé ? » Et si la réponse est « Oui, je suis reposé » plus de quatre fois par semaine, tout va bien. Si ce n'est pas le cas, il faut consulter un médecin, et plus particulièrement encore pour les adolescents et les femmes enceintes. Revoyez votre rythme : dans l'ensemble, les études font ressortir qu'entre 20 % et 42 % de la population estime ne pas dormir suffisamment[15]. La plupart du temps, cette insuffisance de sommeil ne résulte pas d'une quelconque pathologie, mais d'un dérèglement de la vie personnelle ou de contraintes professionnelles.

Profitez de chaque occasion pour récupérer du manque de sommeil accumulé dans la semaine. Durant les jours de repos, prenez le temps de recharger vos batteries en tâchant toutefois de vous lever à la même heure chaque matin, même les week-ends. Un tel comportement participe à réguler le rythme biologique. Compte tenu de la complexité et de la sensibilité du cerveau, veillez à ne pas trop le solliciter, notamment avec le téléphone, objet d'une vérification toutes les six minutes… Il s'agit donc d'adopter de bonnes habitudes. Se déconnecter est efficace pour un relâchement et un apaisement salvateurs.

Se fatiguer au cours de la journée

Un bon sommeil se prépare aussi durant la journée. En réduisant l'hormone du stress, la pratique régulière d'exercice physique facilite l'endormissement et rend le sommeil plus profond. Ces effets sont dus aux endorphines libérées pendant l'activité physique. Celle-ci contribue également à synchroniser l'horloge interne et à stabiliser votre rythme biologique. En revanche, un exercice intense et inhabituel peut empêcher l'endormissement. De même, il faut éviter de faire de l'exercice deux à trois heures avant le coucher : l'idéal est de s'activer en fin d'après-midi.

Bien manger pour bien dormir

L'alimentation joue un rôle primordial pour une bonne nuit réparatrice : un dîner léger est synonyme de bonne digestion. Privilégier dès lors des aliments moins gras, moins sucrés, moins salés, peu épicés (afin d'éviter des remontées acides nocturnes). Une portion de légumes sera idéale : en soupe ou cuit à la vapeur l'hiver, ou encore en crudités l'été. Une portion de viande maigre, de volaille ou de poisson blanc aura l'avantage d'être digérée rapidement. Les féculents sont bien entendu possibles pour éviter une fringale nocturne, en prenant garde à la quantité. En dessert, un yaourt ou un fromage blanc sans sucre. Mieux vaut éviter le fromage, trop salé et trop gras pour un repas du soir, ainsi que les fruits, difficilement digestes avant de se coucher. Pour maximiser vos chances, essayez d'avoir terminé le dîner au moins deux heures avant d'aller vous coucher afin que le processus de digestion soit terminé.

Consommer un repas trop copieux retardera l'endormissement et rendra le réveil plus dur que d'habitude. Et pour éviter cela, mieux vaut ne pas arriver à l'heure du dîner avec une faim de loup ! Il est nécessaire d'avoir mangé un repas structuré à l'heure du déjeuner intégrant notamment des protéines et suffisamment de sucres lents que l'on retrouve dans les féculents et les légumes secs. Si les journées sont longues et intenses, il est tout à fait possible de prévoir un encas. Attention néanmoins aux produits gras et sucrés, ils ne répondent pas réellement aux besoins de l'organisme.

Privilégiez une pomme, une banane ou un laitage, sans oublier de vous hydrater entre les repas et avant de dîner.

Enfin, évitez les écrans pendant le repas ; ils ont pour effet de faire oublier la notion de quantité. Le dîner devrait avant tout offrir un moment convivial et être source de relaxation.

Se préparer à dormir

Avant le coucher, il convient d'aménager une plage de trente minutes de détente pour se vider la tête. Une méthode utile consiste à installer un rituel propre à chacun : lire, écrire dans un cahier, écouter de la musique classique, prendre un bain chaud… le tout étant que la même routine soit maintenue soir après soir et qu'elle participe à la détente et au relâchement.

La lumière bleue Led est aussi un puissant désynchronisateur de l'horloge circadienne. Elle active 70 fois plus les récepteurs photosensibles non visuels de la rétine que la lumière blanche d'une lampe fluorescente de même intensité[16]. Elle génère donc le message d'une exposition massive à la lumière. C'est un signal délivré à contretemps à l'horloge biologique qui n'est alors plus capable d'assurer les conditions d'un endormissement rapide ni d'un sommeil récupérateur. S'exposer en excès aux écrans, notamment le soir, provoque un regain de la vigilance et retarde l'endormissement. Il existe également une augmentation du risque de troubles métaboliques (risque accru de surpoids, d'obésité et de diabète) corrélés avec la durée passée sur les écrans. Ce risque est en effet associé aux perturbations du rythme circadien et pas uniquement à la sédentarité.

Ne pas stresser de ne pas dormir

Si le sommeil ne vient pas trente minutes après vous être couchés, inutile de vous acharner ! L'anxiété est l'une des plus grandes causes d'insomnie. Dans ces moments-là, n'hésitez pas à sortir du lit pour effectuer quelques exercices de respiration et décrisper vos muscles. L'important est de retourner se coucher dès les premiers signes de fatigue.

De la même manière, en cas de réveil au cours de la nuit, les comportements stressants sont à prohiber. Regarder l'heure, par exemple, participe nécessairement à penser au temps qu'il reste avant de se lever, ce qui fera monter le stress. Autres facteurs d'insomnies à éviter : les substances psychoactives agissant directement sur le cerveau (tabac, alcool, café, thé, drogues, certains médicaments).

Savoir se reposer, c'est aussi…

Comprendre les bienfaits de la sieste

Et si le secret de la forme se trouvait dans une sieste quotidienne de vingt minutes ? Une étude de l'Institut national du sommeil et de la vigilance indique que seulement un Français sur cinq fait une sieste au moins une fois par semaine[17]. Pourtant, 25 % des personnes interrogées se déclarent somnolentes. Cette langueur du début d'après-midi est tout à fait normale : nous serions génétiquement programmés pour avoir tendance à nous endormir vers 14 heures.

La sieste a de nombreux bénéfices. Après une privation de sommeil, elle permet de rétablir dans l'organisme les niveaux d'hormones nécessaires pour combattre le stress et restaurer le bon fonctionnement du système immunitaire[18]. Fait moins connu, elle aide aussi à lutter contre le grignotage – les petits coups de fatigue de l'après-midi entraînent souvent la consommation d'aliments gras et sucrés. On observe ainsi chez les adeptes de la sieste une baisse du risque cardiovasculaire. Elle améliore également la mémorisation et l'assimilation de nouvelles données : des chercheurs ont montré que les performances intellectuelles augmentaient jusqu'à 20 % grâce à elle. Alors, quand et comment pratiquer la sieste de manière optimale ? La sieste idéale a lieu après le déjeuner, vers 14 heures et doit durer environ vingt minutes. Si vous restez assoupi plus longtemps, vous risquez d'entamer un cycle de quatre-vingt-dix minutes de sommeil, ce qui peut rendre somnolent pour le reste de l'après-midi et conduire à des problèmes d'endormissement le soir.

Le café est un excellent aliment à consommer juste avant la sieste : la caféine commencera à faire effet au bout de vingt minutes, juste au moment de se réveiller. Au réveil, quelques étirements stimuleront la circulation sanguine – la pression artérielle diminue après la sieste – et un verre d'eau réveillera l'organisme en douceur.

Certes, tout le monde ne peut pas s'endormir sur commande, mais fermer les yeux quelques minutes peut suffire à se détendre et à retrouver concentration et productivité par la suite. Alors, vous êtes prêts ?

Prendre soin de soi au réveil

Dans l'idéal, une discipline devrait être appliquée à tous les matins de la vie : dès le réveil, trois à cinq minutes d'étirements permettent de déverrouiller les articulations et d'allonger les muscles pour un réveil en douceur sans risquer de se faire mal.

Deux adolescents sur cinq démarrent leur journée le ventre vide, et un enfant sur trois saute au moins un petit déjeuner par semaine… Cette situation est d'autant plus alarmante qu'elle ne cesse de se dégrader depuis quinze ans. Pourtant, ce premier repas est le plus important, car il conditionne la forme pour toute la journée.

Sans apport alimentaire depuis douze heures, l'organisme a besoin d'être réapprovisionné en nutriments réparateurs et en énergie. Les médecins et les enseignants sont unanimes : l'assimilation et l'utilisation des aliments consommés sont optimales en début de matinée. L'organisme brûle et exploite toute l'énergie apportée lors du petit déjeuner. Lorsque le petit déjeuner est mal équilibré ou inexistant, les performances scolaires et professionnelles de fin de matinée sont diminuées, par manque d'efficacité et de vigilance. Par ailleurs, l'absence de petit déjeuner augmente les risques de fringales et de grignotages de fin de matinée. Il favorise même le stockage des sucres sous forme de graisses lors du repas de midi, facilitant ainsi grandement la survenue d'une prise de poids, voire d'une obésité future.

De fait, afin de couvrir au petit déjeuner 25 % des besoins quotidiens en énergie et en nutriments nécessaires recommandés, trois groupes d'aliments ont une place de choix :

- Les produits laitiers, riches en protéines de bonne qualité (un bol de lait apporte autant de protéines qu'un œuf), architectes de notre corps qui interviennent dans la constitution et le renouvellement des tissus cellulaires ; ils sont aussi champions toutes catégories de l'apport en calcium.
- Les produits céréaliers, sources de glucides complexes (amidon) qui fournissent et distribuent lentement leur

énergie à l'organisme, évitant ainsi les fringales de fin de matinée. Ils apportent également des protéines végétales et des fibres.

- Les boissons apportent l'eau nécessaire à la réhydratation de l'organisme et permettent de relancer le fonctionnement rénal. Le thé et le café contiennent des excitants et peuvent stimuler le réveil, mais sont déconseillés chez les enfants. Les jus de fruits frais, en revanche, conviennent tant aux adultes qu'aux enfants et constituent, du fait de leur teneur en vitamines et en sucres, un précieux « starter » pour commencer la journée.

En s'appuyant sur la base de ces trois groupes alimentaires, piliers d'un petit déjeuner complet et équilibré, toutes les variations ou associations sont possibles. Selon l'envie, les goûts et les saisons.

Faire un bon usage de l'e-santé

De très nombreuses technologies de e-santé permettent de mieux appréhender les méandres de nos nuits. Ces nouveaux objets connectés de la « sleep-tech » (montres-capteurs ou applications mobiles) se multiplient et sont désormais accessibles à tous. Ces appareils peuvent enregistrer la fréquence cardiaque, les mouvements, la température, la respiration. En aidant à décortiquer la nuit, en apportant des connaissances aux personnes souhaitant optimiser leurs nuits et en offrant surtout soutien et réconfort aux personnes souffrant d'insomnie, ils leur permettent de trouver la voie de la guérison.

Face à la réduction du temps de sommeil observée partout dans le monde et ses conséquences sur la santé, il est absolument fondamental de s'intéresser au sommeil. Les Français sont les seconds consommateurs de benzodiazépines derrière l'Espagne avec près de 14 % qui y ont recours régulièrement[19]. Essayer toute méthode permettant d'endiguer cette habitude particulièrement dommageable est un enjeu médical et stratégique majeur.

Si ces outils de « sleep-tech » sont judicieusement choisis, ils constitueront une formidable opportunité pour les personnes qui souffrent de troubles du sommeil et pour leur médecin qui aura accès à des données intéressantes à analyser afin de prodiguer les meilleurs conseils.

Le sommeil est donc essentiel pour notre santé. En effet, les réparations des organes, des tissus, des cellules, se réalisent la nuit. Plus le sommeil est assumé, plus les réparations de l'organisme seront effectuées, que ce soit au cours d'une sieste ou d'une nuit de neuf heures, chaque repos est bénéfique. Dormir vous aidera à vivre mieux dans un meilleur état de santé et plus longtemps. Les rêves sont la littérature du sommeil ; non seulement il nous répare, mais en plus il nous permet de rêver !

Fiche de suivi de votre sommeil : À transmettre autour de vous

- Se poser les bonnes questions : le matin, au réveil, se demander « Est-ce que je suis reposé ? ».
- Se dépenser : la pratique régulière d'exercice physique facilite l'endormissement en réduisant l'hormone du stress et rend le sommeil plus profond. Ces effets sont dus aux endorphines libérées pendant l'activité physique. Celle-ci contribue également à synchroniser l'horloge interne et à stabiliser son rythme biologique.

- Se détendre avant d'aller se coucher : l'anxiété est l'une des plus grandes causes d'insomnie. Si l'on ne dort pas trente minutes après s'être couché, ne pas s'acharner. Sortir du lit et essayer de se relaxer en réalisant des exercices de respiration et en décrispant ses muscles. Retourner se coucher dès que l'on sent les premiers signes de fatigue.
- Choisir son lit idéal, l'inconfort étant le premier obstacle à un bon sommeil.
- Pour bien dormir, il faut bien se connaître. Trouver sa durée idéale de sommeil (en général comprise entre sept et neuf heures).
- Dormir dans une pièce à environ 18 °C.
- Ne pas dîner trop tard, manger intelligemment et supprimer les excitants en fin de journée (café, thé, alcool…).
- Se protéger du bruit : vitrage performant en ville si possible, boules Quies, ou technologie anti-bruit…
- Limiter, voire supprimer les écrans le soir.
- Ne pas hésiter à se faire aider des nouvelles applications connectées ou appareils afin de mieux comprendre son sommeil.
- Se lever le week-end et en vacances pratiquement aux mêmes heures que la semaine, en essayant de ne pas décaler de plus d'une heure ses horaires habituels. Rattraper sa dette de sommeil par des siestes courtes.
- Prendre le matin un vrai petit déjeuner.

7

TROISIÈME RÈGLE DES 4S : MAÎTRISER SON STRESS

« J'ai décidé d'être heureux, parce que c'est bon pour la santé. »

VOLTAIRE

Le stress peut être considéré comme une petite partie d'un processus complexe de réponse à une situation « déplaisante » créé par des agents stresseurs. Ces derniers induisent des mécanismes biologiques (influencés par des facteurs individuels, génétiques), psychologiques (liés à la personnalité, au contexte et à l'expérience de l'individu) et sociaux (le contexte et les relations sociales).

La compréhension de ces processus nécessite de conjuguer différentes disciplines qui se focalisent chacune sur des indicateurs spécifiques. Ainsi, l'épidémiologie s'intéresse plus particulièrement aux associations entre agents stresseurs et pathologies. La biologie se focalise sur la transcription physiologique en mécanismes biologiques qui résultent de l'action de ces agents stresseurs. De son côté, la psychologie insiste sur la perception cognitive d'adaptation au stress.

Le but de ces quelques pages n'est bien évidemment pas d'apporter une approche exhaustive à ce sujet majeur mais quelques clefs de lecture sur cette problématique qui devient malheureusement de plus en plus préoccupante.

Le stress n'est pas une maladie en soi mais, lorsqu'il est intense et qu'il dure, il a inévitablement des effets graves sur la santé physique et mentale. Divers symptômes apparaissent rapidement tels que des symptômes physiques (douleurs, troubles du sommeil, de l'appétit et de la digestion, sensations d'essoufflement), des symptômes émotionnels (sensibilité et nervosité accrues, angoisse, tristesse) ou des symptômes intellectuels (perturbation de la concentration, difficultés à prendre des initiatives).

Ces symptômes ont le plus souvent des répercussions sur nos comportements avec pour effets principaux le repli sur soi, le recours à des produits calmants ou excitants (café, tabac, alcool, médicament, drogues), ou l'agressivité...

LE STRESS, À L'ORIGINE DE NOMBREUSES MALADIES

Le stress concerne tous les groupes sociaux et toutes les classes d'âge. Personne n'y échappe vraiment. Toutefois, certains individus en subissent les conséquences plus fortement, selon leur contexte personnel, social, professionnel et de santé.

Le stress que l'on subit au quotidien relève essentiellement de nombreux phénomènes inhérents à nos modes de vie dans nos sociétés d'aujourd'hui :

- Une intensification du travail pour accroître les gains de productivité ;
- La recherche constante de la perfection ;
- Le culte de la compétition ;
- Des difficultés à concilier le travail, la vie personnelle et la vie familiale ;
- Une transformation profonde des valeurs et des normes sociales.

Le stress provoque autant de pathologies et de décès que l'excès de sucre, l'excès d'alcool, ainsi que la sédentarité, car il est à l'origine des maux de l'individu.

C'est le résultat direct d'un manque d'équilibre de tous les « corps », qu'ils soient végétatif, mental, physique, émotionnel, mnésique, social, projet. Bien sûr, ces derniers ne sont jamais parfaitement équilibrés, mais on peut tout de même tendre vers cette stabilité en essayant de les nourrir uniformément. Beaucoup de personnes se concentrent tellement sur le fait d'« avoir » qu'ils en oublient d'« être » ! Et par la même occasion, cessent de nourrir leur corps « mnésique », leur corps « social », leur corps « projet » et tous les autres. À force de concessions qui privent ces corps de leur nourriture, le stress s'installe peu à peu et chacun d'eux rétrécit, laissant l'un de ces « corps » prendre toute la place. C'est ce qu'on appelle le « burn-out ».

Aucune discipline ne peut prendre en compte toute la complexité du stress, un mal qui touche le mental comme le corps. Pour en comprendre toutes les subtilités, il faut croiser l'épidémiologie qui s'intéresse aux associations entre agents stresseurs et pathologies, la biologie qui se focalise sur les mécanismes biologiques, ou encore la psychologie qui s'appuie sur la perception cognitive d'adaptation au stress.

Car si le stress n'est pas une pathologie en soi, il peut inévitablement avoir des effets graves sur la santé physique et mentale dès lors qu'il est intense et qu'il dure. Quand on est stressé, tous les organes sont malades. Fragiles comme des feuilles d'arbre en train de mourir en automne, les personnes qui souffrent de burn-out sont si fatiguées qu'elles n'ont plus la force de dormir, de parler, de rire, ni même d'aimer. Elles n'ont plus la force de rien. Et il suffit de si peu pour basculer dans cet épuisement...

Si vous pensez que j'exagère, pensez que le stress provoque plus d'infarctus que le tabac et l'alcool ! Mais si le stress est la pire des maladies, c'est aussi la plus facile à soigner.

Élisabeth Grebot, grande spécialiste du stress au travail, philosophe, membre du conseil scientifique de l'Institut de Prévivance, indique que bien définir le stress permet de mieux le comprendre et donc de mieux le prévenir. Quand une situation « déplaisante » se produit, un processus complexe se met en place pour y répondre. Le stress est une petite partie de ce processus provoqué par des « agents stresseurs » variés et directement liés à l'individualité de chacun. En 1936[1], Hans Selye* le définit comme « un syndrome général d'adaptation comportant 3 phases (alarme, résistance, épuisement). Tout agent extérieur menaçant l'équilibre déclenche une réaction d'adaptation non spécifique quel que soit l'agent et l'individu ». Par la suite, Selye renomme ce syndrome général d'adaptation

* H. Selye est né à Vienne en 1907 et a exercé comme chercheur en médecine à Montréal jusqu'en 1982.

« réaction de stress », définie comme « la somme de toutes les réactions générales non spécifiques de l'organisme qui est exposé longtemps et de manière continue à un stress systémique »[2].

Le docteur Karen Haddad Uzan, médecin du travail, a une très grande expérience pratique pour les soins à apporter aux patients ayant subi des burn-out. Son travail a apporté des résultats exceptionnels.

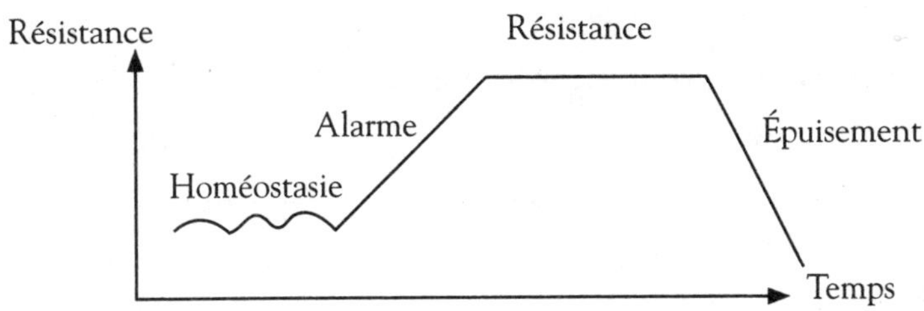

Le mécanisme du stress

Le stress est une réaction tout à fait normale. En situation stressante, l'individu produit une réaction physiologique dont l'intensité dépend du caractère dangereux de la situation mais aussi de l'individu lui-même. Un stress ne provient pas forcément d'un danger réel. Il apparaît le plus souvent quand quelqu'un n'arrive plus à gérer une situation ou que celle-ci semble lui échapper. L'intensité de la réponse physiologique est différente pour chacun, mais elle varie aussi en fonction du caractère « dangereux » de la situation, même s'il ne s'agit pas d'un danger réel. Pourquoi ce stress lorsque nous ne sommes pas véritablement en danger ? Quelles stratégies adopter afin de le maîtriser ? Pour le Dr Jacques Fradin[3], spécialiste des neurosciences cognitives et comportementales, « le stress doit être pris comme un indicateur précieux qui nous permet de nous sentir plus vivant, plus concerné. Il peut nous motiver si nous apprenons à le gérer correctement au quotidien ». Mais par quelles stratégies transformer cette réaction de stress en source de motivation ? Première étape : identifier ses causes.

Les définitions

Le stress est une notion qui a plusieurs sens. En effet, ce terme désigne :

- ce qui stresse (facteurs de stress ou stresseurs) ;
- les réactions au stress ;
- les conséquences.

Bien définir le stress permet de mieux le comprendre. Les définitions du stress se sont enrichies, la compréhension du processus s'est clarifiée et les techniques de gestion du stress se sont démocratisées.

Quand une personne dit qu'elle stresse ou qu'elle est stressée, de quoi parle-t-elle ? Est-il question de la charge de travail (stresseur), de son état de tension (réaction) ou de son épuisement physique, émotionnel, cognitif, voire professionnel ? Ainsi, définissons d'abord le terme de « stress ». Selon l'Organisation internationale du Travail (OIT), « un déséquilibre entre les exigences perçues et les capacités ou les ressources perçues des individus pour faire face à ces exigences peut produire une réponse de stress sur les plans physique et émotionnel évoluant vers une maladie du stress ». Selon l'Agence européenne pour la Sécurité et la Santé au travail, la réaction de stress « survient lorsqu'il y a un déséquilibre entre la perception qu'une personne a des contraintes que lui impose son environnement et la perception qu'elle a de ses propres ressources pour y faire face. Bien que le processus d'évaluation des contraintes et des ressources soit d'ordre psychologique, les effets du stress ne sont pas uniquement de nature psychologique. Il affecte aussi la santé physique, le bien-être et la productivité de la personne qui y est soumise ».

Les agents stresseurs

Comme vous l'avez sans doute constaté, nous ne sommes pas égaux face aux situations que nous vivons. Pourquoi certains se sentent-ils galvanisés par une prise de parole en public quand d'autres sont submergés par des bouffées de chaleur ? Les agents stresseurs sont liés à notre vie quotidienne et peuvent avoir des origines très diverses : certains sont d'ordre familial ou personnel, d'autres professionnels, d'autres encore dépendent de notre hygiène de vie ou de l'environnement qui nous entoure. Ces agents sont généralement en interaction les uns avec les autres, ils croisent des mécanismes biologiques (influencés par des facteurs génétiques), psychologiques (liés à la personnalité, au contexte et à l'expérience de l'individu) et sociaux (le contexte et les relations sociales). Voici quelques exemples d'agents stressants assez courants :

- Facteurs professionnels : harcèlement au travail, surcharge de travail, perte de son emploi, conflits avec les clients, les collègues, les managers.
- Hygiène de vie : manque de sommeil, mauvaise alimentation, consommation de produits addictifs (substances

licites comme le tabac, l'alcool, les médicaments, ou substances illicites).

- Facteurs personnels : d'ordre psychologique (solitude, anxiété de l'avenir, mauvaise image de soi…) ou somatique (maladies cardiovasculaires, immunodépression, etc.).
- Événements d'ordre familial : séparation, déménagement, deuil, maladie d'un proche, conflits avec les enfants…
- Agents environnementaux : catastrophes naturelles, pandémies, pollution sonore (nuisances sonores), agressions, attentats…

D'autres agents peuvent être des « micro-stresseurs ». À première vue insignifiants, ils peuvent provoquer une situation de mal-être chronique et laisser des traces psychologiques quand ils sont quotidiens et répétés sur de longues durées. Je pense par exemple à des nuisances sonores, un temps de transport domicile-travail trop long ou encore à des démarches administratives chronophages… Petit à petit, la charge cognitive augmente jusqu'à atteindre un trop-plein. Il devient alors difficile, voire impossible, d'assumer ces trop nombreuses missions quotidiennes.

Avec une telle variété d'agents stresseurs, il paraît logique que les réactions soient si différentes selon les situations et les individus. D'autant que chez une même personne, à situation similaire, le stress ne se manifestera pas de la même manière selon la période de la vie qu'elle traverse. Prenez cette amie qui avait supporté un premier accouchement difficile, des nuits sans sommeil et un retour à la maison avec un mari peu compréhensif. Pourquoi s'est-elle effondrée au lendemain de la naissance de son deuxième fils quand son mari lui a demandé ce qu'elle allait préparer pour le dîner ? Le facteur de stress est le même et le mari aussi.

Les phases d'installation du stress et son adaptation

Vous l'avez compris : les sources de stress peuvent se nicher dans toutes sortes de situations auxquelles il faudra pouvoir s'adapter. Dès 1936, l'endocrinologue Hans Selye décrit cette réponse neuro-hormonale et nomme sa théorie « le syndrome général d'adaptation »[4]. Selon lui, le stress n'est pas un événement unique, mais une succession de trois phases qui interviennent en fonction du déroulement (succès ou échec) de l'événement antérieur :

- La phase d'alarme : l'organisme réagit dès qu'il perçoit une situation « stressante ». Le cerveau déclenche par la voie nerveuse (système nerveux sympathique) une libération d'hormones nommées « catécholamines » dont l'adrénaline fait partie. Les conséquences sont immédiates : la fréquence cardiaque, la tension artérielle, les niveaux de vigilance et la température corporelle augmentent. Ces modifications ont pour objectif de préparer le corps à réagir en amenant plus d'oxygène aux organes qui vont être sollicités. Cette phase, qui dure entre quelques minutes et une heure au maximum, demande beaucoup d'énergie à l'organisme qui retrouve l'équilibre à son issue. Le stress en tant que réaction d'alerte doit rester occasionnel et ne pas s'installer dans la durée ou l'intensité des sollicitations.
- La phase de réaction et de résistance : la situation persiste et cette deuxième phase correspond à l'ensemble des réponses biologiques permettant à l'individu de tenir dans le temps. De nouvelles hormones, les glucocorticoïdes, sont sécrétées

par la glande corticosurrénale. Elles augmentent la glycémie sanguine afin d'apporter au cerveau un niveau de glucose suffisant et l'énergie nécessaire aux muscles, au cœur. L'organisme se prépare aux dépenses énergétiques que va nécessiter la réponse aux stimuli de stress.

- La phase d'épuisement : la situation de stress devient si forte que l'individu ne parvient plus à la maîtriser. L'organisme va rentrer dans une phase d'épuisement : ses capacités sont débordées et il est submergé d'hormones qui deviennent délétères pour sa santé. La régulation des glucocorticoïdes devient inefficace, les défenses immunitaires baissent et cela le rend plus vulnérable. C'est ainsi qu'en période de stress, les personnes sont plus sensibles aux virus et bactéries…

Ce syndrome d'adaptation est bien sûr modulé selon l'intensité et la durée des agents stresseurs, ainsi que par les expériences personnelles de chacun. La réaction de l'organisme sera également influencée par le souvenir d'une situation stressante déjà rencontrée.

Un modèle psychologique du stress

Les psychologues Richard Lazarus et Susan Folkman sont les auteurs du célèbre ouvrage *Stress, appraisal and coping*[5]. En 1984, ils définissent le stress comme « une transaction particulière entre la personne et l'environnement, dans laquelle la situation est évaluée par l'individu comme excédant ses ressources et pouvant menacer son bien-être ». Les deux auteurs proposent un « modèle transactionnel du stress » selon lequel les hommes et les femmes ne subissent pas les situations stressantes de manière passive, mais sont actifs puisqu'ils évaluent les aléas vécus et tentent de leur donner du sens. En effet, l'individu estime l'enjeu de la situation soit négativement quant à la *perte* (corporelle, relationnelle, matérielle), la *menace* (éventualité d'une perte, comme la menace d'un licenciement), soit positivement quant au *défi* ou au *challenge*. Dans ce cas, la situation est l'occasion de prouver ce dont on est capable. Le challenge est, selon Lazarus et Folkman, similaire à « l'eustress » de Selye, car l'enthousiasme de l'individu évaluant la situation comme un challenge l'aide à surmonter les obstacles. Il peut aussi l'estimer négativement et positivement. Prenez l'exemple d'une promotion professionnelle qui peut représenter à la fois une opportunité de gains de responsabilité, de reconnaissance et de récompense financière mais aussi de nouvelles exigences et de nombreuses attentes. Celle-ci peut tout aussi bien être évaluée comme un *défi* et comme une *menace* ; parfois, ces deux évaluations peuvent s'enchevêtrer.

Une fois cette évaluation réalisée, la personne mobilise les ressources disponibles pour faire face à la situation. Lazarus et Folkman distinguent deux fonctions d'adaptation psychologique au stress : l'une est centrée sur la résolution du problème et l'autre sur l'émotion. Dans le premier cas, notre individu stressé cherchera une action à entreprendre pour changer sa relation avec la situation. Alors que la fonction centrée sur l'émotion comprend des stratégies comme les conduites d'évitement, la fuite, le retrait ou la distraction. On pourrait croire que cette deuxième fonction d'adaptation est passive ; en réalité, elle peut conduire à une distanciation bénéfique qui permettra une nouvelle structuration du problème.

Ce qu'il faut retenir, c'est qu'aucune stratégie d'adaptation au stress n'est plus efficace qu'une autre. En fait, l'efficience d'une stratégie dépend du caractère contrôlable ou non de la situation, des croyances et de l'évaluation de contrôle par l'individu. Certaines études montrent ainsi que l'adaptation « centrée sur la recherche de solution au problème » est plus efficace à long terme dans le cas d'événements contrôlables quand l'adaptation « centrée sur l'émotion » semble plus adaptée à court terme dans des situations incontrôlables[6].

Les symptômes et les manifestations pathologiques

La réaction physique due au stress est tout à fait « naturelle » ! Si le cœur et la respiration s'emballent, c'est parce que nous avons une capacité extraordinaire à mobiliser très rapidement notre corps, le préparer à courir pour échapper à un danger. Car les lois de l'évolution des espèces sont sans pitié : il suffit d'une fois pour se faire attraper par un prédateur et en mourir. Tout commence par un stimulus sensoriel transmis au cerveau. Si le cerveau y détecte un danger, l'hypothalamus déclenche un ensemble de réactions, créant ainsi « le stress ». D'un point de vue physiologique, on observe des mains moites et une augmentation de la pression sanguine et du rythme cardiaque pour une meilleure irrigation du cerveau. Cette première alarme prépare le corps à se surpasser en émettant de la noradrénaline et de l'adrénaline.

Dans le même temps, le stress déconnecte les capacités cognitives de la réflexion et de l'analyse pour laisser la place à un niveau cérébral qui fonctionne sur le plan végétatif et dont les réactions sont en général peu contrôlables. Le problème commence lorsque nous ne pouvons plus relativiser le ressenti de nos émotions. Notre analyse est altérée, et nous ne sommes plus capables de faire la distinction entre un réel danger et une contrariété quotidienne banale.

L'éventail des symptômes du stress est très large, comme on l'a vu.

En général, les états de stress ne disparaissent pas seuls. Or c'est surtout lorsque la source de stress se prolonge et que cet état devient chronique que les choses se compliquent. Dans ces situations de stress chronique ou intense, la présence permanente des stresseurs empêche la récupération et le retour à l'équilibre. C'est ce déséquilibre chronique qui peut conduire à des pathologies somatiques ou psychologiques. Le stress peut alors aller jusqu'aux crises d'angoisses, des épisodes de panique, manifestations de véritables malaises physiques et psychiques répétés. Il existe un cercle vicieux entre chaque attaque de panique ou d'angoisse, qui apporte une vulnérabilité susceptible de favoriser l'apparition de nouvelles crises.

Si le stress perdure, il peut être à l'origine de différents états pathologiques qui peuvent devenir irréversibles. Parmi eux, les troubles de la santé mentale, avec la dépression et les troubles anxieux qui en sont les plus fréquents représentants. Il existe aussi ce que l'on appelle le « syndrome métabolique », qui est le premier stade pathologique observable de l'hypersécrétion prolongée de catécholamines et de glucocorticoïdes. Il associe hypertension artérielle, obésité abdominale, résistance à l'insuline et perturbations du métabolisme des lipides sanguins (cholestérol, triglycérides...). À cela, il faut ajouter l'augmentation des facteurs de risques tels que le diabète, l'hypertension, l'hypercholestérolémie, l'hyperlipidémie... pouvant amener à des pathologies d'ordre cardiovasculaire. Une grande variabilité individuelle existe dans la réponse au stress et la susceptibilité d'apparition des maladies associées. Nous n'en sommes pas vraiment sûrs, mais cette oscillation pourrait être en partie d'origine génétique et également due aux événements vécus.

Les symptômes d'un état de stress chronique

Ces divers symptômes apparaissent en quelques semaines chez les individus soumis à des stress répétés :

- symptômes physiques : douleurs (coliques, maux de tête, douleurs musculaires, articulaires, etc.), troubles du sommeil, de l'appétit et de la digestion, sensations d'essoufflement ou d'oppression, sueurs inhabituelles… ;
- symptômes émotionnels : sensibilité et nervosité accrues, crises de larmes, angoisse, excitation, tristesse, sensation de mal-être… ;
- symptômes intellectuels : perturbation de la concentration entraînant des erreurs et des oublis, difficultés à prendre des initiatives ou des décisions…

Les répercussions personnelles et sociales :

- recours à des produits calmants ou excitants (café, tabac, alcool, somnifères, anxiolytiques, stupéfiants…) ;
- repli sur soi ;
- difficultés à coopérer ;
- diminution des activités sociales ;
- agressivité…

Les pathologies engendrées :

- Syndrome métabolique : premier stade pathologique observable de l'hypersécrétion prolongée de catécholamines et de glucocorticoïdes. Il se manifeste par une hypertension artérielle ; une obésité abdominale ; une résistance à l'insuline ; et des perturbations du métabolisme des lipides sanguins (cholestérol, triglycérides…).
- Maladies cardiovasculaires
- Troubles musculosquelettiques (TMS)
- Dépression
- Anxiété chronique
- Autres conséquences sur la santé :
    - risques d'accidents du travail ou de trajet ;
    - troubles hormonaux ;
    - troubles de la fertilité ;
    - pathologies de la grossesse (prématurité).

LA GESTION DU STRESS AU TRAVAIL

Savoir le repérer

Même si ce n'est évidemment pas le seul, l'exigence liée au travail est l'un des facteurs de stress qui arrive en tête. Qu'y a-t-il de plus stressant qu'une journée de travail ? D'après une étude menée par l'Observatoire de la santé psychologique au travail, un Français sur deux révèle un état d'anxiété élevé lié à son activité professionnelle, quand un sur quatre est dans un

« état d'hyper-stress ayant des impacts délétères pour sa santé » et 6 % sont en état dépressif[7]. Heureusement, des moyens de prévenir ce type de stress existent et se développent de plus en plus au sein des entreprises. La démarche de prévention collective est à privilégier car elle est plus efficace dans le temps. Elle consiste à réduire les sources d'agents stresseurs en agissant directement sur les conditions de travail, l'organisation, les relations hiérarchiques et entre collègues…

Les cas de burn-out sont souvent niés et attribués uniquement à la fragilité ou à l'inadaptation des employés. Certes, il est impossible de démêler la part des facteurs personnels et celle des facteurs professionnels qui ont engendré cet état. Cependant, le burn-out est par définition « un syndrome d'épuisement professionnel » : il est donc primordial de rechercher le lien possible avec ce contexte.

Nous ne sommes pas tous égaux face à une situation stressante. Notre réaction dépend de la façon dont nous percevons cette situation et dont nous évaluons les ressources physiques et psychologiques que nous avons en notre possession pour l'affronter. Les stresseurs professionnels sont regroupés en six catégories[8] :

- Intensité et temps de travail : exigences excessives de travail, complexité du travail, difficultés de concilier vie professionnelle et personnelle.
- Exigences émotionnelles : tensions avec le public, obligation de cacher ses émotions.
- Manque d'autonomie : procédures trop rigides, sous-utilisation des compétences.
- Rapports sociaux de travail dégradés : conflits entre collègues ou avec l'encadrement, manque de reconnaissance.

- Conflits de valeurs : conflits éthiques (devoir faire des choses que l'on désapprouve), qualité empêchée (ne pas avoir les moyens de faire correctement son travail).
- Insécurité de la situation de travail : peur de perdre son emploi, incertitude sur l'avenir de son métier…

Heureusement, des moyens de prévenir cela existent et se développent de plus en plus au sein des entreprises. Les travaux de l'Inserm sur le sujet ont permis d'étudier différentes méthodes et pratiques de prévention du stress professionnel pour tenter d'en évaluer l'efficacité[9]. Il y a cinquante ans, la promotion de la santé dans le monde du travail s'est tout d'abord orientée vers des logiques purement assurantielles (sur une maladie ou un facteur de risque particulier) ou a consisté à modifier l'hygiène nutritionnelle, la pratique sportive ainsi que des habitudes dangereuses chez les travailleurs (addiction à l'alcool, au tabac…). Plus tard, dans les années 1980, les programmes de « bien-être » constituaient l'essentiel des activités de promotion de la santé au travail avec des interventions individuelles sur les facteurs de risques classiques identifiés : examens de santé, formation à la gestion du stress, diététique, programmes d'exercices physiques, soins du dos et séminaires d'informations générales. Ces programmes de bien-être sont encore actuellement appliqués dans beaucoup de grandes entreprises ; ils ont des impacts positifs quand ils sont bien menés. Par la suite, l'approche est devenue plus globale. Les nouvelles connaissances sur le caractère multifactoriel de la santé au travail ainsi qu'une prise de conscience de l'impact que peut avoir l'organisation du travail sur la santé ont donné naissance à de nouveaux modèles. Cette stratégie d'actions-santé associe le personnel et la direction qui s'emploient collectivement à faire de l'entreprise un cadre propice à la santé globale. Cette vision intégrative de la promotion de la santé au travail est celle que recommande actuellement l'OMS[10].

Certains pays ont commencé à se doter de modèles complets intégrant ce type de promotion multifactorielle de la santé au travail. La Suisse, par exemple, bénéficie d'un programme qui propose à des entreprises volontaires un processus en cinq étapes : sensibilisation, analyse, développement stratégique, mise en œuvre des mesures et intégration. Ces programmes à visée de « santé publique » ont pourtant une limite et peuvent poser certains problèmes éthiques : on peut se demander dans quelle mesure le salarié, qui a une relation contractuelle avec la société qui l'emploie, se place dans une réelle démarche de volontariat pour le suivi du programme…

Les entreprises sont confrontées à ce type de conflit d'éthique dans le champ du workaholisme (addiction au travail).

Le « workaholisme », une addiction délétère pour la santé

Terme inventé en 1968 par le psychologue américain Wayne Oates, le workaholisme (contraction de *work* et d'*alcoholism*) désigne une addiction au travail. Les individus touchés par cette dépendance passent un temps excessif au travail, délaissant leur famille, leurs amis, leurs loisirs. Au premier abord, cette addiction est en général vue favorablement par la société, voire encouragée dans certains contextes professionnels. Pourtant, les personnes touchées sont souvent stressées, anxieuses et perfectionnistes. Elles consacrent un temps démesuré à leur activité professionnelle, ce qui peut accroître la performance pendant un certain temps, puis avoir l'effet inverse et générer une baisse de la motivation de la performance et conduire au burn-out et donc à l'arrêt de travail.

Depuis 2012, des chercheurs norvégiens et britanniques ont mis au point un outil d'évaluation de la dépendance au travail[11]. Cette échelle fondée sur des critères reconnus, *The Bergen Work Addiction Scale*, permet de mesurer son degré de dépendance au travail : non-dépendant, légèrement dépendant… ou encore bourreau de travail.

Le workaholisme est le plus souvent mesuré en France à l'aide de deux outils : l'échelle *Dutch Workaholism Addiction Scale* (DUWAS), qui évalue le travail excessif et le travail compulsif, et la *Work Battery*, *Work Bat*, qui mesure trois dimensions du workaholisme[12] :

- L'implication dans le travail, c'est-à-dire le fait de passer tout son temps libre sur des projets et des activités liés au travail ;
- la tendance compulsive à travailler, c'est-à-dire la tendance à se sentir obligé à travailler, même lorsque ce n'est pas agréable ;
- la satisfaction au travail, c'est-à-dire le fait de travailler plus que ce qui est demandé, juste pour le plaisir de travailler.

Spence et Robbins différencient deux profils workaholiques : les « enthousiastes », qui éprouvent de la satisfaction, et les « non enthousiastes », pour qui la satisfaction est faible. Selon ces deux auteurs, seuls ces derniers sont vraiment workaholiques.

Qu'en est-il des troubles vécus par ces accros du travail ? En 2016, la plus importante étude sur le sujet a été menée sur plus de 16 000 personnes actives dans le monde[13]. Conclusion : un « workaholic » est nettement plus à même de souffrir de symptômes psychiatriques tels que l'hyperactivité, l'anxiété, la dépression ou des troubles obsessionnels compulsifs (TOC). Selon le Dr Andreassen[14], chercheuse norvégienne à l'origine d'un outil d'évaluation de la dépendance au travail, « le fait d'en arriver à de tels extrêmes au travail peut être le signe de troubles psychologiques ou émotionnels profonds ». Les problématiques psychologiques sous-jacentes étant particulièrement complexes, la recherche ignore encore pour le moment s'il s'agit de vulnérabilités génétiques, donc de troubles préexistants menant au workaholisme ou, à l'inverse, si le workaholisme est la cause de ces troubles. Mais en plus de ses effets délétères sur la santé, cette addiction peut aussi conduire à la consommation de substances psychoactives, voire au burn-out.

Le burn-out, quand le travail éreinte

Décrit il y a plus de cinquante ans, le burn-out est le nouveau mal du siècle. Il s'agit d'un état d'épuisement physique, émotionnel et mental lié à une dégradation du rapport d'une personne à son travail. Initialement observé chez les personnels soignants, on sait désormais qu'il concerne tous les métiers et qu'il frappe autant les femmes que les hommes. Une enquête menée en 2019[15] révèle des chiffres inquiétants : 63 %

des salariés français se sentent potentiellement concernés par le burn-out et 17 % l'ont déjà vécu. Les facteurs de risques sont clairement identifiés : surcharge de travail, mauvaises relations sociales au travail, pressions exercées par la direction ou les clients, manque de récompenses, demandes peu claires, conflits de valeurs, insécurité dans son emploi…

La personne en burn-out présente trois symptômes :

- un épuisement émotionnel, physique et psychique qui donne une sensation d'être sans énergie. Le sommeil, le repos, les week-ends et congés ne suffisent plus à soulager cette fatigue ;
- un désengagement du travail et une déshumanisation des relations avec les clients, les bénéficiaires, les collègues, les collaborateurs (comportement dur, négatif, cynique, indifférent…) ;
- une baisse de l'accomplissement personnel ou de l'efficacité ;
- une perte de confiance et une dévalorisation d'elle-même.

La loi Rebsamen de 2015* a établi que les pathologies psychiques pouvaient être reconnues comme maladies d'origine professionnelle. Mais c'est un véritable parcours du combattant pour y parvenir. Le salarié, déjà épuisé physiquement et moralement, doit établir devant un comité que sa maladie est essentiellement et directement causée par son travail et a entraîné une incapacité permanente d'un taux au moins égal à 15 %.

* La loi n° 2015-994 du 17 août 2015 relative au dialogue social et à l'emploi, dite « loi Rebsamen », prévoit la reconnaissance de l'origine professionnelle de pathologies psychiques.

La preuve par l'économie : l'intérêt des actions antistress au travail

En France, le « coût social »* du stress a été estimé en 2007 entre 1,9 et 3 milliards d'euros[16]. Il s'agit d'une évaluation *a minima* car cette étude prend essentiellement en compte le « *job strain*** » ou « situation de travail tendue », qui combine une forte pression et une absence d'autonomie dans la réalisation du travail. Cela représente moins d'un tiers des situations de travail fortement stressantes. Par ailleurs, les pathologies retenues ont déjà fait l'objet de nombreuses études : maladies cardiovasculaires (infarctus, maladies cérébrovasculaires, hypertension…), dépressions et certains troubles musculosquelettiques. Enfin, cette estimation ne prend pas en compte toute la dimension du coût pour l'individu, en particulier la souffrance et la perte de bien-être que le stress occasionne.

Selon l'Agence européenne pour la Sécurité et la Santé au travail (EU-OSHA), la prévention du stress permettrait de réduire considérablement le budget global des dépenses estimé entre 1,17 et 1,97 milliard d'euros par an, soit 3,8 % du revenu de l'impôt sur les sociétés (52 milliards en 2013).

---

* Dépenses de soins liées à l'absentéisme, aux cessations d'activité et aux décès prématurés.

** « *Job strain* » est une notion de Karasek et un indicateur du stress qui combine la demande psychologique (pression, charge, etc.) et la latitude décisionnelle (autonomie, utilisation des compétences, marge de manœuvre). Les enquêtes qui l'évaluent montrent qu'un quart des employés français et européens ont un *job strain* élevé.

Avec nos voisins européens, ce sont 617 milliards d'euros par an, soit quatre fois le budget de l'Union européenne, dépensés pour répondre aux dépressions liées au travail.

Pourtant, chaque euro investi dans la prévention du stress pourrait apporter 13,62 euros d'économie nette globale sur l'ensemble de la chaîne économique en un an, selon une étude de l'Agence européenne pour la Sécurité et la Santé au travail[17]. Par exemple, aux Pays-Bas, le coût total des interventions sur le lieu de travail visant à prévenir les risques psychosociaux dans la police a atteint 3 millions d'euros sur quatre ans. Résultat : le nombre de risques psychosociaux déclarés a diminué ; les mesures appliquées pour gérer la violence et les agressions se sont avérées plus efficaces. Enfin, une réduction de 3 % de l'absentéisme a été enregistrée ainsi qu'une économie estimée à 40 millions d'euros. Autre exemple en Suisse où un programme d'interventions relatives au stress a impliqué huit grandes entreprises suisses employant au total plus de 5 000 personnes. Un large panel de prévention et de gestion du stress a été proposé aux entreprises comprenant entre autres : formation des équipes de direction, évaluation de la situation dans l'entreprise, cours de gestion du stress, sessions de « réflexion en équipe » ou mise en œuvre des changements organisationnels spécifiques… Autant d'actions de prévention et d'information destinées à réduire le stress dans l'entreprise. Les résultats ont montré une réduction de l'absentéisme allant jusqu'à 2,6 jours par an.

Le programme a coûté en moyenne environ 195 CHF par employé et par an – les avantages des interventions se verront à long terme et les organisations devraient observer, dans le futur, un retour financier positif sur leur investissement.

MAÎTRISER SON STRESS AU QUOTIDIEN

De nombreuses techniques thérapeutiques possibles

Éliminer totalement le stress n'est ni envisageable ni souhaitable. Maîtrisé, il peut même vous faire du bien et vous aider à avancer. Les effets néfastes commencent lorsque le niveau de tension devient incontrôlable, vous paralyse et engloutit toutes vos actions quotidiennes. Cela devient alors un mal qui s'installe sournoisement au fil du temps, bien entendu délétère pour notre santé physique et mentale, mais aussi pour celle de notre entourage.

Comme chacun réagit très différemment au stress, il n'existe pas une seule bonne manière de le gérer. Il est nécessaire de trouver votre propre méthode. Cependant, voici quelques pistes pour vous aider :

- Commencez par vous connaître vous-même et soyez moins critique envers vous !
- Tentez d'identifier le problème : lorsque vous aurez compris l'élément déclencheur, il sera plus facile de le pallier.
- Soyez attentifs aux symptômes de stress en fonction de ces événements.
- Exprimez vos ressentis à des personnes de confiance, partager vos peurs diminuera votre stress. N'hésitez pas à consulter un professionnel si vous en ressentez le besoin.
- Renseignez-vous sur les techniques de gestion du stress, elles sont très nombreuses, mais certaines ne vous sont peut-être pas adaptées. Un professionnel de santé pourra

vous accompagner à employer la méthode qui vous ressemble le plus.
- Diminuez vos tensions grâce à l'activité physique, cette méthode est efficace chez tout le monde.
- Si vous êtes en capacité de le faire, parlez de vos difficultés de manière constructive avec vos supérieurs ou vos collègues. L'objectif est d'élaborer une stratégie pour réduire votre charge de stress.

Vous comprenez bien que de nombreuses techniques existent, l'objectif étant de rééquilibrer, voire mieux, de nourrir chacun des corps afin de remonter les glissades – ou de les éviter – et de retrouver l'harmonie entre les corps physique, mental, émotionnel… Je ne peux dans cet ouvrage réaliser une description exhaustive de toutes les techniques antistress et/ou de toutes les techniques permettant l'accès à l'harmonie. Je vais cependant suggérer quelques principes : en effet, il y a, dans la littérature et chez les professionnels, une profusion de principes qui sauront parfaitement vous convenir. Cependant, je souligne l'importance de vous initier à l'apprentissage de la respiration. Apprendre à bien respirer vous aidera dans toutes les activités de la vie. J'attire par ailleurs votre attention sur les techniques de programmation neurolinguistique, sur la méditation de pleine conscience et la nécessité de mieux comprendre les mille premiers jours après la naissance (ces trois paradigmes sont appréciés par le docteur Didier Delafontaine, un des plus grands obstétriciens de notre époque), sur les techniques qui vous apprendront à maîtriser votre concentration et vos émotions. Évidemment, se reconnecter avec la nature constitue le *primum movens* de la lutte contre le stress. Nous avons vu les effets merveilleux du jardinage et du sport pratiqué dans la nature. Par ailleurs, afin de mieux faire travailler nos organes des sens, il y a en famille des exercices à réaliser pour, par exemple, travailler sur les odeurs, les saveurs, les couleurs… Nous pouvons aussi considérer plus largement que les animaux de compagnie participent à l'équilibre de notre vie au quotidien par les regards, les caresses, les silences. Comme je n'ai pas le loisir de me répandre exhaustivement sur ce chapitre, je voudrais vous dire très simplement que le chant, la danse, le théâtre, la sculpture, la peinture sont de fabuleux exercices anti-stress.

Je vous propose trois principes qui vous permettront d'accéder très rapidement à de bons résultats :

- Écouter de la musique : en effet, comme le sport, la musique sculpte les neurones en créant un plaisir quasiment immédiat.
- Pratiquer le yoga.
- Lire régulièrement : la lecture permet de nourrir l'ensemble des espaces du mental.

Pratiquez le MYL : écouter de la musique, pratiquer le yoga et la lecture

La musique

Pascal Nemirovski, musicien de rang international, qui a formé les plus grands pianistes de notre époque, nous fait comprendre combien la musique est accessible à tous. Elle permet de structurer le langage des enfants. Nous vivons dans le bruit sans même nous en apercevoir : du matin au soir, le jour comme la nuit, nous sommes assaillis par le chahut de la ville et les sons des objets qui nous entourent. Tout a son propre bruit, depuis le smartphone jusqu'aux appareils électroménagers. Un cliquetis particulier, une mélodie spécifique qui résonne sans que nous le contrôlions. Lorsqu'une nouvelle apparaît dans le fil d'actualité de notre téléphone, un son spécifique retentit. L'ordinateur s'allume et une note est jouée. On distingue la vibration de l'ampoule quand on allume la lampe, le goutte-à-goutte du robinet dans la cuisine, les klaxons des voitures lorsque l'on s'approche de la fenêtre. Si nous ne prêtons pas attention à cette myriade de sons la plupart du temps, dès que l'on prête l'oreille, on n'entend plus qu'eux. Rares sont les moments de pause car le silence est un luxe. Si nous parvenons souvent à nous habituer à cette sollicitation constante, elle ne favorise ni la concentration ni le repos. Pour certains, le bruit devient même un poison, source d'acouphènes qui leur déclenchent des migraines insupportables. Le bruit peut empêcher de dormir et les hallucinations auditives conduire jusqu'à la folie.

Notre corps réagit aux stimuli sans que nous en ayons conscience. La qualité du sommeil dépend largement de la capacité de chacun à faire le vide avant de dormir et à se reposer dans un environnement serein et globalement silencieux. Ceux qui ont le sommeil léger seront réveillés par une porte de voiture claquée, une fenêtre qui grince, un aboiement distant, un oiseau chantant dehors. D'autres ne seront dérangés ni par des bruits de pas, ni par des mouvements brusques, ni par des hurlements stridents. Il est certain que nous ne sommes pas tous logés à la même enseigne… Mais s'il est une constante que nous ne devons pas oublier, c'est que notre qualité de vie et notre qualité de sommeil sont étroitement liées.

Dans ce contexte, la musique est absolument fondamentale. Écouter de la musique, c'est rompre avec la pollution sonore environnante pour se laisser happer par un rythme et une tessiture harmonieuse et agréable. C'est écouter volontairement des sons organisés et non subis. La musique n'est pas le silence et je ne suis pas convaincu de la pertinence d'écouter de la musique en s'endormant. Mais il ne fait aucun doute qu'écouter de la musique avant de dormir participe au processus de relaxation nécessaire pour se préparer au coucher. À l'écoute d'une belle musique, les tensions musculaires des cervicales et des épaules se relâchent. Fermer les yeux, se laisser porter par la mélodie, laisser l'esprit vadrouiller et mettre des mots, des images et des situations sur l'air écouté permet de faire le vide et d'évacuer les soucis de la journée. Enfants comme adultes, tout le monde devrait écouter au moins quelques minutes de mélodies douces chaque jour, comme un moyen simple de prendre de la distance et de se préparer doucement à un repli régénérateur. Qu'importe si vous préférez de la musique classique ou du rap ! Tant que vous trouvez de la beauté, tant que vous trouvez de l'harmonie, tant que vous trouvez du plaisir à l'écoute, la musique est dans son rôle et participe à votre élévation personnelle et, oserais-je dire, à votre élévation spirituelle.

Car ce n'est pas un hasard si la musique est le langage du divin. L'écrivain J. R. R. Tolkien fait de la Grande Musique le processus de la création de son monde. Des études – aujourd'hui contestées[18] – postulaient qu'écouter du Mozart favorise les capacités cognitives. Souvent, dans les prières et les rituels, l'usage du chant, de la musique et des danses arrive en préambule de l'expression de la foi. La musique est une nourriture pour l'esprit et, pour ceux qui croient, une nourriture pour l'âme. Quelle que soit votre religion, quelles que soient vos croyances, nourrissez-vous de musique. Nourrissez-vous de ce que vous trouvez beau. Nourrissez-vous de ce qui vous est bénéfique. Ce n'est pas de la médecine pure, ce n'est pas un conseil médical en bonne et due forme. C'est du bon sens et de la bienveillance. Il est impossible de trouver le repos si rien ne le favorise. La musique, en fonction de vos goûts et de vos humeurs, peut participer à votre repos. Ne la méprisez pas et n'en faites l'économie ni pour vous, ni pour vos proches.

La musique nettoie le corps autant qu'elle nettoie l'esprit. Elle est une voie vers l'imaginaire, une porte d'entrée sur les méandres de l'âme. Prenez le même morceau joué en concert ou dans le confort d'un salon, et vous n'obtiendrez ni deux écoutes similaires ni deux émotions semblables. La musique convie l'individu à l'intime, celui de son esprit comme celui de ses sens. Elle peut apaiser comme elle peut exciter, convaincre et séduire, ou au contraire contraindre et repousser. Elle sait rendre sublime le sordide, adoucir les heurts, élever toute chose à la mélancolie et la volupté et, toujours, offrir à son auditoire une profondeur supplémentaire tant sur ce qu'il vit que sur ce qu'il est.

Au-delà de nos émotions, la musique agit sur notre psyché. Elle peut créer sérénité et concentration et aide à l'appropriation des savoirs et à la mémorisation. Les bienfaits de l'apprentissage de la musique auprès des enfants et des adolescents sont nombreux, puissants et structurants. Outre l'écoute, la pratique de la musique favorise la coordination des mouvements du corps, affine l'audition, développe la concentration et l'analyse et, dans une certaine mesure, structure la pensée. La musique et sa pratique sont des stabilisateurs à tous les âges, et particulièrement à ce moment si délicat qu'est l'adolescence. La musique, partagée entre les membres d'une même famille ou par des camarades de classe, constitue une langue particulière, riche, forte, vibrante et équilibrante qui, bien souvent, agit comme remède, tant aux mots prononcés qu'aux maux de l'esprit.

C'est en effet un élément fondamental de notre rapport à l'autre et à notre environnement, qui transcende les barrières habituelles de la langue et de l'hostilité. Au son des chants de Noël, les combattants des tranchées lors de la Première Guerre mondiale cessèrent de tirer et s'accordèrent spontanément une trêve entre deux massacres. Et nul besoin d'être un *acte construit* ! La musique peut émaner d'un son simple comme d'une mélodie complexe : c'est d'abord le son du rire qui persuada les conquistadors qu'ils avaient affaire à des humains et non à des bêtes lors de la découverte des Amériques. Aujourd'hui encore, l'explosion de joie d'un enfant est universellement considérée comme belle et constitue une véritable mélodie. La chanson d'une mésange, le silence d'un agneau, les fourmillements du vent sont autant d'indices perceptibles de l'espace et de ce qui s'y déploie. On reconnaîtra un proche au bruit particulier de son pas, son humeur à son intonation de voix, ses sentiments à ses fredonnements.

On a tôt fait de confiner la musique au seul registre des plaisirs éthérés. Erreur. André Comte-Sponville, qui a une culture musicale exceptionnelle, nous précise que tout le monde peut faire de la musique : chaque son constitue une invitation au voyage intérieur. Le battement d'un doigt sur une table, le rythme modéré par un pied, un timide marmonnement d'un chant ou d'un air peuvent suffire à susciter l'étonnement, le souvenir et l'émerveillement. La musique agit sur nos émotions, c'est une évidence. Elle peut à elle seule réveiller des trésors venus des tréfonds de nos âmes et de nos cœurs. Une chanson anodine peut irradier nos yeux lorsqu'elle nous ramène au souvenir de la rencontre de l'être aimé. Elle peut aussi les faire pleurer lorsqu'elle rappelle le souvenir de nos amours passées. Comme les recoins du cerveau s'illuminent lorsque l'on sent une odeur lointaine, presque oubliée, une madeleine de Proust, et que l'on associe à un passé plus ou moins idéalisé, la musique a ce même effet cathartique, ce même extraordinaire pouvoir de suggestion. La musique est un médium pour notre épanouissement et, au moins, pour l'expression de nos sensations trop souvent refoulées. À ce titre, elle peut souvent exacerber la violence la plus sauvage en nous, sans doute aussi lorsque nous ne nous autorisons jamais à succomber à nos passions.

Ne méprisons pas la musique en ce qu'elle résonne en nous, nous construit et peut parfois nous déterminer. Le son et la musique sont des vecteurs, tantôt de ce qui nous entoure, tantôt de ce que nous souhaitons voir nous entourer. N'oublions pas, enfin, que la musique est, avec les mathématiques, une des rares langues universelles des Hommes et est – chose unique – capable de dépasser la barrière même de notre espèce. La musique est un vecteur unique de nos sensations, d'émotions et de compréhension qui traverse les espaces et, par bien des égards, traverse le temps. N'est-ce pas précisément pour cette raison que nous envoyâmes *The second of Earth*, un disque en or, avec les sondes spatiales Voyager en 1977 ?

Une méthode de torture habituelle est la privation des sens par le silence le plus total ou par la production de bruits assourdissants. Car les sons sont fondamentaux pour notre équilibre : la désensibilisation provoquée et la désorientation placent l'individu en situation de vulnérabilité, ce qui est précisément l'objectif des chiourmes et des bourreaux. Sans exagérer, certains comportements, comme l'écoute de musique à des volumes excessifs, peuvent avoir des résultats terrifiants. La perte d'audition nous fait perdre conscience d'une partie de notre environnement et donc de notre appréciation de ses dangers. De même, les transitions rapides entre l'écoute d'une musique dans un écouteur – dans le métro par exemple – et sa coupure, créent une désorientation sensorielle pouvant aller à plusieurs dizaines de secondes. Comment, alors, réagir, en cas de vol à l'arraché ou d'agression ?

Envisagez la musique comme une invitation au voyage intérieur. Comme le prélude à une méditation de pleine conscience. Comme un médicament pour votre esprit dans ses moments de fatigue et comme un moyen agréable de vous recentrer sur vous, pour mieux vous écouter, mieux vous connaître et mieux vous réparer. La musique peut largement contribuer à la santé. À la santé mentale bien sûr, mais aussi à la santé physique. Elle peut bénéficier à l'humain dans toute son épaisseur et elle ne requiert que de fermer les yeux et de se laisser s'envoler.

Aux malades et à ceux qui guérissent je dis ceci : écoutez de la musique, puisez-en de la force, trouvez-y de la motivation pour vous aider dans votre rétablissement. Cela ne remplacera jamais un traitement, cela ne sera jamais un moyen unique de retrouver la santé, mais cela ne nuira certainement pas. À ceux qui sont en forme, à ceux qui ne souffrent pas de maladies, je dis ceci : écoutez de la musique, profitez-en pour expulser les tumultes et les bruissements désagréables de votre quotidien. Faites-en un moment privilégié, spécifiquement pour vous, pour votre bénéfice personnel et comme un moyen de vous évader de la brutalité et de la fureur.

Le yoga

Le yoga est l'une des six écoles orthodoxes de philosophie Astik en Inde, dont l'objectif est la libération (« *moksha* »). Pratique partagée par plusieurs époques et tendances, son but est de réaliser l'unité des êtres humains dans les aspects physique, mental et spirituel par la méditation, l'ascèse et l'exercice. De nos jours, en particulier dans les pays occidentaux, le terme est souvent utilisé pour désigner des formes de yoga postural qui consistent en un ensemble d'exercices conçus pour assurer la santé physique et mentale avec des postures et des exercices de respiration. Il existe plusieurs styles de yoga, chacun mettant l'accent sur un aspect spécifique de la pratique. Certains, comme l'« ashtanga » et le « vinyasa », sont dynamiques : la séquence des postures est liée au rythme respiratoire dans le but de détendre et renforcer le corps du même coup, mais aussi d'améliorer le système cardiovasculaire. « Iyengar » est une forme de yoga plus statique qui met l'accent sur l'alignement du corps. Le « Hatha Yoga » est un yoga doux, facile à pratiquer pour les personnes âgées.

J'ai eu la chance de travailler aux côtés de Philippe Leclair, ancien sportif de rang international et désormais conférencier, préparateur mental de sportifs de haut niveau. Nous avons donné une conférence sur la méditation de pleine conscience et la pratique du yoga, durant laquelle nous avons assisté à de spectaculaires démonstrations. Un élément clef est passé dans cette conférence, qui a été perçu par les 300 personnes présentes : lorsque vous marchez, marchez la tête haute, le regard lointain, afin de positionner correctement votre tête, ce qui permet de rééquilibrer la ceinture scapulaire, le bassin, les genoux et les pieds sur le même axe. Ceci vous aidera d'ailleurs à marcher des dizaines de kilomètres sans problème et avec plaisir ! Notez bien que la démarche le regard lointain est celle des grands danseurs (je le répète ici : la danse est la meilleure façon de sculpter ses neurones).

L'amélioration de notre qualité de vie passe par plusieurs paramètres que nous devons gérer régulièrement : les attentes que les autres ont envers ce que nous produisons, l'exigence, le stress, les conflits au niveau familial ou professionnel... Ce qu'il faut comprendre, c'est que tous les événements qui nous affectent sont en réalité neutres : c'est notre perception de l'événement en question qui le transforme en agent stressant ou non. Pour donner quelques chiffres issus d'une étude réalisée par le psychiatre Daniel Amen, nous avons environ 60 000 pensées par jour et 80 % de ces pensées sont négatives. Cependant, il se trouve que la totalité de ces pensées négatives ne se réaliseront jamais : 40 % concernent des éléments qui n'arriveront jamais, 30 % se concentrent sur événements qui sont déjà arrivés, 22 % visent des événements anodins, 4 % des événements auxquels nous ne pouvons rien et 4 % concernent des événements réels sur lesquels nous pouvons agir. Nous sommes les détenteurs de la clef qui nous permettra d'améliorer notre vie, puisque c'est notre attitude mentale qui détermine notre perception des choses. D'où l'intérêt de travailler sur cette attitude mentale.

Outre la pratique physique du yoga, il est essentiel de se focaliser sur d'autres aspects de ce sport : la gestion de nos émotions. Afin de retrouver notre concentration, de gérer nos pensées et réguler nos émotions, il est bon de suivre ces conseils : d'abord, notre respiration doit être lente et abdominale. La plupart du temps, nous respirons de façon courte, saccadée et irrégulière. Le problème est que cette façon de respirer n'apporte pas suffisamment d'oxygène dans nos poumons, ce qui augmente notre stress et nous essouffle. En pratiquant la respiration abdominale, nous respirons avec notre diaphragme. Pour y parvenir, vous pouvez poser votre main sur votre ventre et inspirer lentement par le nez, puis expirer lentement, jusqu'à évacuer complètement l'air précédemment inspiré. Le retour aux appuis est un second élément essentiel. La pratique du yoga vous aidera à recentrer votre corps dans l'espace et à vous le réapproprier.

Charlotte Muller est une professionnelle du yoga féminin et d'endocrinologie, et a des résultats exceptionnels sur ses patientes. Elle a d'ailleurs créé un programme de yoga adapté au cycle menstruel sur une durée de trois mois, spécialement conçu pour augmenter la fertilité (multiplication par 3 du taux de réussite des fécondations *in vitro*). La respiration et les postures sont la clef de cette amélioration conséquente et impressionnante. Si la pratique du yoga permet d'influer sur un tel aspect du corps humain, sous-estimer ses bénéfices dans tous les environnements de notre vie, familiale comme professionnelle, serait une erreur.

Les cinq clefs de la santé globale

Ces pratiques constituent un véritable entraînement mental qui permet d'intégrer les cinq clefs de la santé globale, que l'on retrouve dans la pratique du yoga :

- La gestion de l'énergie : à savoir, ne pas la gaspiller et la récupérer. Gérer son énergie est plus important que gérer son temps. Si la balance entre dépense d'énergie et sa récupération se déséquilibre, s'installent alors fatigue, baisse de performance, dégradation de notre état de santé…

- La juste utilisation du corps : s'entraîner à ressentir afin de percevoir et d'analyser les messages que notre corps nous envoie.
- La concentration, autour de quatre paramètres : l'unité de lieu (le *ici*), l'unité de temps (le *maintenant*), l'unité de personne (*posture corporelle et respiration*) et unité d'action (le *geste juste*).
- Le contrôle de l'attitude mentale, comme nous l'avons évoqué plus haut.
- La gestion des émotions, que nous avons également abordée précédemment.

La lecture

Mon ami Pierre Bourget, grand historien et fondateur du journalisme médical à l'ORTF, disait : « Face aux problèmes que vous vivez personnellement ou que vous êtes contraints d'observer chez vos proches, le réflexe naturel est de fermer les écoutilles, d'entrer en apnée et de tenter par tous les moyens possibles d'oublier les drames du quotidien. Se replier sur soi dans les instants d'intense difficulté est la réaction la plus simple, la plus humaine, mais aussi la plus dangereuse. »

Il faut comprendre une chose simple : la respiration est un élément clef de la survie et, *a fortiori*, de la bonne santé. Durant l'épidémie de Covid, nous avons dû nous habituer à porter des masques dans nos déplacements de tous les jours. En nous protégeant des miasmes, nous avons également sacrifié ces petits plaisirs simples : ressentir une bourrasque ou lever le nez près d'une boulangerie d'où sortent des effluves de pain chaud. Nos postures se sont recroquevillées et notre mauvaise habitude de garder le visage rivé sur nos smartphones et nos tablettes s'est accentuée. L'hiver n'a rien arrangé : chacun déambulait, emmitouflé jusqu'aux yeux, évitant les autres et ne respirant que l'air vicié de sa propre haleine. Si ces restrictions étaient nécessaires pour cette priorité absolue de lutte contre la pandémie, nous ne devons pas oublier que la bonne santé ne se réduit pas au fait d'échapper à la maladie. Il est trop aisé de croire que ne pas subir de mal signifie ne pas être mal.

En plus des mesures de protection nécessaires pour le maintien de votre santé, en plus de la vaccination dont on n'aura jamais assez fait la promotion, vous devez vous accorder des moments de respiration. Des moments de relaxation et de détente pour vous évader. L'esprit humain est l'outil le plus magnifique dont nous disposions. Utilisez votre capacité d'imagination pour vous sortir d'un quotidien morne et déprimant. Utilisez la lecture, servez-vous de la littérature comme d'un tremplin vers des espaces connus de vous seuls où vous serez en mesure de vous retrouver.

La lecture est un acte de respiration pour vous et pour vos neurones. Qu'il s'agisse d'une Pléiade ou d'une revue d'ameublement, elle participe à nettoyer votre cerveau et à lui accorder la détente dont il a besoin. En prenant le temps de savourer les mots et les phrases, en vous perdant dans une histoire ou dans votre propre imaginaire, vous faites du bien à votre cerveau, vous relâchez votre tension et supportez mieux vos contraintes personnelles. Qu'il s'agisse de votre vie de famille ou professionnelle, vous accorder du temps est la clef fondamentale pour vous assurer un équilibre et un retour progressif à l'harmonie et à la bonne santé. Il est vrai que toutes les périodes ne prêtent pas à l'optimisme. Quand il fait froid et que les jours sont courts, et même s'il faut y ajouter les contraintes d'une pandémie avec des divertissements peu nombreux et répétitifs, des promenades réduites, des interactions sociales inexistantes et une pression considérable et constante : ne désespérez pas. Bientôt, les beaux jours reviendront. En attendant, pour paraphraser Voltaire, cultivez votre jardin intérieur.

Lisez. Lisez comme jamais. Lisez tout, tant que cela participe à vous détendre et à vous rassurer. Jetez-vous sur les livres et les revues et enrichissez-vous de ce que vous y trouverez, c'est aussi de cette manière que vous pourrez prendre soin de vous. C'est aussi de cette manière que vous pourrez réapprendre à vous écouter, à écouter votre esprit et ses méandres, à écouter votre corps et ses besoins, à écouter votre physiologie et ses particularités. En écoutant votre propre rythme, en faisant de la lecture un moyen original de vous bercer, vous cessez de subir des rythmes qui ne vous conviennent pas et qui contribuent à décupler votre stress. Vous revenez vers un tempo qui vous correspond et qui participe à votre bonheur.

Prenez la lecture comme un sport intérieur qui vous permettra de ne pas perdre pied avec le réel. Prenez la lecture comme un médicament tout dédié à votre sérénité et à votre tranquillité. Considérez que la lecture, vecteur de culture, de beau, et véritable fenêtre vers l'infini, est un soin que vous vous prodiguez et une étape nécessaire pour la bonne santé.

8
QUATRIÈME RÈGLE DES 4S : STRUCTURER SON SPORT

« La tranquillité de l'âme provient de la modération dans le plaisir. »

DÉMOCRITE

En tant qu'ambassadeur à l'Union nationale du sport scolaire auprès des médaillés olympiques*, j'ai été en mesure d'observer l'extraordinaire évolution du niveau scolaire des enfants lorsque l'activité physique est pratiquée d'une façon régulière et avec un encadrement professionnel. Thibaut Rousseau, professeur d'éducation physique et sportive pour l'Éducation nationale et responsable de formation à l'Insep, explique avec force cette démonstration depuis qu'il m'accompagne dans mes réflexions stratégiques sur

* J'ai eu l'honneur d'être nommé en 2017 afin de promouvoir l'intérêt du sport pour la santé.

le sport. Le sport est non seulement un enjeu national et international sur le plan économique, mais il va aussi devenir l'une des meilleures thérapeutiques sociales pour le prochain siècle. Il intègre dans la vie sociale tous les individus d'une façon apolitique par le jeu et par le plaisir.

En l'espace de quarante ans, les enfants et les adolescents ont perdu l'équivalent de 25 % de leurs capacités physiques[1]. C'est-à-dire qu'ils courent moins vite et moins longtemps… En 1971, un enfant courait 800 mètres en trois minutes ; en 2013 pour cette même distance, il lui faut quatre minutes. L'endurance est l'un des meilleurs marqueurs d'une bonne santé cardiovasculaire, c'est pourquoi ce constat est particulièrement inquiétant.

Plusieurs causes sont à l'origine de cet effondrement. La sédentarisation, pour commencer, qui se constate notamment par un accroissement considérable des phénomènes de surpoids et d'obésité dès les premières années de la vie. Ce surpoids associé à la sédentarité explique la réduction de la capacité physique, la perte d'endurance étant proportionnelle à l'augmentation du poids et de la masse graisseuse.

Les enfants suivent en effet un rythme dicté par l'école et la vie de famille, elle-même régulée par des horaires de bureau. La fatigue ressentie par les parents à la fin de la journée et pendant les week-ends se répercute sur les enfants qui sont nombreux à rester sans activité à la maison. Ainsi, moins de 50 % des enfants français respectent les soixante minutes d'activité physique quotidienne préconisées par les autorités sanitaires. Au lieu de se dépenser, les enfants végètent et passent leurs frustrations sur la nourriture et les écrans, environ deux heures par jour dans la tranche des 4-10 ans[2].

On constate en outre que le nombre de pathologies mentales chez les enfants est en augmentation. En quelques années, les troubles mentaux ont pris la première place sur le podium des maladies qui impactent la santé de nos enfants[3]. Les troubles du comportement, les troubles anxieux, les troubles dépressifs majeurs et le syndrome d'autisme-Asperger arrivent en tête du podium des maladies les plus fréquentes chez les enfants dans le monde. Autant de troubles qui traduisent le mal-être chez les plus jeunes. Ils seraient ainsi entre 10 et 15 % à traverser des moments psychologiquement très difficiles. Une proportion significative de jeunes connaît un épisode dépressif caractérisé entre 16 et 25 ans (entre 15 et 17 % selon les études avec une prédominance féminine). D'une manière générale, plus de 50 % des pathologies psychologiques débutent avant 14 ans[4]. En outre, la quasi-disparition de la médecine scolaire ne permet plus la détection précoce de ces affections.

En association avec les habitudes alimentaires, la pratique d'une activité physique régulière est un déterminant essentiel de l'état de santé. Il est aujourd'hui établi qu'elle agit favorablement sur plusieurs aspects de la santé physique et biologique mais qu'elle a aussi un effet bénéfique sur le plan psychologique par la construction du lien social. L'activité physique dès le plus jeune âge permet un bon développement cérébral et cognitif, avec pour but l'acquisition de l'autonomie et de la socialisation.

L'exercice physique améliore l'espérance de vie et participe au bien-être

Les effets bénéfiques des activités physiques et sportives sur la santé sont connus depuis l'Antiquité et sont confirmés par toutes les études épidémiologiques modernes[5]. Toutes concluent que le risque de décès prématuré est moindre chez les personnes physiquement actives.

D'un point de vue physiologique, le sport améliore les fonctions neurologiques, osseuses et cardiovasculaires tout au long de la vie, quels que soient l'âge et le sexe. La pratique d'une activité modérée, c'est-à-dire au moins vingt minutes trois fois par semaine, ou intense, au moins trois heures par semaine, diminue ainsi de 30 % le risque de mortalité prématurée. Un tiers des adultes et quatre adolescents sur cinq dans le monde ne font pas suffisamment d'exercice physique[6], accroissant de 20 % à 30 % leur risque de développer des maladies cardiovasculaires, du diabète et certains cancers.

L'impact est également important au niveau psychologique. La pratique régulière d'un sport améliore le bien-être émotionnel, la qualité de vie et la perception de soi. Un rôle bénéfique que ressentent autant les adolescents que les personnes âgées.

Enfin, la pratique de tout sport participe à la socialisation des individus et ainsi indirectement au bien-être social. Il permet de s'imprégner de certaines règles sociales en créant un sentiment d'appartenance à un groupe, une « famille » qui partage ses valeurs. Il est en cela un magnifique moyen d'apprendre à interagir, communiquer, se faire entendre et être à l'écoute.

L'exercice physique optimise les performances cognitives et la santé mentale

Il existe des preuves irréfutables qui indiquent que le sport aide grandement à améliorer les fonctions cognitives et à lutter contre la démence. L'activité physique prévient aussi le rétrécissement du cerveau lié au vieillissement, protégeant à la fois la matière grise et la matière blanche dans le cortex frontal, temporal et pariétal, et prévient ainsi la détérioration cognitive.

Il a été démontré chez des personnes âgées de 55 à 80 ans qu'un programme d'activités physiques sous forme de marche de trente à quarante-cinq minutes, trois fois par semaine durant six mois, non seulement préserve, mais aussi augmente de 2 % le volume de l'hippocampe et améliore les performances de la mémoire spatiale[7].

Par ailleurs, l'activité musculaire prolongée entraîne une libération d'un acide aminé, le tryptophane, par le muscle et le foie. Traversant la barrière hémato-encéphalique, il protège le cerveau et favorise la synthèse de sérotonine, essentielle dans la régulation de l'humeur, de l'anxiété, de l'appétit, du sommeil et de la mémoire[8].

Une activité physique pratiquée de façon régulière permet ainsi d'améliorer l'état général de notre mental et de nos comportements.

L'exercice physique renforce le système immunitaire

Le sport régénère les cellules, aide à être en bonne santé, à renforcer son système immunitaire et à lutter contre les maladies. L'exercice physique modéré contribue à augmenter l'immunité. En améliorant la circulation sanguine, les cellules et les autres substances du système immunitaire peuvent circuler plus facilement dans le corps (indispensable pour prévenir l'infection d'une plaie, par exemple)[9].

Par ailleurs, certaines composantes immunitaires sont stimulées par l'activité physique, qui, pratiquée régulièrement par les personnes âgées, aide à prévenir le déclin des fonctions immunitaires[10].

On observe ces bénéfices également dans le cas des rémissions de cancer. Lorsqu'une personne ayant eu un cancer fait du sport pendant plusieurs semaines après avoir terminé sa chimiothérapie, son système immunitaire se reconstitue et devient plus efficace. Ces observations pourraient expliquer pourquoi l'exercice physique peut significativement réduire les risques d'une rechute, ou même tout simplement diminuer les probabilités de cancer chez les personnes qui n'ont jamais été touchées par ce type de pathologie[11].

L'exercice physique améliore le fonctionnement cardiovasculaire et respiratoire

Les activités physiques d'endurance, d'intensité moyenne et pratiquées régulièrement, s'accompagnent d'une réduction des risques de mortalité cardiovasculaires et d'événements coronariens majeurs. Elles améliorent l'adaptation cardiaque avec une diminution de la fréquence cardiaque au repos et à l'exercice. Elles réduisent également la pression artérielle et améliorent la vasodilatation des parois artérielles. Les bénéfices cardiovasculaires sont tels que l'exercice physique fait partie du traitement des coronariens et des insuffisants cardiaques[12].

À l'inverse, l'inactivité physique est un facteur de risque cardiovasculaire. Augmenter le niveau habituel d'activité physique et limiter la sédentarité dans la population générale est donc un enjeu important de santé publique. Il est recommandé de pratiquer régulièrement à intensité modérée ou élevée entre trente et soixante minutes d'activité physique au moins 5 fois par semaine. Si celle-ci est régulière, elle est efficace sur un nombre important de facteurs de risque cardiovasculaire. Elle permet en effet :

- Une réduction de la graisse abdominale et un maintien de son poids ;
- Une réduction de la pression artérielle, qui peut conduire à réduire les doses de traitements médicamenteux anti-hypertenseur[13] ;
- Une réduction de l'hyper-insulinémie et de la résistance à l'insuline, et donc un meilleur équilibre glycémique dans le cadre du diabète de type 2. La Société francophone du diabète (SFD)[14], l'Association américaine du diabète (ADA)[15] et les récentes conclusions américaines sur l'activité physique[16] de la Haute Autorité de Santé (HAS) recommandent aux médecins la prescription d'activité physique[17] ;
- Pratiquer une activité physique régulière permet d'augmenter le taux de HDL (le bon cholestérol), de diminuer le taux de LDL (le mauvais cholestérol) et le taux de triglycérides. Les sportifs réguliers ont un taux de HDL jusqu'à 30 % plus élevé que les sédentaires[18].

La pratique régulière d'une activité physique favorise également le développement thoracique, améliore la circulation de l'oxygène dans les poumons et l'oxygénation des muscles impliqués dans l'exercice. La réadaptation par l'exercice est utile chez l'insuffisant respiratoire, dont l'asthmatique, et chez l'insuffisant cardiaque car elle améliore l'aptitude à l'effort[19].

Quelle que soit l'activité sportive, le seul moyen d'aller chercher l'oxygène qui est dans l'air ambiant est de bien respirer. L'oxygène de l'air inspiré parvient au niveau des alvéoles des bronches qui remplissent le rôle de filtres, puis est transporté dans le sang pour parvenir dans le muscle afin que le glucose ou les lipides y soient brûlés pour produire l'énergie nécessaire à la contraction musculaire ; la qualité de la respiration est donc fondamentale.

L'exercice physique est déterminant chez l'enfant pour harmoniser une bonne croissance

Le niveau d'activité physique décroît parmi les jeunes partout dans le monde, en particulier dans les zones urbaines défavorisées. Cette diminution est largement due à des modes de vie de plus en plus sédentaires. On estime que moins d'un tiers des jeunes pratiquent de manière suffisante pour un impact positif sur leur santé et leur bien-être actuels et futurs. Pourtant, l'activité physique pratiquée de manière appropriée est essentielle au bon développement des enfants.

Elle permet notamment de développer un appareil locomoteur sain (os, muscles, articulations), un appareil cardiovasculaire sain, à garder un poids de forme approprié, à faire progresser les capacités d'apprentissage. Elle a aussi des effets psychologiques bénéfiques car elle aide à mieux surmonter anxiété et dépression. En conséquence, améliorer le niveau d'exercice physique chez les jeunes est impératif pour la santé future de l'ensemble des populations. De bonnes habitudes en matière d'exercices physiques et de mode de vie acquises au cours de l'enfance et de l'adolescence sont davantage susceptibles d'être conservées tout au long de la vie.

Chez l'enfant et l'adolescent, jeux et activités physiques favorisent le développement harmonieux des systèmes neuromoteurs, des grandes fonctions physiologiques et métaboliques. Cela va leur permettre les premières conquêtes psychomotrices, intégrées à l'ensemble du développement cérébral et cognitif, avec pour but l'acquisition de l'autonomie et de la socialisation du futur adulte qu'ils deviendront. Les apprentissages multiples et la pratique de nombreuses activités physiques entre 6 et 11 ans assurent un développement harmonieux. La masse musculaire représente 25 % du poids total à la naissance et près de 40 % à l'âge adulte. Favorisé par la pratique physique, la majorité de ce gain survient à la puberté.

La pratique régulière d'activités physiques peut accélérer le développement musculaire harmonieux de l'enfant, lui permettant ainsi de conserver un poids de forme à long terme et de prévenir surpoids et obésité[20].

L'exercice physique entraîne, conjointement à l'apport quotidien de calcium, de vitamine D et d'un ensoleillement modéré, une augmentation de la densité osseuse quel que soit l'âge. Un bénéfice particulièrement intéressant dans le cadre du traitement et de la prévention de l'ostéoporose chez les femmes ménopausées[21]. Chez l'enfant et l'adolescent, le sport favorise le développement osseux et articulaire, un capital qui conditionnera plus tard le risque d'ostéoporose.

Par principe, une activité physique de base journalière est recommandée : déplacements à pied ou à vélo, courses, jeux de plein air avec des amis, travaux de jardinage-bricolage, promenade de son chien… Toute activité peut être bénéfique si elle est pratiquée avec modération. À plus forte raison s'il s'agit d'un sport collectif ou individuel, idéalement au moins une fois par semaine.

Un enfant se lasse vite et veut changer de sport tous les ans. Vous avez beaucoup de mal à comprendre cette instabilité ? Aucune inquiétude à avoir. Le fait de changer d'activité, notamment chez les plus jeunes, est tout à fait normal. Il est important que les enfants fassent des expériences. Cette volonté de changer d'activité traduit un signe de maturité. D'autant plus que le bénéfice santé sera toujours au rendez-vous, chaque sport faisant appel à différents muscles et techniques.

Les solutions pratiques

L'exercice physique permet de comprendre l'importance de l'hydratation

Les sportifs sont très exposés à la déshydratation en raison de la sudation. Ils risquent parfois l'hyponatrémie, déséquilibre électrolytique du système sanguin. Quelques recommandations de l'American College of Sports Medicine[22] :

- ne pas attendre d'avoir soif pour boire ;
- boire suffisamment d'eau tous les jours, tout au long de la journée, un minimum d'un verre d'eau toutes les heures

entre les repas, d'autant plus quand on est actif car on a le temps de perdre beaucoup d'eau avant de ressentir la soif ;
- boire un demi-litre d'eau environ deux heures avant une activité ;
- boire tout au long de l'activité et immédiatement après l'activité afin de remplacer l'eau perdue par la sueur. Dans le cas d'activités intenses, une personne peut perdre plus d'un litre sous forme de sueur en une heure.

Bien plus que le manque de nutriments énergétiques, la déshydratation est la première cause de contre-performances chez le sportif. Pour 1 litre d'eau non renouvelée, l'organisme perd 20 % de ses capacités physiques. Par ailleurs, avec l'eau, l'organisme perd également des sels minéraux et notamment du sodium. Ces pertes doivent être compensées par une boisson adaptée à l'effort. Lors de la réalisation d'une épreuve courte, l'eau seule suffira amplement. En revanche, lors de la réalisation d'une épreuve longue, la boisson pourra se composer d'eau, de sel et même d'un peu de sucre en ajout. Le rythme idéal est de boire 2 à 3 gorgées toutes les dix à quinze minutes, pour atteindre environ un demi-litre par heure.

L'exercice physique permet d'apprendre à maîtriser son équilibre alimentaire

Chaque aliment est composé de macronutriments (protéines, glucides et lipides) et de micronutriments (vitamines, minéraux, fibres, oligoéléments et antioxydants). Chacun de ces éléments joue un rôle bien spécifique dans le fonctionnement de notre organisme.

Pour illustrer, comparons le corps à une voiture : les protéines et les lipides sont les éléments constructeurs du corps, ils sont la « carrosserie » de la voiture ; les glucides représentent le carburant, ils permettent de fournir de l'énergie à notre organisme ; les micronutriments sont en quelque sorte le « moteur », indispensables au bon fonctionnement des organes.

Lors d'une activité physique, les besoins énergétiques sont accrus, les apports protéiques et glucidiques doivent être plus élevés. Ces besoins varient notamment selon la fréquence, l'intensité et la durée de l'exercice.

Selon une étude menée en 2011 par le ministère des Sports, 65 % des adultes interrogés ont pratiqué au moins une fois par semaine une activité physique ou sportive durant les douze mois précédents[23]. Pourtant, toutes ces personnes n'adaptent pas forcément leur alimentation. Alors quelle est la limite ? On considère qu'en-deçà de trois séances d'une heure par semaine, une alimentation saine et équilibrée avec un bon apport glucidique suffit à combler nos besoins. Au-delà, il est souhaitable de combler son alimentation et de bien contrôler ses apports en nutriments avant, pendant et après l'effort.

Lorsque l'activité sportive est pratiquée à plus haut niveau, veiller à une bonne alimentation présente de nombreux effets bénéfiques pour le sportif. Elle permet notamment de mieux supporter les séances d'entraînement pour s'améliorer, d'éviter les risques de blessures, de mieux récupérer et de stabiliser son poids. Par ailleurs, l'activité physique suscite des envies de nourriture plus saine et adaptée à nos besoins nutritionnels.

En effet, la notion d'équilibre alimentaire n'est pas « ponctuelle » ; elle s'inscrit dans la durée. C'est pourquoi chaque personne doit trouver la solution du juste équilibre entre l'adoption d'un comportement que l'on n'aurait pas choisi spontanément et le plaisir. Cet équilibre est individuel ; le sportif qui veut progresser doit donc comprendre les règles de base de l'équilibre alimentaire, tout en apprenant à connaître son corps et son métabolisme afin de l'adapter finement en fonction de ses besoins et de sa discipline.

Les enfants et les adolescents de 5 à 17 ans

Les enfants et adolescents devraient pratiquer au moins soixante minutes quotidiennes d'activité physique, d'intensité modérée à forte. Une activité physique d'une durée supérieure à soixante minutes par jour leur apportera des bienfaits supplémentaires en matière de santé. Il est recommandé par ailleurs d'inclure des activités qui renforcent les muscles et les os à raison d'au moins trois fois par semaine.

Les adultes de plus de 18 ans

Tous les adultes, même les seniors, devraient pratiquer au moins cent cinquante minutes hebdomadaires d'une activité physique d'intensité modérée, ou au moins soixante-quinze minutes hebdomadaires d'une activité physique intense, ou une combinaison équivalente d'activité physique d'intensité modérée à forte. Afin d'en retirer des bienfaits supplémentaires en ce qui concerne la santé, les adultes devront même porter à trois cents minutes par semaine la pratique d'une activité physique d'intensité modérée. Des activités de renforcement musculaire mettant en jeu les principaux groupes de muscles doivent par ailleurs être pratiquées deux jours par semaine ou plus.

Les personnes à mobilité réduite devraient également pratiquer une activité physique pour améliorer leur équilibre et prévenir les chutes à raison de trois jours par semaine ou plus.

L'intensité des différentes formes d'activité physique varie d'une personne à l'autre. Pour qu'elle soit profitable du point de vue de l'endurance cardiorespiratoire, toute activité doit être pratiquée par tranche d'au moins dix minutes.

Les recommandations de la bonne pratique sportive sur le plan cardiovasculaire

Le club des Cardiologues du sport a réalisé et diffusé des recommandations pour une bonne pratique sportive sur le plan cardiovasculaire. Celles-ci ont été validées par l'Académie nationale de médecine et par le CNOSF (Comité national olympique français). Elles ont été également diffusées par les Fédérations françaises de sports et le ministère des Sports. Des recommandations à intégrer pour tout le monde et à diffuser le plus largement possible :

1. Je signale à mon médecin toute douleur dans la poitrine ou essoufflement anormal survenant à l'effort, toute palpitation cardiaque survenant à l'effort ou juste après et tout malaise à l'effort ou juste après l'effort.

En effet, dans 70 % des cas, les sportifs reconnaissent qu'ils ne consulteraient pas un médecin en cas de survenue de symptômes anormaux à l'effort[24]. C'est une grave erreur puisqu'un très grand nombre d'accidents cardiovasculaires pourraient ainsi être évités.

2. Je respecte toujours un échauffement et une récupération de dix minutes.

Les risques angineux et rythmiques en cas de non-respect de cette règle sont méconnus des sportifs. Si le malaise vagal est connu, le risque rythmique en cas d'arrêt brutal d'une activité intense est souvent ignoré[25].

3. Je bois 3 ou 4 gorgées d'eau toutes les trente minutes d'exercice.

La déshydratation, même modeste, diminue la performance sportive en général et myocardique en particulier. De plus, elle augmente le risque d'accident cardiovasculaire (troubles du rythme, thrombus intra-coronaire). Une bonne hydratation pré-, pendant et post-effort[26] est primordiale.

4. Je ne fais pas d'activités intenses par des températures inférieures à -5 °C et supérieures à 30 °C, et lors des pics de pollution.

Froid et chaleur sont des éléments hostiles qui se surajoutent aux contraintes de l'exercice. Chez le sujet peu entraîné et/ou à risque, ces deux éléments majorent le risque d'angine de poitrine et de troubles du rythme. La pollution entraîne des effets délétères sur le plan cardiovasculaire, en particulier chez les personnes sensibles[27].

5. Je ne fume pas dans les deux heures avant et après le sport.

L'activité physique génère transitoirement une inflammation. Par ailleurs, fumer une cigarette crée des spasmes vasculaires, en particulier coronaires. Le risque de survenue d'une thrombose est donc augmenté[28].

6. Je ne consomme pas de dopant et j'évite l'automédication.

Lors d'une pratique sportive intense, l'automédication comporte des risques tels que thrombi-vasculaires, troubles du rythme, hémorragies digestives, insuffisance rénale. Les effets délétères, aigus et chroniques, des produits dopants sur toute la sphère cardiovasculaire sont bien démontrés[29].

7. Je ne fais pas de sport intense si j'ai de la fièvre, ni dans les 8 jours qui suivent un épisode grippal.

La myocardite est une cause majeure de mort subite liée à la pratique sportive. L'inflammation, qui accompagne l'infection virale, peut toucher le myocarde au même titre que les autres muscles « courbaturés ». Elle favorise la survenue de troubles du rythme ventriculaire à l'effort[30].

8. Je pratique un bilan médical avant de reprendre le sport (+ de 35 ans pour les hommes et + de 45 ans pour les femmes).

Le risque d'accident cardiovasculaire est transitoirement majoré lors d'une activité sportive intense surtout chez le sédentaire. Avant de reprendre un sport régulier, un bilan médical avec quantification et prise en charge des facteurs de risque est fortement recommandé, ainsi que la pratique d'un ECG de repos et éventuellement d'une épreuve d'effort. Sans oublier bien sûr les conseils de bonne pratique sportive.

L'acide lactique, un antidépresseur naturel ?

Plus de 300 millions de personnes souffriraient de dépression dans le monde, dont 3 millions en France, soit une augmentation de plus de 18 % de 2005 à 2015.

Il est désormais établi que l'activité physique permet de lutter contre la dépression, une étude détaille notamment que trente-cinq minutes de sport par jour suffisent à grandement diminuer les risques, même chez une personne génétiquement vulnérable[31]. Le sport s'avère également plus efficace que les traitements antidépresseurs classiques et les thérapies psychologiques[32].

Si les mécanismes impliqués sont encore peu connus, de nouveaux travaux[33] apportent des pistes intéressantes. L'acide lactique, ou lactate, une molécule qui est produite par l'organisme durant l'effort physique agirait directement sur le cerveau et jouerait le rôle d'antidépresseur naturel. Ces résultats sont importants car les antidépresseurs ne fonctionnent pas chez un tiers des personnes souffrant de dépression. Il est donc essentiel de trouver d'autres moyens pour les aider.

Quels mécanismes sont impliqués ? L'acide lactique favorise en fait la neurogenèse dans l'hippocampe, c'est ce processus qui permet de remplacer les neurones. Cette zone du cerveau, qui est aussi impliquée dans la mémoire est altérée chez les patients dépressifs, ce qui peut même entraîner une réduction de son volume. C'est en restaurant ce mécanisme que l'acide lactique permettrait d'agir positivement sur la dépression.

La responsabilisation par l'éducation physique à l'école, le sport sculpte les neurones

Le sport est une aventure humaine. Une aventure personnelle naturellement, puisque c'est par l'effort continu et répété que l'on se découvre et s'améliore. S'il est vrai que le talent existe, c'est surtout la notion de travail et d'exigence de soi qui est le prérequis fondamental sans lequel aucune performance ne peut être réalisée et maintenue dans la durée. N'importe quel sportif vous le dira : à mesure que l'on progresse, le sport requiert moins d'efforts et procure une sensation qui favorise le travail d'introspection, ce que certains appellent la méditation de pleine conscience. Nombreux sont les exemples de sportifs qui, en plein effort, et même en transe, dans un état différent et libérateur, s'abandonnent totalement.

Quelques minutes d'exercices physiques entre les heures de cours améliorent les capacités de concentration des enfants en classe. De même l'exercice physique agissant directement sur le comportement, les enfants actifs seront capables de rester attentifs plus longtemps et d'être plus « calmes » d'où une amélioration des résultats scolaires et une diminution des comportements perturbateurs chez les jeunes sportifs. La marche stimule la créativité. La phrase de Nietzsche en 1889 « Les grandes pensées naissent en marchant » est aujourd'hui prouvée scientifiquement.

Le sport est une aventure humaine car collective. Il est la concrétisation la plus évoluée, la plus libérale aussi, de la collaboration entre les individus. Les sports – et par extension les sports collectifs – nécessitent de communiquer. Quiconque, enfant, a participé à un sport collectif avec ses camarades de jeu sait à quel point il peut être difficile d'établir des règles, frustrant de voir ces règles violées par un mauvais joueur et à quel point il est satisfaisant de constater leur efficacité lorsqu'elles sont suivies par tous. L'esprit collaboratif est une donnée fondamentale dans la conception et la pratique du sport. C'est pour cela que le sport est aussi important dans l'éducation des enfants et des adolescents. Il peut aider à la communication. La communication peut aider à la compréhension. La compréhension peut aider à la tolérance et la solidarité. Autant de mots galvaudés qui, lorsqu'ils deviennent des réalités pratiques, sont extraordinaires de conséquences dans le développement de nos jeunes.

Le sport est un monde en lui-même, puissant, diversifié, aux ramifications souvent complexes parfois troubles mais considérables par leur portée et leur capacité d'influence. Ses sponsors correspondent à des marchés immenses qui touchent autant le bâtiment, les produits manufacturés, l'industrie textile, l'agroalimentaire, les produits dérivés que la communication, les médias, l'événementiel. Tout un monde relié d'une manière ou d'une autre à la notion de sport. On n'imagine pas en allumant sa télévision que le match final de coupe du monde France-Croatie a rassemblé un milliard cent millions de téléspectateurs, que des centaines de millions de personnes ont travaillé directement ou indirectement en conséquence ou en prévision dudit match, ni les coûts et les bénéfices dégagés par les tissages d'une seconde étoile sur le maillot français ou ce qu'ils auraient pu être pour une première étoile sur le maillot croate.

Le sport est une aventure exceptionnelle car il est capable de rassembler en son sein toutes les dimensions de la vie humaine. Il peut justifier des comportements extraordinaires entre les individus mais aussi entre les peuples. C'est pourquoi il est aussi devenu une question hautement politique. De grandes compétitions sportives, dans les stades et aux alentours, ont été des moments historiques. Le politique se sert du sport pour exister de même que le sport se sert du politique pour s'affirmer. Nous ne débattrons pas de la pertinence du geste de Smith et Carlos lors des jeux olympiques de 1968 ou des revendications de l'organisation Septembre noir lors des jeux de 1972. Tout juste est-il envisageable d'affirmer que le sport peut à la fois être le lieu du meilleur comme du pire mais que toujours il sert des causes, des idéologies et des messages de toutes natures.

Le sport est un enjeu stratégique majeur qui englobe dans sa diversité, ses formes et ses emplois, le potentiel du monde de demain. Il touche à la fois à des questions médicales, culturelles, économiques, politiques, sociales, de défense et de sécurité. Il est et sera un outil déterminant dans la définition des grands ensembles géopolitiques ou, au contraire, une marque symptomatique d'États et de sociétés défaillants. Un médium fondamental dans l'éducation et l'édification de notre jeunesse. Il peut servir de véritable filet de sécurité pour les plus vulnérables et ceux qui menacent de partir en désespérance et en déshérence. C'est aujourd'hui un des derniers lieux de sociabilité dans les bassins de vie et bien souvent l'un des rares endroits où peut se perpétuer la transmission orale des valeurs, des traditions et des coutumes particulières des peuples. Il peut devenir demain le terreau d'une nouvelle définition de l'État et du vivre-ensemble.

Le sport est tout cela et plus encore. On ne saurait répondre à tous les enjeux qu'un tel sujet suppose mais l'on peut au moins tenter d'apporter un nouvel éclairage dans un contexte bien défini, à savoir concevoir le sport comme un outil stratégique et de prévention au service de programmes et d'actions concrètes et concertées.

Un lieu stratégique de prévention : l'École

> *« Il n'y a pas de développement économique sans santé et éducation, il n'y a pas d'éducation et santé sans développement économique. »*
>
> GHISLAINE ALAJOUANINE

C'est à l'école que se construisent les bases de la prévention et ces bases se fondent sur la notion de responsabilisation. Cette dernière se décline de plusieurs manières :

- La responsabilisation des parents. Le travail de construction de l'esprit critique et de l'apprentissage des bons comportements ne saurait être la seule responsabilité de l'école républicaine. L'abdication par des parents de l'éducation de leurs enfants est la première source de déséquilibres qui peuvent se traduire par des pathologies – notamment des pathologies mentales – parfois pendant toute une vie. Ramener les parents dans l'éducation de leurs enfants n'est pas une chose aisée. Apprendre à l'école un bon geste à un enfant, c'est participer à l'éducation de ses parents. Apprendre à des parents un bon geste, c'est participer à l'éducation de leurs enfants. Dès lors, comment permettre et encourager la responsabilisation des parents ? Par la construction d'outils de suivi – notamment l'école numérique et les NTIC* – et l'implication

* NTIC : nouvelles technologies de l'information et de la communication.

autant que possible des parents dans les programmes et le déroulement de l'école, depuis la maternelle jusqu'au lycée. Gardons toujours à l'esprit que le mot d'un père ou d'une mère peut avoir un effet plus considérable qu'une année de cours avec un enseignant.

- La responsabilisation des élèves. Des méthodes pédagogiques éprouvées doivent être généralisées. Il n'est pas question ici de faire du pédagogisme ni de tomber dans les travers de l'idéologie la plus laxiste consistant à faire de l'enfant un mini-adulte. La construction du jugement, de l'éthique et de la morale participe à offrir la possibilité à un enfant de se développer de la manière la plus optimale possible en questionnant le monde. Offrir des moyens viables pour y parvenir est le minimum que nous puissions faire pour les y aider. C'est par ce biais que les bons réflexes peuvent être obtenus et les écueils évités.

- La responsabilisation des enseignants. L'enseignement est une des vocations les plus nobles et, à n'en pas douter, l'une des plus délicates de la nation. Le travail d'enseignement des professeurs doit être salué. Ils doivent être tous sans distinction mis à l'honneur et il est primordial de les aider autant que possible à réaliser leur mission. En leur faisant confiance, en ne les assommant pas de réglementations, de règles pédagogiques inapplicables ou de principes méthodologiques scabreux, bref, en décloisonnant l'éducation et en laissant l'enseignant être à la fois un sachant et un humain, nous pouvons rendre son lustre à l'Éducation nationale et, de ce fait, protéger l'un des biens les plus précieux de notre nation. Ne pas modifier constamment les programmes, concevoir qu'un enseignement scolaire s'organise sur des générations et non sur des années, offrir des objectifs atteignables et sanctuariser l'Éducation nationale pour que les rythmes, les modalités de notation et les objectifs pédagogiques ne soient pas sans cesse remis en cause participe à responsabiliser les enseignants et faire reconnaître leur autorité par les élèves.

La professeure Marie Lefranc, responsable de la coordination du sport dans les lycées français à l'étranger, m'a permis de réaliser des actions formidables sur le terrain et dans les régions, devant des centaines d'enseignants et enfants. Ainsi, lors de finales nationales UNSS d'athlétisme, j'ai eu la démonstration que les élèves, parfaitement encadrés par les professeurs d'EPS, réalisaient non seulement des performances sportives hors normes mais, grâce au sport, gagnaient au moins 3 points de moyenne générale dans les principales matières, ceci grâce à un engagement des parents et des élèves. 1 300 000 élèves inscrits à l'UNSS de la 6e à la Terminale constituent une base remarquable pour notre pays mais nous pensons qu'il faudrait porter ce chiffre à 3 millions afin de pérenniser l'état d'esprit du sport dans les familles et le plus longtemps possible.

J'ai également pu mettre en place, grâce à Daniel Filatre, recteur de l'académie de Versailles, le plus grand rectorat de France, un plan de communication santé pour les professeurs d'EPS et les inspecteurs de l'Éducation nationale.

Prenons l'exemple de la France : 35 000 professeurs d'éducation physique. Tous sont en mesure, compte tenu de leur formation, de devenir des médecins de la prévention. En tant que responsable du département santé de la Fédération internationale du sport scolaire, je propose que sur 90 heures de sport par an et par professeur, cinq minutes par heure soient dédiées à l'éducation à la santé et aux besoins de l'humain et de l'environnement. Ainsi, sur une année, cela correspondrait à plus de sept heures d'enseignement sur la prévention et la santé. Quoi de plus concret ?

Tout doit naître de l'école. Un des plus gros potentiels du développement du sport dans les territoires y réside. On y trouve principalement les équipements sportifs, les personnels les plus qualifiés (enseignants d'EPS, coaches, entraîneurs, soigneurs) et les jeunes s'y initient aux pratiques sportives et découvrent des disciplines qu'ils vont apprendre à aimer.

Dans beaucoup de pays, les rythmes scolaires et les horaires d'ouverture des écoles, des collèges et des lycées constituent des sujets extrêmement sensibles tant pour les personnels éducatifs que pour les familles. Mon rôle n'est pas de dire quel doit être le rythme d'un pays ou d'un autre, ni quelle doit être la rémunération des personnels. Simplement, je veux souligner que l'objectif à atteindre est d'une part qu'un enfant fasse au moins une heure de sport par jour, d'autre part que l'école prenne nécessairement et indubitablement le leadership du développement du sport. Les contraintes budgétaires, les coupes consenties dans certains pays sur les programmes d'EPS, les différences de formation des enseignants et l'inaccessibilité des équipements sportifs après la fin des classes ne participent pas à la réalisation de cet objectif de santé publique. Pourtant, des menaces connues pourraient être combattues efficacement par quelques mesures précises. Un rapide constat s'impose en réponse à ces questions simples :

fait-on du sport à tous les âges à l'école ? En fait-on assez ? Les évolutions vont-elles dans le sens d'un développement du sport chez les jeunes ? Peut-on encourager les parents à promouvoir le sport au-delà de l'école ? De toute évidence, un long chemin reste à parcourir.

En France, à l'école élémentaire, la pratique sportive est insuffisante et, de surcroît, en baisse*. Au collège, on est passé de quatre heures à trois heures de pratique sportive par semaine. Au lycée, la pratique est de deux heures par semaine. Le seul espoir du sport scolaire se trouve donc dans les clubs. Mais là encore, les succès sont relatifs car les fédérations nationales doivent soutenir seules leur développement. Il faut les aider. Pour ce faire, il faut élargir les possibilités de développement et détendre les règles qui régulent les activités, notamment en cultivant les synergies entre l'école et les clubs et en agissant massivement dans la prévention.

Un message d'espoir

Tous les ans, nous gagnons un trimestre d'espérance de vie. C'est une bonne nouvelle à condition que ces années supplémentaires puissent se vivre en bonne forme !

On constate depuis peu que l'espérance de « vie en bonne santé » stagne, voire régresse dans certains pays. Cet indicateur mesure le nombre d'années qu'une personne peut

---

* Le sport à l'école tous les après-midis : c'est ce que j'ai demandé au ministre de l'Éducation nationale, Jean-Michel Blanquer, le 9 février 2019, lorsque je l'ai reçu durant une heure dans le cadre de mon émission « Santé et Prévention », diffusée sur RMC.

compter vivre sans souffrir d'incapacité dans les gestes de la vie quotidienne.

Ce tassement s'explique par le développement des maladies chroniques liées à des facteurs environnementaux et comportementaux qui touchent des personnes de plus en plus jeunes.

Selon les statistiques de l'Organisation mondiale de la santé, notre espérance de vie en bonne santé est inférieure de dix ans à notre espérance de vie totale. Nous vivons plus longtemps mais ces années supplémentaires sont généralement marquées par des maladies. En Europe, en moyenne, une femme peut vivre en bonne santé jusqu'à 63,3 ans et un homme jusqu'à 62,6 ans.

Prendre soin de son corps a un effet positif sur notre longévité et sur notre santé. Un geste simple comme se laver les mains régulièrement réduit considérablement le risque de contracter une maladie comme la grippe, qui constitue un vrai danger pour les personnes âgées ou fragiles. Une bonne hygiène buccale est également primordiale. La négliger peut conduire au développement de parodontites qui affectent les gencives et peut entraîner des complications médicales très importantes.

Selon une étude[34] menée par des chercheurs de Harvard, adopter certaines habitudes permettrait de vivre plus longtemps. Ainsi, une femme de 50 ans pourrait vivre 14 ans de plus que son espérance de vie attendue. Pour un homme du même âge, ce bonus serait de 12 ans. Ces bons comportements sont assez évidents : les personnes qui augmenteraient significativement leur espérance de vie ne fumeraient pas, auraient un indice de masse corporelle peu élevé et feraient au moins trente minutes quotidiennes d'exercices physiques.

9
NOUS SOMMES NÉS POUR AGIR ENSEMBLE

« L'identité culturelle précède l'efficacité économique et la pérennité démocratique. »

S.A.I.R. L'ARCHIDUC OTTO DE HABSBOURG,
Discours à l'Institut de Locarn, 1994

Pour construire notre avenir, il faut des bases solides. Des fondamentaux qui, profondément ancrés, doivent être inaliénables pour nous servir pleinement. Il s'agit de responsabiliser le citoyen et lui rendre le goût de valeurs fortes. Jean Cluzel, académicien, secrétaire perpétuel de l'Académie des sciences morales, dit : « Il ne sert à rien d'avoir des dizaines de valeurs. Il s'agit d'en avoir quelques-unes et de ne jamais s'en éloigner. »

C'est pour cela qu'en lieu et place d'une série d'affirmations théoriques, une grande partie de cet ouvrage est dédiée à des solutions pratiques. Il ne s'agit donc pas de livrer pêle-mêle une analyse de notre époque et de ses défaillances, mais bien de les relever, de les analyser, de les prendre en compte et surtout d'en tirer des enseignements afin de pouvoir envisager des actes concrets, efficaces et efficients qui seront indubitablement les instigateurs d'un avenir serein pour soi et pour les autres. Nous devons impérativement sortir de cette torpeur et de ce fatalisme qui nous paralysent, faire acte de courage et saisir le problème à bras le corps pour mieux s'en défaire, et surtout pour nous prévenir de ses récidives. Si nous sommes en mesure de maintenir nos équilibres intérieurs, si nous sommes en capacité de recentrer nos priorités sur l'humain, si nous sommes en mesure de construire la santé et la prévention dans tous les espaces de la vie humaine, les bassins de vie, alors la santé ne sera plus seulement une donnée secondaire, mais une réalité concrète et présente. La prévention ne sera plus un luxe, mais un droit inaliénable pour toute la population et un bénéfice majeur pour l'édification de la nation. Commune, environnement, agriculture, école, services publics, entreprise, commerce… il faut intégrer la prévention à tous les échelons, dans tous les lieux. C'est un enjeu national. Un enjeu pour notre démocratie.

Nous venons de vous transmettre du pratique et du concret pour votre vie ; il s'agit de vous guider vers d'autres actions plus ambitieuses : susciter l'éveil de l'esprit de prévention autour de vous et du plus grand nombre. Nous espérons que vous serez en mesure d'appliquer un maximum des points suggérés. Je nourris l'espoir qu'ayant compris la nécessité de vous responsabiliser, vous soyez disposés à appliquer les suggestions de cet ouvrage. Ce qui vous permettra de dépasser le premier objectif et ainsi vous guidera vers d'autres actions plus ambitieuses : susciter l'éveil d'esprit de prévention afin de faire appliquer ces principes au plus grand nombre dans votre famille, auprès de vos amis et dans votre bassin de vie.

La prévention ne se décrète pas. Elle se vit. Elle s'ambitionne. Elle se partage dans les territoires du vivant. Elle se communique. Elle se décline : « Pour construire haut, il faut creuser profond. » Cette dernière phrase était la phrase favorite de mon maître, le professeur Alain Larcan, président de l'Académie de médecine.

Pour exister, la prévention requiert un cadre physique précis et concret. Ce que l'on appelle le bassin de vie et ce que d'autres appelleraient l'environnement. Un espace identifiable, homogène dans ses dimensions sociale, économique, politique, culturelle et environnementale. Le bassin de vie est à taille humaine et, sans même que nous ne nous en rendions compte, nous y vivons. Levez les yeux de ce livre un instant et contemplez votre voisinage. C'est cela aussi votre bassin de vie, dans son expression la plus petite. Le lieu dans lequel vous évoluez, que vous connaissez et où vous pouvez vous repérer. Dans ce cadre, si la prévention doit se déployer à travers les territoires, c'est précisément pour rester, elle aussi, à taille humaine.

Gilles Henri, docteur en sciences humaines, a raison quand il dit : « La prévention doit faire du bien aux individus et à la collectivité. » Il ne s'agit pas de la rendre obligatoire ou d'en faire un épouvantail, prétexte à des restrictions de liberté. Pour exister, la prévention doit être volontaire et intrinsèquement bénéfique. Les comportements coercitifs ne sont, à cet égard, que d'un secours limité. Si elle crée de la frustration, elle perd une grande partie de son objet qui est, une fois encore, de faire le bien, par et pour les gens. Derrière la notion de prévention se cache un objectif presque utopique, mais nécessaire : assurer le bonheur, en évitant les glissades, et prévenant ainsi les maladies. La prévention doit s'intégrer dans la vie pratique des individus : c'est un travail de tous les instants.

Agir dans le territoire du vivant suppose plus que des solutions techniques. Cela suppose une écoute et une compréhension de la culture. La sociabilité change d'un pays à un autre et d'une région à une autre – on ne peut pas alerter de la même façon des risques de l'alcool dans le Nord de la France et sur la côte de la Méditerranée. Les différences entre les usages, la sociologie des habitants et leurs comportements sont trop grandes pour être comparables. Faire de l'information revient plus souvent à faire preuve de finesse et d'observation qu'à imposer des restrictions ou des pratiques, qui, même légitimes, ne font pas cas de la réalité du terrain et des habitants.

IL FAUT DE LA PERSÉVÉRANCE POUR PROMOUVOIR LES TERRITOIRES DU VIVANT

L'esprit de prévention est un choix qui suppose des efforts considérables nés d'une analyse fine et dont les résultats sont remarquables. Des efforts d'une compréhension aussi globale et inclusive que possible, prenant en compte tous les enjeux. À ce titre, les déserts médicaux constituent une honte nationale. La quasi-disparition des médecins scolaires et la diminution considérable des infirmières scolaires sont représentatives d'un état d'esprit politique irresponsable.

La prévention n'est pas l'apanage de quelques illuminés. C'est une nécessité pour l'apaisement d'une société explosée, extraite de toutes restrictions morales et soumise aux caprices de ses propres désirs égoïstes. Grâce à elle, des individus se libèrent de leurs entraves et peuvent regarder avec assurance et confiance vers l'avenir.

La prévention doit être assimilée comme une manière de vivre, dès les premières années d'école, et être suivie diligemment à tous les âges, indistinctement de la condition sociale. C'est à la fois le prix à payer pour la sécurité sanitaire la plus poussée et la meilleure des démonstrations de la citoyenneté de l'individu. Construire une culture de la prévention implique un respect de l'individu et sa mise en valeur. Ce ne doit pas être un prétexte à l'assistanat mais un moyen d'exprimer tout le potentiel de la population la plus large dans une démocratie épanouie. C'est un enjeu stratégique majeur.

« Il faut ajouter de la vie aux années.
Que le bonheur soit avec vous ! »

CHRISTIAN RECCHIA

POSTFACE : LA CONVIVANCE, PRÉLUDE À LA PRÉVENTION

Ghislaine Alajouanine
Membre correspondant de l'Institut de France
Académie des sciences morales et politiques
Présidente de l'Académie francophone
de Télémédecine et e-Santé

La prévention demande un regard dans l'ensemble des composantes de la vie humaine, d'où la nécessité d'avoir une vision globale ; une reconnaissance de l'individu dans sa totalité et complexité. Elle transcende très largement les frontières, les approches en silo et les caractéristiques thématiques. De fait, personne ne peut se proclamer spécialiste de la prévention, mais capable de prévention dans sa spécialité. Le temps veut que celle-ci soit généralement liée à la médecine mais j'en suis intimement convaincue, la prévention peut, doit et va se déployer dans toutes les strates de la société et dans toutes les disciplines liées au bien-être, à échéance relativement rapide. Ceci, à condition que s'installe le paradigme de la convivance.

Le terme « convivance » vient du latin « *cum vivere* », dont la traduction française pourrait être « vivre avec l'autre », *une conjugaison du vivre-ensemble et de la bienveillance*, et qui se traduit en espagnol par « *convivencia* ». Cette dernière dénomination est importante car elle correspond au concept d'une coexistence pacifique entre les chrétiens, les juifs et les musulmans dans l'Espagne sous domination de l'Al-Andalus, par opposition aux persécutions subies par les minorités juives et musulmanes après la fin de la Reconquista en 1492, notamment à cause de l'Inquisition.

Ne soyons pas dans l'angélisme, à croire que tout était pour le mieux auparavant ! Observons seulement que le partage culturel et, plus concrètement, le partage des capacités – et des techniques – de chacun au bénéfice de tous plutôt que d'un seul groupe homogène, dans une cohabitation harmonieuse, tentant de gommer les différences plutôt que de les opposer, dans l'intérêt commun et dans une démarche de temps long, c'est-à-dire multigénérationnelle, permit à l'État d'Al-Andalus le progrès ; de produire l'une des cultures les plus brillantes d'Europe, de découvrir et de redécouvrir des savoirs oubliés pendant des siècles et de former une identité originale qui, par de nombreux aspects, sert encore d'exemple aujourd'hui.

La convivance est naturellement plus qu'une simple définition. Dans l'idéal, ce doit être une philosophie de vie, en particulier, altruiste, humaniste et généreuse. Elle est la concrétisation d'une équation limpide mais essentielle :

Quand on se respecte, on respecte les autres. Quand on respecte les autres, on prévient les maux pour éviter qu'ils touchent les autres. Quand on s'inquiète des autres, on s'inquiète de soi.

Une démarche dont l'objet est de rapprocher les hommes et les femmes par-delà les frontières de la langue, de la religion, du genre ou de la condition sociale, dans une grande communauté humaine dédiée à la préservation de nos acquis, à la défense de nos valeurs et l'accomplissement de nos rêves. Un idéal absolu évidemment inatteignable, loin de moi l'idée de vouloir moraliser… mais vers lequel on doit essayer de tendre et qui nécessite une écoute, une humilité, une tolérance et une fraternité de tous les instants. Ce doit être la conjonction des énergies et des intelligences de l'esprit et du cœur pour faire progresser l'humain.

Dans les faits, comment cet idéal peut-il se traduire ? La première et la plus importante des applications pratiques consiste à favoriser absolument toutes les actions et toutes les initiatives visant à créer du lien entre les individus. L'hyper-connexion, la sur-information, la sur-médiatisation, la sur-communication, nous coupent les uns des autres au lieu de nous lier en un faisceau : de cette époque prétendument hyper-connectée… Nous devrions parler d'époque hyper-déchirée ! L'une des plus grandes illusions de ce siècle réside dans le mirage créé par le développement des nouvelles technologies notamment. Le mythe selon lequel ce lien virtuel permanent qui nous unirait avec de plus en plus de personnes d'horizons différents, qui pallierait l'éloignement géographique, les barrières du langage et qui supplanterait les véritables rencontres, se révèle véritablement comme le terreau de la solitude des individus. Ainsi, au plus ces connexions virtuelles deviennent accessibles et simples, au plus elles font perdre de leur valeur et de leur consistance aux relations entre les Hommes. Le *rêve* partagé qui doit pousser une nation, un peuple, une culture et une civilisation en avant suppose des liens directs, cordiaux et presque charnels entre les membres d'une même communauté.

La prévention est à l'avant-garde de cette ambition puisqu'il s'agit de se retrouver en se fondant sur des valeurs et des objectifs communs à tous les peuples. L'une des questions les plus angoissantes de l'humain n'est-elle pas : « Qu'est-ce que j'ai docteur ? » alors qu'on ne peut soi-même agir pour se protéger et se préserver.

Le docteur Recchia a compris que la prévention est un enjeu fondamental pour la nation et le fondement de la santé de demain. À travers ses travaux de recherche et ses activités auprès des bassins de vie et de l'État, il s'est distingué comme l'un des grands penseurs de la médecine de demain, et certainement comme l'un des meilleurs représentants de ce que la médecine peut apporter au pays. J'ai été heureuse de le voir participer à la fondation de l'Académie francophone de Télémédecine et e-Santé, et fière qu'il accepte la lourde tâche d'en présider le pôle Prévention. Ce livre est dans la droite ligne de son combat depuis des décennies. Un ouvrage à son image. Riche, fouillé, précis et vaste dans ses horizons et ses perspectives.

Ensemble, nous continuerons la lutte pour la prévention, pour la convivance, avec enthousiasme et détermination.

NOTES BIBLIOGRAPHIQUES

1. Susciter l'esprit de prévention

1. Chiffres de l'International diabetes federation.

2. Chiffre Santé publique France : nombre cumulé de personnes décédées avec diagnostic Covid-19 positif entre le 1er mars 2020 et le 23 juin 2021. Données hospitalières : 84 402 décès et 110 858 décès en ajoutant les données ESMS.

3. Selon une étude de Santé publique France publiée en mai 2019.

4. Selon la Fondation pour la recherche médicale reprenant l'Institut national du cancer (Inca).

5. Selon une étude de 2005 de l'Institut de recherche et documentation en économie de la santé (IRDES).

3. Apprendre à maîtriser les glissades vers la maladie

1. Entretien personnel avec Jean-Philippe Sanchez, 2020.

2. Sansen J. R., « La distinction entre l'âme et l'esprit chez Lavelle », *Revue des sciences philosophiques et théologiques*, 2004.

5. Première règle : Maîtriser sa sphère alimentaire

1. Dans les dispositions de l'article 24.

2. « Les Français et leur jardin : une relation en transition », enquête Unep-Ifop 2019.

3. Miranda J. M. *et al.*, « *Baseline recreational physical activity, history of sports participation, and postmenopausal breast carcinoma risk in the Netherlands Cohort Study* », *Cancer*, vol. 92, 2001.

4. Hercberg S. *et al.*, « *The SU.VI.MAX Study : a randomized, placebo-controlled trial of the health effects of antioxidant vitamins and minerals* », *Arch Intern Med*, vol. 164, 2004, p. 2335-2342.

5. He F. J., Nowson C. A. et MacGregor G. A., « *Fruit and vegetable consumption and stroke: meta- analysis of cohort studies* », Lancet, vol. 367, 2006, p. 320-326.

6. Shaper A. G., Wannamethee G. et Weatherall R., « *Physical activity and ischaemic heart disease in middle-aged British men* », *Br Heart J*, vol. 66, 1991, p. 384-394.

7. Monographie Vitacuisine Compact, Groupe Seb, 2010.

8. Saavedra G. *et al.*, « Les produits de Maillard issus de la cuisson ont-ils des effets biologiques ? », *Sciences des aliments*, vol. 28, 2008, p. 223-230.

9. Extrait d'une interview de Joël Robuchon à la télévision et confié à Christian Recchia par ses enfants Sophie et Éric Robuchon.

10. Inserm, 2012.

11. Selon Santé publique France,

12. EFSA, 2010 ; Institute of Medicine of the National Academies, 2004.

13. Pivarnik J. M. et Palmer R. A., « *Water and electrolytes during exercise* », *dans* Hickson J. F et Wolinski I., *Water and electrolyte balance during rest and exercise*, Boca Raton, CRC Press, 1994, p. 245-262.

14. Péronnet F. *et al.*, « *Pharmacokinetic analysis of absorption, distribution and disappearance of ingested water labeled with* D_2O *in humans* », *European journal of applied physiology*, vol. 112, 2012, p. 2213-2222.

15. Projet de refonte Directive Cadre sur l'eau potable : https://data.consilium.europa.eu/doc/document/ST-5813-2020-INIT/en/pdf

16. « Fontaine, boirai-je ton eau ? », *Que choisir*, n° 481, mai 2010.

17. Étude Projet Eau, FNECE, efficacité des carafes filtrantes en conditions réelles d'usage, 2010.

18. Avis de l'Anses, saisine n° 2015-SA-0083, octobre 2016.

19. Mentions légales d'étiquetage de l'eau minérale naturelle (arrêté du 14 mars 2007 consolidé par les modifications des arrêtés du 28 décembre 2010, 8 décembre 2015 et 4 août 2017).

20. American College of Sports Medicine *et al.*, « *American College of Sports Medicine position stand. Exercice and fluid replacement* », *Medicine & Science in Sports & Exercise*, vol. 39, 2007, p. 377-390.

21. HALPERN G. M. *et al.*, « *Comparative uptake of calcium from milk and a calcium-rich mineral water in lactose intolerant adults : implications for treatment of osteoporosis* », *Am J Prev Med*, vol. 7, 1991, p.379-383 ; FARDELLONE P. *et al.*, « *Prevalence and biological consequences of vitamin D deficiency in elderly institutionalized subjects* », *Rev Rhum Engl Ed*, vol. 62, 1995, p. 576-581.

22. CONSTANT F. *et al.*, « Les eaux embouteillées », *Cah Nutr Diet*, vol. 46, 2011, p. 40-50 ; SABATIER M. *et al.*, « *Meal effect on magnesium bioavailability from mineral water in healthy women* », Am J Clin Nutr, vol. 75, 2003.

23. FARDET A., « *Minimally processed foods are more satiating and less hyperglycemic than ultra-processed foods : A preliminary study with 98 ready-to-eat foods* », *Food & Function*, vol. 7, 2016, p. 2338-2346.

24. FLOOD-OBBAGY J. E. et ROLLS B. J., « *The effect of fruit in different forms on energy intake and satiety at a meal* », *Appetite*, vol. 52, 2009 p. 416-422.

25. MARTIN A. et AFSSA (coord.), *Les apports nutritionnels conseillés pour la population française*, 3e éd., Cachan, Lavoisier, coll. « Tec&Doc », 2001.

26. DEHGAN M. *et al.*, « *Association of egg intake with blood lipids, cardiovascular disease, and mortality in 177,000 people in 50 countries* », *The American Journal of Clinical Nutrition*, vol. 111, 2020.

27. ASCHERIO A. *et al.*, « *Dietary fat and risk of coronary heart disease in men : cohort follow up study in the United States* », *BMJ*, vol. 313, 1996, p. 84-90 ; KUSHI L. H. *et al.*, « *Diet and 20 year mortality from coronary heart disease. The Ireland-Boston Diet-Heart Study* », N Engl J Med., vol. 312, 1985, p. 811-818.

28. DAVIDSON M. H. *et al.*, « *Comparison of the effects of lean red meat vs lean white on serum lipid levels among free-living persons with hypercholesterolemia : a long-term, randomized clinical trial* », *Arch Intern Med*, vol. 159, 1999, p. 1331-1338.

29. PARNAUD G. et CORPET D. E., « *Colorectal cancer : controversial role of meat consumption* », *Bull Cancer*, vol. 84, 1997, p. 899-911.

30. BINGHAM S. A., « *High-meat diets and cancer risk* », *Proc Nutr Soc*, vol. 58, 1999, p. 243-248.

31. CAHEN Y. D., FRITSCH R. et WUTHRICH B., « *Food allergy with monovalent sensitivity to poultry meat* », *Clinical and Experimental allergy*, vol. 28, 1998, p. 1026-1030 ; PRIMEAU L., DESMARAIS F. et BOUTHILLIER L., « Allergies et intolérances alimentaires », dans CHAGNON DECELLES D. *et al.*, *Manuel de nutrition clinique*, 3e éd., Montréal, Ordre Professionnel des diététistes du Québec, 1997.

32. Pr David Khayat, interview magazine *La Boucherie française*, mars 2021 ; *Id.*, *Arrêtez de vous priver !*, Paris, Albin Michel, 2021.

33. Enquête Comportements et Consommations Alimentaires en France (CCAF-Credoc, 2019) entre 2010 et 2016.

34. Enquête Comportements et Consommations Alimentaires en France (CCAF-Credoc, 2005).

35. OCVIRK S.*et al.*, « *Fiber, Fat, and Colorectal Cancer : New Insight into Modifiable Dietary Risk Factors* », *Curr Gastroenterol Rep.*, vol. 21, 2019, p. 62.

36. ADOLPHUS K., LAWTON C. L., CHAMP C. L. et DYE L., « *The Effects of Breakfast and Breakfast Composition on Cognition in Children and Adolescents : A Systematic Review* », *Adv Nutr.*, vol. 7, 2016, p. 590S-612S.

37. MIRAHMADI M. *et al.*, « *Potential inhibitory effect of lycopene on prostate cancer* », *Biomed Pharmacother.*, vol. 129, 2020, 110459 ; CHEN P. *et al.*, « *Lycopene and Risk of Prostate Cancer : A Systematic Review and Meta-Analysis* », *Medicine (Baltimore)*, vol. 94, 2015, e1260.

38. MARTIN A., *Apports nutritionnels conseillés pour la population française*, 3e éd., Tec&Doc, 2001.

39. FRAGA C. G. *et al.*, « *The effects of polyphenols and other bioactives on human health* », *Food Funct*, vol. 10, 2019, p. 514-528 ; ZHOU Y., *et al.*, « *Natural Polyphenols for Prevention and Treatment of Cancer* », *Nutrients*, vol. 8, 2016, p. 515.

40. FAV Health 2005, « Les effets santé des fruits et légumes », Québec, 17 août 2005.

41. CECI C. *et al.*, « *Experimental Evidence of the Antitumor, Antimetastatic and Antiangiogenic Activity of Ellagic Acid* », *Nutrients*, vol. 10, 2018, p. 1756.

42. LIU Y. *et al.*, « *Chronic administration of ellagic acid improved the cognition in middle-aged overweight men* », *Appl Physiol Nutr Metab.*, vol. 43, 2018, p. 266-273.

43. AUNE D. *et al.*, « *Fruit and vegetable intake and the risk of cardiovascular disease, total cancer and all-cause mortality-a systematic review and dose-response meta-analysis of prospective studies* », *Int J Epidemiol.*, vol. 46, 2017, p. 1029-1056 ; BOEING H. *et al.*, « *Critical review : vegetables and fruit in the prevention of chronic diseases* », *Eur J Nutr.*, vol. 51, 2012, p. 637-663.

44. DAI Q. *et al.*, « *Fruit and vegetable juices and Alzheimer's disease : the Kame Project* », Am J Med., vol. 119, 2006, p. 751-759.

45. VALCHEVA R., « *Prebiotics : Definition and protective mechanisms* », *Best Pract Res Clin Gastroenterol*, vol. 30, 2016, p. 27-37 ; LOUIS P. « *How to manipulate the microbiota :Prebiotics* », *J Hum Nutr Diet*, 2016.

46. TOWNSEND G. E., « *Dietary sugar silences a colonization factor in a mammalian gut symbiont* », *Proc Natl Acad Sci USA*, vol. 116, 2019, p. 233-238.

47. TOMASELLO G. *et al.*, « *Nutrition, oxidative stress and intestinal dysbiosis : Influence of diet on gut microbiota in inflammatory bowel diseases* », *Biomed Pap Med Fac Univ Palacky Olomouc Czech Repub*, vol. 160, 2016, p. 461-466.

48. DESAI M. S. *et. al.*, « *A dietary fiber-deprived gut microbiota degrades the colonic mucus barrier and enhances pathogen susceptibility* », *Cell*, vol. 167, 2016, p. 1339-1353.

49. AZAD M. B. *et al.*, « *Nonnutritive sweeteners and cardiometabolic health : a systematic review and meta-analysis of randomized controlled trials and prospective cohort studies* », CMAJ, vol. 189, 2017, E929-E939.

50. HARPAZ D. *et al.*, « *Measuring Artificial Sweeteners Toxicity Using a Bioluminescent Bacterial Panel* », *Molecules*, vol. 23, 2018, 2454.

51. Ces informations sont tirées des chroniques que j'ai réalisées sur France Inter, Radio classique et RMC entre 2008 et 2020.

52. NOMI Y., IWASAKI-KURASHIGE K. et MATSUMOTO H., « *Therapeutic Effects of Anthocyanins for Vision and Eye Health* », *Molecules*, vol. 24, 2019, p. 3311.

53. BOWTELL J. L. *et al.*, « *Enhanced task-related brain activation and resting perfusion in healthy older adults after chronic blueberry supplementation* », *Appl Physiol Nutr Metab*, vol. 42, 2017, p. 773-779.

54. SCHROETER H. *et al.*, « *(-)-Epicatechin mediates beneficial effects of flavanol-rich cocoa on vascular function in humans* », *Proc Natl Acad Sci USA*, vol. 103, 2006, p. 1024-1029.

55. KURIYAMA S. *et al.*, « *Green tea consumption and mortality due to cardiovascular disease, cancer, and all causes in Japan : the Ohsaki study* », *JAMA*, vol. 296, 2006, p. 1255-1265.

56. KOLB H., KEMPF K. et MARTIN S., « *Health Effects of Coffee : Mechanism Unraveled ?* », *Nutrients*, vol. 12, 2020, p. 1842.

57. ADAKI S., ADAKI R., SHAH K. et KARAGIR A., « *Garlic : Review of literature* », *Indian J Cancer*, vol. 51, 2014, p. 577-581 ; NICASTRO H. L., ROSS S. A. et MILNER J. A., « *Garlic and onions : their cancer prevention properties* », *Cancer Prev Res (Phila)*, vol. 8, 2015, p. 181-189.

58. World Cancer Research Fund / American Institute for Cancer Research, *Food, Nutrition, Physical Activity and the Prevention of Cancer, a Global Perspective*, Washington D.C., AICR, 2007.

59. RECCHIA B. et RECCHIA C., « Étude comparative de la composition en éléments nutritionnels et en éléments toxiques du sel de Salies-de-Béarn, du sel de Pologne, du sel du Portugal, du sel de l'Himalaya, du sel Cerebos, du sel de l'île de Ré, du sel de Camargue, du sel de Guérande », dossier porté par l'INPAQ, novembre 2013.

60. SACKS F. M. *et al.*, « *Effects on blood pressure of reduced dietary sodium and the Dietary Approaches to Stop Hypertension (DASH) diet. DASH-Sodium Collaborative Research Group* », *N Engl J Med*, vol. 344, 2001, p. 3-10.

6. Deuxième règle des 4S : Maîtriser son sommeil

1. LÉGER D., ZEGHNOUN A., FARAUT B. et RICHARD J.-B., « Le temps de sommeil, la dette de sommeil, la restriction de sommeil

et l'insomnie chronique des 18-75 ans : résultats du Baromètre de Santé publique France 2017 », *Bull Epidémiol Hebd.*, 2019, p. 149-160.

2. Cordina-Duverger E. *et al.*, « Prévalence du travail de nuit en France : caractérisation à partir d'une matrice emplois-expositions », *Bull Epidémiol Hebd.*, 2019, p. 168-174.

3. *Inserm, dossier sommeil*, PH. Luppi, responsable de l'équipe Physiopathologie des réseaux neuronaux du cycle sommeil du Centre de Recherche en Neurosciences de Lyon (Unité Inserm 1028).

4. Rapport d'évaluation d'une entité de recherche. VIFASOM - Sommeil - vigilance - fatigue et santé publique, 2018, université Paris-Descartes.

5. Spiegel K., « *Sleep loss : a novel risk factor for insulin resistance and Type 2 diabetes* », *J Appl Physiol*, vol. 99, 2005, p. 2008-2019.

6. Tsuno N., Besset A. et Ritchie K., « *Sleep and depression* », *J Clin Psychiatry*, vol. 66, 2005, p. 1254-1269.

7. Bayon V. *et al.*, « *Sleep debt and obesity* », Ann Med., vol. 46, 2014, p. 264-272.

8. Ma Q. Q. *et al.*, « *Sleep duration and total cancer mortality* : A *meta-analysis of prospective studies* », Sleep Med., vol. 27-28, 2016, p. 39-44.

9. Cappuccio F. P., D'Elia L., Strazzullo P. et Miller M. A., « *Quantity and quality of sleep and incidence of type 2 diabetes* : A *systematic review and meta-analysis* », *Diabetes Care*, vol. 33, 2010, p. 414-420.

10. Knutson K. L., « *Sleep duration and cardiometabolic risk* : *a review of the epidemiologic evidence* », *Best Pract Res Clin Endocrinol Metab*, vol. 24, 2010, p. 731-743.

11. Guangsen S. *et al.*, « A *Rare Mutation of* β_1*-Adrenergic Receptor Affects Sleep/Wake Behaviors* », *Neuron*, vol. 103, 2019.

12. Iglowstein I., « *Sleep duration from infancy to adolescence : reference values and generational trends* », *Pediatrics*, vol. 111, 2003, p. 302-307.

13. Chiffres Insee 2018.

14. Directives 2719 et DIN 4109, classe de protection acoustique n° 4.

15. Ohayon M., « *Epidemiology of insomnia : what we know and what we still need to learn* », *Sleep Medicine Reviews*, vol. 6, 2002, p. 97-111.

16. C. Gronfier, Chronobiologie, les 24 heures chrono de l'organisme, Inserm, centre de recherche en neurosciences de Lyon (CRNL), unité Inserm 1028, université Claude Bernard Lyon 1 (UCBL), 2018. https://www.inserm.fr/information-en-sante/dossiers-information/chronobiologie

17. INSV, enquête INSV/MGEN, Dr Adrien, Dr Gronfier, Dr Royant Parola, 2016.

18. Faraut B. *et al.*, « *Napping Reverses the Salivary Interleukin-6 and Urinary Norepinephrine Changes Induced by Sleep Restriction* », *The Journal of Clinical Endocrinology & Metabolism*, vol. 100, 2015, p. E416-E426.

19. Chiffres ANSM 2015.

7. Troisième règle des 4S : Maîtriser son stress

1. Selye H., « *A Syndrome produced by diverse noxious agents* », *Journal of Neuropsychiatry and Clinical Neurosciences*, 1936.

2. Selye H., « *Stress. The physiology and pathology of exposure of stress* », *Acta Med. Publ. Montréal*, 1950.

3. Fradin J., *L'intelligence du stress*, Paris, Eyrolles, 2008.

4. Selye H., *Le stress de la vie*, 2e éd. Paris, Gallimard, 1975.

5. Lazarus R. S. et Folkman S., *Stress, appraisal and coping*, New York, Springer, 1984.

6. Folkman S. et Moskowitz J. T., « *Coping, Pitfalls and promise* », *Annual Review of Psychology*, vol. 55, 2004, p. 745-774.

7. Observatoire de la santé psychologique au travail, évaluation du stress, étude cabinet Stimulus, novembre 2017.

8. INRS, Institut national de Recherche et Sécurité, dossier « Stress au travail », 2020.

9. Algava E., *et al.*, « Stress au travail et santé : situation chez les indépendants », Paris, Inserm Editions EDP Sciences, 2011.

10. Lamontagne A. D. *et al.*, « *Protecting and Promoting Mental Health in the Workplace : Developing a Systems Approach to Job Stress* »,

Health Promot J Austr., vol.18, 2007, p. 221-228; CHU, *et al.*, « De la promotion de la santé sur le lieu du travail (PST) à la gestion intégrée de la santé au travail (GST) : tendances et évolution », Le réseau Mondial pour la santé au travail. GOHNET (The Global Occupational Health Network), 2003.

11. SCHOU ANDREASSEN C. *et al.*, « *Developpement of a work addiction scale* », *Scandinavian Journal of Psychology*, vol. 53, 2012, p. 265-272.

12. Les validations françaises de cette échelle confirment deux dimensions à savoir la tendance compulsive à travailler et la satisfaction. GREBOT E. *et al.*, « Schémas précoces inadaptés, activisme professionnel et épuisement professionnel chez des internes en médecine », *Journal de Thérapie Comportementale et Cognitive*, vol. 21, 2011, p. 43-52; *Id.*, « Personnalité et activisme professionnel », *Annales Médico-Psychologiques*, vol. 175, 2017, p. 528-535.

13. ANDREASSEN C. S. *et al.*, « *The Relationships between Workaholism and Symptoms of Psychiatric Disorders : A Large-Scale Cross-Sectional Study* », *PLoS ONE*, vol. 11, 2016, e0152978.

14. ANDREASSEN C. S. *et al.*, « *Developpement of a work addiction scale* », art. cité.

15. Enquête « Santé et bien-être au travail des salariés français », BPI Group / BVA, février 2019 (sur 1 006 salariés français).

16. http://www.inrs.fr/dms/inrs/PDF/cout-stress-professionnel 2007/cout-stress-professionnel2007.pdf

17. https://osha.europa.eu/fr/publications/calculating-cost-work-related-stress-and-psychosocial-risks

18. LILIENFELD S. O., *50 Great Myths of Popular Psychology : Shattering Widespread, misconceptions about Human Behavior*, Hobken, Wiley-Blackwell, 2009.

8. Quatrième règle des 4S : Structurer son sport

1. GILLIS L. *et al.*, « *Research priorities for child and adolescent physical activity and sedentary behaviours, university of south Australia, Adelaide* », *International Journal of Behavioral Nutrition and Physical Activity*, vol. 10, 2013.

2. Chiffres CSA.

3. BARANNE M. L. et FALISSARD B., « *Global burden of mental disorders among children aged 5-14 years* », *Child Adolesc Psychiatry Ment Health*, vol. 12, 2018.

4. Pr M.R.Moro, J.L Brison, mission bien-être et santé des jeunes, novembre 2016, https://www.vie-publique.fr/rapport/36127-mission-bien-etre-et-sante-des-jeunes

5. WARBURTON D. E. R. et BREDIN S. S. D., « *Health benefits of physical activity : a systematic review of current systematic reviews* », *Curr Opin Cardiol*, vol. 32, 2017, p. 541-556.

6. HALLAL P. C. *et al.*, « *Lancet Physical Activity Series Working Group. Global physical activity levels : surveillance progress, pitfalls, and prospects* », *Lancet*, vol. 380, 2012, p. 247-57.

7. ERICKSON K. I. *et al.*, « *Exercise training increases size of hippocampus and improves memory* », *Proceedings of the National Academy of Sciences*, vol. 108, 2011, p. 3017-3022.

8. WEINBERG L., HASNI A., SHINOHARA M. et DUARTE A., « *A single bout of resistance exercise can enhance episodic memory performance* », *Acta Psychol (Amst)*, vol. 153, 2014, p. 13-19.

9. GLEESON M., « *Immune function in sport and exercise* », *J Appl Physiol*, vol. 103, 2007, p. 693-699.

10. DRELA N., KOZDRON E. et SZCZYPIORSKI P., « *Moderate exercise may attenuate some aspects of immunosenescence* », BMC Geriatr., vol. 4, 2004, p. 8.

11. BILEK L. *et al.*, « Effect of Exercise on T Cells in Cancer Survivors » , Conference : APS Intersociety Meeting The Integrative Biology of Exercise IV, Westminster, 2012, vol. Integrative Biology of Exercise, vol. 55.

12. Rapport de l'Académie de médecine « Sport et santé », 17 février 2009.

13. GOJANOVIC B., « Activité physique, sport et hypertension artérielle », *Rev Med Suisse*, vol. 11, 2015, p. 1426-1433.

14. DUCLOS M. *et al.*, « *Physical activity and type 2 diabetes. Recommandations of the SFD (Francophone Diabetes Society) diabetes and physical activity working group* », *Diabetes & Metabolism*, vol. 39, 2013, p. 205-216.

15. COLBERG S. *et al.*, « *Physical Activity/Exercise and Diabetes : A Position Statement of the American Diabetes Association* », *Diabetes Care*, vol. 39, 2016, p. 2065-2079.

16. https://health.gov/sites/default/files/2019-09/PAG_Advisory_Committee_Report.pdf

17. HAS, Guide de promotion, consultation et prescription médicale d'activité physique et sportive pour la santé chez les adultes, juillet 2019 : https://www.has-sante.fr/upload/docs/application/pdf/2018-10/guide_aps_vf.pdf

18. Programme national nutrition santé, « Activité physique et santé : arguments scientifiques, pistes pratiques ».

19. WILLIAMS M. A. *et al.*, « *Clinical evidence for a health benefit from cardiac rehabilitation, an update* », *Am. Heart. J.*, 2006, p. 835-841.

20. MOLNAR D. et LIVINGSTONE B., « *Physical activity and relation to overweight and obesity in chidren and adolescents* », *Eur J Pediatr*, vol. 159, 2000, p. S45-S55.

21. Rapport de l'Académie de médecine « Sport et santé », 17 février 2009.

22. « *American College of Sports Medicine position stand. Exercice and fluid replacement* », *Medicine & Science in Sports & Exercise*, vol. 39, 2007, p. 377-390.

23. LEFÈVRE B. (INSEP) et THIERY P. (MEOS), Bulletin de statistiques et d'études, ministère des sports, jeunesse, sport et vie associative, n° 11-02, novembre 2011.

24. CHEVALIER L. *et al.*, « Survey of cardiovascular risk assessment and the *behaviour of a sporting population* », *Arch Mal Cœur Vaiss*, vol. 98, 2005, p. 109-114.

25. PERK J. et VERESS G., « Cardiac rehabilitation : applying exercise physiology in clinical practice », *Eur J Appl Physiol*, vol. 83, 2000, p. 457-462.

26. WENDT D., VAN LOON L. J. et LICHTENBELT W. D., « *Thermoregulation during exercise in the heat : strategies for maintaining health and performance* », *Sports Med*, vol. 37, 2007, p. 669-682.

27. LINK M. S. et DOCKERY D. W., « *Air pollution and the triggering of cardiac arrhythmias* », *Curr Opin Cardiol*, vol. 25, 2010, p. 16-22.

28. YASUE H. et KUGIYAMA K., « *Coronary spasm : clinical features and pathogenesis* », *Intern Med*, vol. 36, 1997, p. 760-765.

29. DELIGIANNIS A. *et al.*, « *ESC study group of sports cardiology position paper on adverse cardiovascular effects of doping in athletes* », *Eur J Cardiovasc Prev Rehabil*, vol. 13, 2006, p. 687-694.

30. WEBER T. S., « *Environmental and infectious conditions in sports* », *Clin Sport Med*, vol. 22, 2003, p. 181-196.

31. CHOI K. W. *et al.*, « *Physical activity offsets genetic risk for incident depression assessed via electronic health records in a biobank cohort study* », *Depression and anxiety*, vol. 37, 2019, p. 106-114.

32. MORRES I. D. *et al.*, « *Aerobic exercise for adult patients with major depressive disorder in mental health services : A systematic review and meta-analysis* », *Depression and anxiety*, vol. 36, 2018, p. 39-53.

33. CARRARD A., *et al.*, « *Role of adult hippocampal neurogenesis in the antidepressant actions of lactate* », Mol Psychiatry, 2021.

34. YANPING L. *et al.*, « *Impact of Healthy Lifestyle Factors on Life Expectancies in the US Population* », *Circulation*, vol. 138, 2018, p. 345-355.

À ma sœur Sylviane.

À mes enfants,
Benoit,
Marc-Antoine,
Céline,
Vittorio.

À mon épouse Frédérique.

À mes parents.

REMERCIEMENTS

Madame Jeanne Dutertre,
Monsieur Jean-Louis Étienne,
Monsieur Arsène Isambert,
Monsieur Éric Julien,
Monsieur Stanislas Kuchna
Monsieur Patrice Kuchna
Monsieur Joseph Le Bihan,
Monsieur Louis Padoux,
Madame Dominique Pareau,
Docteur Olivier Rachinel,
Maître Yves-Marie Ravet,
Madame Chantal Vittu,
Madame Amina Youssouf.

Et je remercie particulièrement Madame Olivia Recasens et Madame Coline Bérard, des éditions humenSciences.

NOTES POUR LE LECTEUR

....
....
....
....
....
....
....
....
....
....
....
....
....
....
....
....
....
....
....
....
....
....
....
....
....

Cet ouvrage a été mis en pages par IGS-CP (16)
Reproduit et achevé d'imprimer
par Normandie Roto Impression s.a.s.
en août 2021.
Numéro d'imprimeur : 2103546

Imprimé en France.

PEFC
10-31-2541
Certifié PEFC
Ce produit est issu de forêts gérées durablement et de sources contrôlées
www.pefc-france.org

IMPRIM'VERT